ём
インプラント治療
こんなときどうする？

インプラント治療前処置編
インプラント埋入手術トラブル編
治癒期間中のトラブル編
補綴処置トラブル編
予後のトラブル編

編集
築瀬武史
江黒 徹
竹島明道
村上 弘

医歯薬出版株式会社

執筆者一覧

●編著

簗瀬 武史 (公社)日本歯科先端技術研究所／(医)泰峰会　ヤナセ歯科医院
竹島 明道 (公社)日本歯科先端技術研究所／竹島歯科医院
江黒　徹 (公社)日本歯科先端技術研究所／江黒歯科クリニック
村上　弘 愛知学院大学歯学部　高齢者歯科学講座　口腔インプラント科・教授

●執筆（執筆順）

簗瀬 武史 (医)泰峰会　ヤナセ歯科医院／(公社)日先研
林　揚春 (医)秀飛会　優ビル歯科医院
鈴木 貴規 ニューヨーク大学歯学部　歯周インプラント学講座
斉藤 彰久 S・D・C さいとう歯科クリニック／(公社)日先研
江黒　徹 江黒歯科クリニック／(公社)日先研
野本 秀材 (医)すみれ会　野本歯科医院／(公社)日先研
高橋 恭久 (医)慈世会　高橋スマイル歯科／AOS Japan／(公社)日先研
小倉　晋 日本歯科大学附属病院　口腔インプラント診療科・准教授
髙森　等 日本歯科大学名誉教授
石井 洋行 石井歯科医院／(公社)日先研
竹島 明道 竹島歯科医院／(公社)日先研
下御領 良二 サファイア歯科／(公社)日先研
塩田　真 東京医科歯科大学大学院医歯学総合研究科　口腔機能再構築学講座　インプラント・口腔再生医学・准教授
村上　弘 愛知学院大学歯学部　高齢者歯科学講座　口腔インプラント科・教授

野村 明広 のむら歯科クリニック／(公社)日先研
栗山 壮一 田園調布デンタルクリニック／(公社)日先研
加藤 仁夫 日本大学松戸歯学部　口腔インプラント学・教授
安岡 沙織 日本大学松戸歯学部　口腔インプラント学
鈴木 真名 鈴木歯科医院／日本大学・客員教授
志賀 泰昭 (医)伸正会　志賀歯科医院／(公社)日先研
市川 博彰 紀和歯科医院／(公社)日先研
田中　悟 田中歯科医院／(公社)日先研
溝口　尚 (医)溝口デンタルオフィス／(公社)日先研
加藤 大輔 愛知学院大学歯学部　冠・橋義歯学講座・講師
奥森 直人 (医)緑森会　おくもり歯科医院／(公社)日先研
野村 智義 (医)健湧会　尾澤歯科医院／(公社)日先研
吉田 和市 神奈川歯科大学　麻酔科学講座・教授
今泉 うの 神奈川歯科大学　麻酔科学講座・講師

This book was originally published in japanese
under the title of：

INPURANTO CHIRYO-KONNATOKI DOUSURU
（Troubleshooting guide to your implant practice）

Editors：

YANASE, Takeshi et al.
Chairman, Official Publication of Japan Institute for Advanced Dentistry

ⓒ 2013 1st ed.

ISHIYAKU PUBLISHERS, INC.
　7-10, Honkomagome 1 chome, Bunkyo-ku,
　Tokyo 113-8612, Japan

PREFACE
はじめに

　インプラント治療は急速に普及し，多くの歯科医師が施術を行い，日本において歯科治療の有用な選択肢の一つとなった．インプラント治療へ懐疑的な歯科医師や集学的な歯科医療への認識の低い歯科医師たちの意見は静まりつつある．一方，インプラント治療が高額治療であるが故にその責任は重く，インプラント治療に係わる偶発症は常にマスメディアの批判の対象となっている．歯科医療に対する認識の低いマスメディアは，インプラント治療の確実性・不確実性の境界も認識しないまま，時には恣意的な批判まで向けようとする．このような批判はわれわれの意に反し，国民の健康維持に尽力している歯科界の凋落すら表顕している．われわれのインプラント治療の対象はヒトであり，医療において"絶対"は存在しない．インプラント治療の不確実性から生じる事象と医療過誤はまったく別物である．しかしながら，インプラント治療に限らず，患者の歯科治療への期待は大きく，施術側評価による治療成果を主張できる医科と比して患者の精神的満足感，審美性ならびに機能性を主体とした評価を受ける歯科には限りなく確実性を求められる過酷さがある．

　わが国において口腔インプラント学は近年，卒前教育カリキュラムにも取り入れられ，多くの大学研究者ならびに臨床医により基礎研究・臨床研究が確立されてきた．しかし，臨床における急速な普及に伴い，インプラントを取り巻く環境に歪みが生じてきている．前述したようなインプラント治療への批判，未熟な知識の下での施術数の増加，それに伴い生じる諸問題，インプラント患者獲得を目的とした商業主義の跋扈，臨床医の基礎研究への興味の衰退，口腔インプラント専門医標榜への隘路などがあげられるであろう．この数年間，社会経済の変化やインプラント治療への批判によりインプラント界は減衰し，歯科医師，歯科医療関係者，インプラントメーカーからの当惑を仄聞することもあるが，今こそ呻吟しながらもインプラント治療の本質と患者主体の医療を再度，模索すべき時期であろう．

PREFACE

　先般刊行した「このインプラントなに？」はインプラント臨床において予後管理のためのネットワークが確立されていない現在，患者ならびに歯科医療関係者の一助になればとの思いの結晶であった．多くのインプラント臨床医から称賛をいただいたが，総じて本棚の片隅にあってもいざという時に患者のための必携の書になればとの思いである．

　今回，「インプラント治療　こんなときどうする？」を刊行することとなった．前述したようにインプラント臨床では思いもよらぬ偶発症や合併症が発現することは多々ある．十分な基礎ならびに臨床の知識を修得していたとしても，気づかない落とし穴や経験則がなければ解決できない事象もある．患者からの信頼を失わないためには適確な判断と早急な対処を行わなければならない．インプラント臨床医が患者から得た信頼を失墜した苦渋は計り知れない．

　刊行物は多種多様である．冷静に情報を伝える書もあれば，学問へ普遍の書もある．
　本書で紹介している多くの臨床例は公益社団法人日本歯科先端技術研究所会員諸氏，大学医療関係者，第一線で活躍されている臨床医の先生方の思いのもとで提供された症例であり，あくまでも一例として問題解決の糸口を示したものである．

　本書は"患者と臨床医への思いの書"と言っても過言ではない．
　発刊にあたり，ご尽力いただいた先生方には深甚なる感謝を捧げたい．
　2013年の暑い夏の日に清涼の風が微かに吹き抜けるような気がする．

簗瀬　武史

CONTENTS

インプラント治療前処置編

▶ 下顎IODの選択に際して角化粘膜の量が不足している......2
　　角化粘膜根尖側移動術を行い十分な角化粘膜と口腔前庭を確保する

▶ 上顎洞粘膜の肥厚とインプラント処置......4
　　埋入時期の検討と上顎洞底挙上術

▶ サイナスリフトを予定した上顎洞の洞粘膜肥厚が治まらない......6
　　上顎洞肥厚粘膜の除去手術を行いコラーゲン製材で修復する

▶ インプラント埋入希望患者が上顎洞炎を発症していたら？......8
　　原因歯の抜歯と抗菌薬の投与（約6週）
　　抜歯窩に新生骨が形成された後にインプラント治療

インプラント埋入手術トラブル編

▶ 術中に大量出血を起こした......12
　　出血のタイプ，出血点，出血の原因を即座に判断し，それに見合った止血ツールを選択して迅速に止血を行う

▶ 予定した埋入深度まで入らない......14
　　逆回転でインプラント体を外して再形成するが，タップ形成を破壊しないように注意する

▶ 大臼歯への抜歯即時埋入で初期固定が得られない......16
　　HAインプラントを使用し，初期安定性を確保する

▶ 上顎洞底挙上術で洞粘膜が穿孔してしまった......18
　　上顎洞粘膜穿孔部をコラーゲン製材で修復する

▶ 歯肉が足らずに縫合できない......20
　　創面をコラーゲン製材などで被覆し，開放創で縫合する

▶ 隣在歯の歯根と接触してしまった......22
　　接触したインプラント体を撤去し，再埋入を行う

CONTENTS

▶上顎洞内の造成骨が吸収して消失……24
隣接する部位に上顎洞底挙上術を伴うインプラント治療を行う場合は，同時に造成骨消失部位まで挙上を行う

▶オトガイ神経領域に知覚異常を認めた……26
インプラント体を撤去し，薬物療法および理学療法を行う

▶下顎臼歯部に埋入したインプラントが舌側骨を穿孔した……28
犬歯部あるいは第一小臼歯部への埋入後は，十分な観察を行い，CBCTで確認するなどの配慮をする

治癒期間中のトラブル編

▶術後数日で2回法のカバースクリューが露出した……30
露出したカバースクリュー周囲の洗浄とプラークコントロールを徹底する

▶骨質が悪くてインテグレーションが獲得できなかった……32
再埋入時のインプラント埋入床に骨補塡材を塡入して骨質の改善と補強を図る

▶上部構造（アバットメント）装着時のトルクで痛みを訴えた……34
超音波骨折治療器などを併用しながら1～2カ月経過を観察する

▶インプラント体が上顎洞に迷入した……36
インプラント体迷入相当部の側壁骨に開窓を行い，外科用サクションにて吸引・摘出する

▶暫間補綴後に前頭部を締め付けるような痛みがあると言われたら……38
暫間上部構造のレジン重合収縮を考慮し一旦上部構造を分割したうえで口腔内で徐々に連結し直す

▶手術翌週からの疼痛　そして，激痛へ……40
骨火傷を疑い，撤去・再埋入も念頭に

▶埋入後約1カ月でインプラント体が動揺してきた……42
硬い骨質部位の血流不足や骨火傷が原因の場合はインプラント体撤去窩の新生骨内に再埋入する

補綴処置トラブル編

▶ **埋入されているインプラント同士が近接しすぎて印象が採れない**……44
　角度付きアバットメントの形態的特徴を利用して印象採得を行う

▶ **インプラントの埋入方向に平行性がなくオープントレーでの印象採得ができない**……46
　回転防止機構を有しない中間構造コンポーネントを使用して印象採得を行う

▶ **二次手術時に角化粘膜の不足が確認された**……48
　角化粘膜根尖側移動術を行い，十分な角化粘膜を確保する

▶ **余剰セメントが除去しきれない**……50
　スクリュー固定の上部構造に変更する

▶ **セメントの余剰を少なくするためには**……52
　クラウン内面のコピー（インデックス）を用いて，セメント量をコントロールする

▶ **インプラント頸部の金属露出を防ぐためには**……54
　インプラント周囲に十分な支持骨が確保できるように適切な埋入角度と埋入径を選択する

▶ **隣在歯との歯肉縁の位置が合わず連続性が得られない**……56
　ポーセレンやハイブリッドレジンなどの歯肉色材料を使用して補綴的な対処法も検討する

予後のトラブル編

▶ **インプラント周囲が腫れた**……58
　Er：YAGレーザーを用いた歯肉切除

▶ **インプラントの周りから出血する**……59
　抗菌的光線力学療法（a-PDT）で対応

▶ **ブラッシング時にインプラントの周囲に違和感がある**……60
　歯磨剤に含まれる顆粒がインプラント周囲粘膜溝に迷入している可能性が考えられる

CONTENTS

▶ インプラント体周囲に骨硬化を伴う骨吸収像が出現してきた……62
パラファンクションが原因のケースが多いためナイトガードを装着して経過観察

▶ インプラント補綴部位が動揺してきた……64
インプラント体全体の動揺かアバットメントスクリューの緩みかの鑑別診断

▶ 仮着した上部構造がはずれない……66
上部構造の咬合面に穴を開けてアバットメントのスクリューホールに直接アプローチする

▶ セメント固定した上部構造のアバットメントが緩んできた……68
上部構造のアバットメントスクリューホール相当部にアプローチ孔を形成して直接スクリューを締める

▶ 上部構造が破折・脱離した……70
上部構造の修理，マテリアルの変更

▶ インプラント周囲粘膜に違和感がある……72
初期のインプラント周囲炎と診断し外科的清掃によって対処

▶ 歯肉ラインが隣接歯とそろわない……74
口蓋粘膜から採取した結合組織を移植し，審美性の回復を図る

▶ 上部構造が破折・脱離した……76
上部構造の修理，固定様式の変更（セメント固定からスクリュー固定への変更）

▶ インプラント上部構造のポーセレンが破折した……78
口腔外でのリペアーで対処する（ハイブリッドあるいはポーセレンを使用した2例）

▶ アバットメント固定用スクリューが破折した……82
超音波スケーラーを用いてインプラント体内部に留まった破折スクリューを除去する

▶ アバットメントスクリューが破折した……84
既製のリムーバーキットを用いるか，インプラント内部をポスト形成してカスタムアバットメントを製作する

▶ 破損したスクリューがインプラント内に残存している……88
メーカー指定のツールを使用してインプラント体内部のスレッドスクリューを再形成する

▶インプラント体のショルダー部分が破折して中ネジが使えない……90
　　　　　　　エレベーターを使用してインプラント体を除去

▶インプラントを支持する唇側骨が裂開しインプラント体が破損した……92
　　　　ピエゾ式超音波機器を用いて破損したインプラント体を撤去し，同時に新しいインプラント体を再埋入する

　　　▶インプラント体を撤去する必要性が生じた……94
　　　　　　　インプラント体撤去専用ツールを使って撤去

▶ブレードインプラントが沈下して上部構造が破断を起こした……96
　　　　ブレードインプラントを撤去してルートフォームインプラントにて再欠損補綴を行う

▶ブレードインプラントが動揺して機能できなくなった……98
　　　ブレードインプラントを撤去してルートフォームインプラントにて再欠損補綴を行う

▶ブレードインプラントと連結した天然歯が破折した……100
　　　　残存したブレードインプラントを利用した再補綴処置の提示例

▶経口 BP 製剤服用患者のインプラントを撤去しても疼痛が軽減しない……102
　　　薬剤関連上下顎骨骨髄炎および骨壊死と診断，全身麻酔下で右側上下顎骨部分切除術を施行した

　　　　▶術後数カ月で異常に腫れてきた……104
ビスフォスホネート関連顎骨壊死（BRONJ）発症防止のため内服薬だけでなく癌の既往や注射剤の問診も欠かさず行う

COLUMN

- ▶破折したアバットメントスクリューを，やむを得ず切削しなくてはならない場合に，回転方向や使用するハンドピースの選択はどうする？……86
- ▶歯肉のバイオタイプ……87
- ▶薬剤関連顎骨壊死などの有害事象に注意を要する薬剤一覧表……106

- ▶嘔吐反射が強い患者……108
- ▶手術に際して患者の血圧が高い……111
- ▶術前の全身状態評価……114
- ▶ミダゾラムによる鎮静……116
- ▶インプラント時の静脈内鎮静法に求められること……117
- ▶インプラント手術時に備えておく救急薬品とその取り扱い……119
- ▶術中・術後管理の要点……121
- ▶術中に呼吸困難に陥った……123
- ▶術中に心不全が起きた……124
- ▶抗血栓薬……126

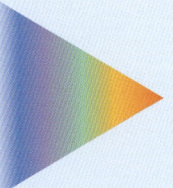

インプラント治療前処置編

▶ 下顎 IOD の選択に際して角化粘膜の量が不足している

▶ 上顎洞粘膜の肥厚とインプラント処置

▶ サイナスリフトを予定した上顎洞の洞粘膜肥厚が治まらない

▶ インプラント埋入希望患者が上顎洞炎を発症していたら？

こんなときどうする？　インプラント治療前処置編

CASE
下顎IODの選択に際して角化粘膜の量が不足している

SOLUTION
鈴木 貴規

角化粘膜根尖側移動術を行い十分な角化粘膜と口腔前庭を確保する

問題と考察

患者は70歳，男性．下顎総義歯の維持不足を主訴として来院．2本のインプラント埋入によるインプラント支持オーバーデンチャー（IOD）を治療計画とした．

初診時の口腔内所見（図1）とパノラマエックス線像（図2）より，患者はインプラント埋入に対して十分な骨量があるものの，口腔前庭は浅く，角化歯肉が少ない．

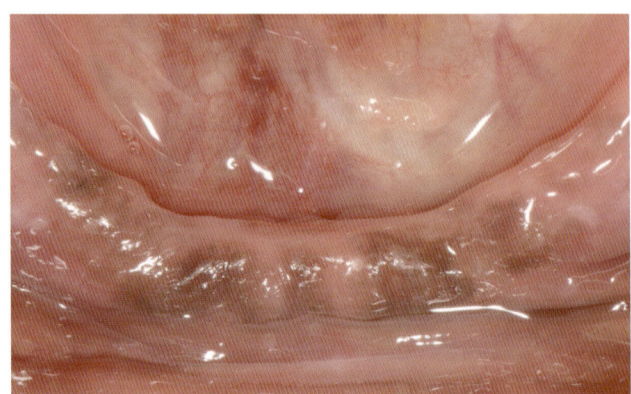

図1　初診時の口腔内所見．

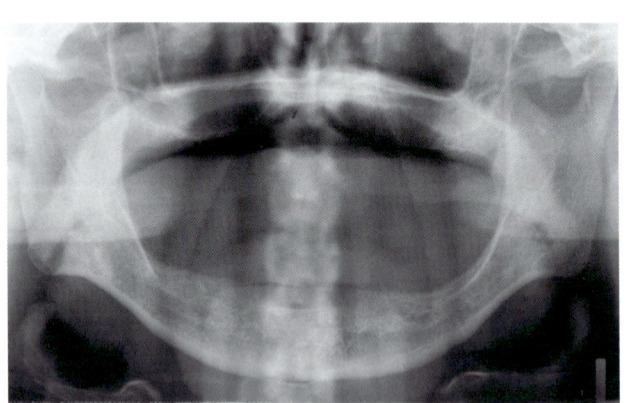

図2　初診時のパノラマエックス線像．

対処した方法

角化歯肉の中央部に切開を入れ，歯肉弁を部分層弁にて根尖側へ剥離する（図3）．吸収性糸にて歯肉弁の根尖側への固定を行い（図4），角化粘膜根尖側移動術を終える．術後の義歯内面への調整は粘膜調整材を用いる．

術後1週では，創面が幼若な上皮にて覆われている（図5）．

術後2週には，幼若な角化歯肉の形成がみられる（図6）．

術後4週には十分な角化歯肉の形成と同時に，口腔前庭の拡張も達成された（図7）．その後，2本のインプラントを問題なく埋入した．

術後3カ月には，インプラント周囲に十分な角化歯肉の存在が確認できた（図8，9）．

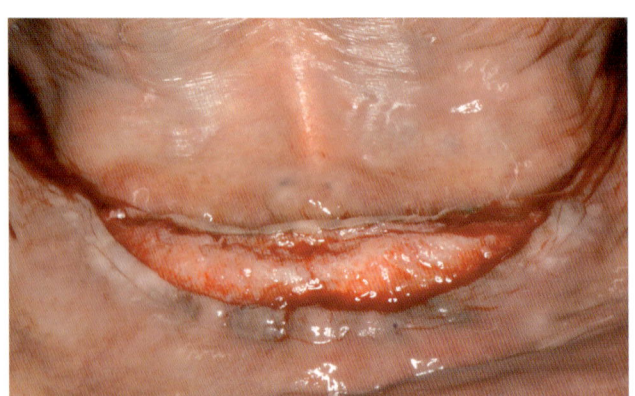

図3　歯肉弁を部分層弁にて根尖側へ剥離する．

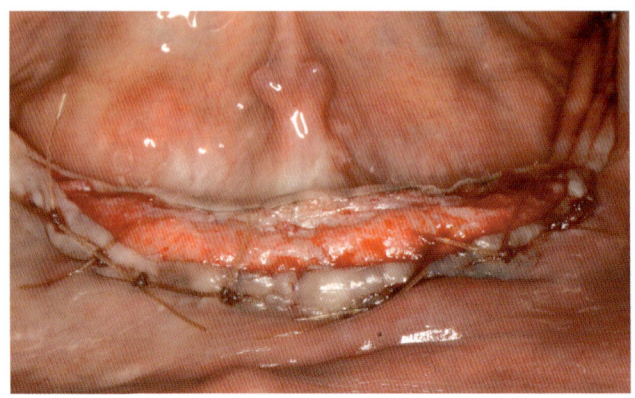

図4　歯肉弁の根尖側への固定．

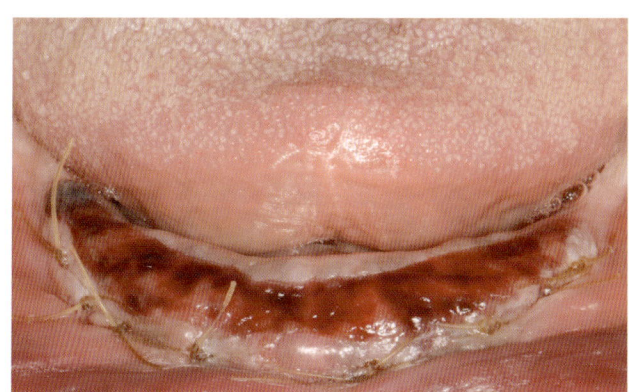

図5 術後1週の口腔内所見.

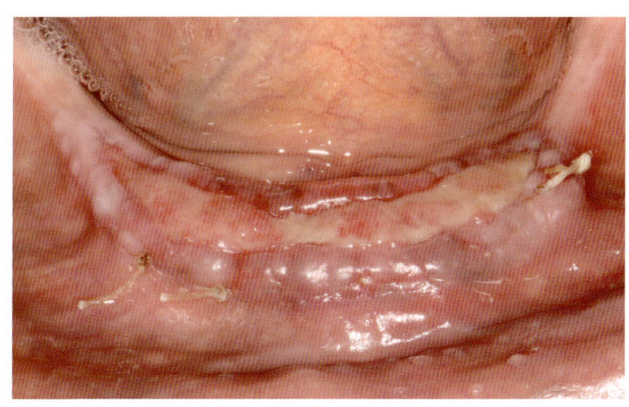

図6 術後2週の口腔内所見.

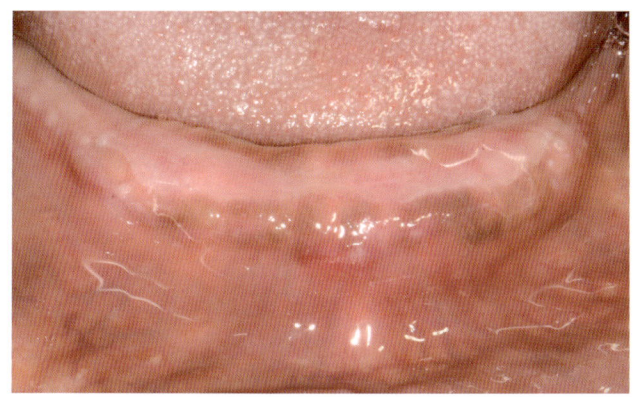

図7 術後4週の口腔内所見.

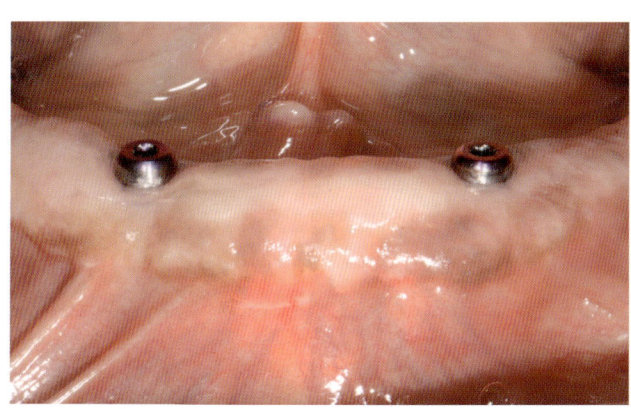

図8 インプラント埋入後3カ月の口腔内所見.

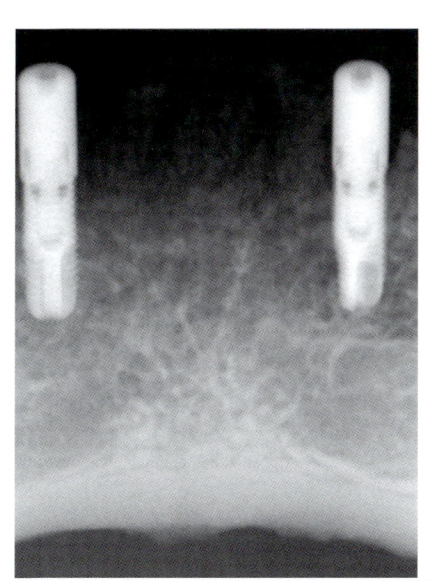

図9 インプラント埋入後3カ月のエックス線像.

こんなときどうする？　インプラント治療前処置編

CASE 上顎洞粘膜の肥厚とインプラント処置

SOLUTION 埋入時期の検討と上顎洞底挙上術

林 揚春

問題と考察

患者は，78歳，男性．6⏌の歯肉腫脹により来院した．歯根周囲には，歯槽骨欠損による透過像が認められた(図1)．重度歯周炎や慢性歯根膜炎，歯根破折が原因で歯を失った部位へ上顎洞底挙上術を行う場合，原因歯だけでなく，隣在歯の状態を含めて，CBCT（コーンビームCT）により上顎洞粘膜の肥厚状態を確認することは，治療計画の段階で重要な事項である．CBCT像では，6⏌の原因による上顎洞粘膜の肥厚が認められ，抜歯即時埋入では感染を起こす可能が高いため抜歯後4週から8週で，抜歯窩の歯肉弁が治癒し，まだ抜歯窩のハウジングが消失しない時期（抜歯後早期埋入）での埋入が望ましいと診断した(図2)．

対処した方法

6⏌を抜歯し，クラビット500mgを1週間投与した．術後4週でのCBCT像では，上顎洞粘膜の肥厚は改善された(図3)．

インプラント埋入に際しては，事前にCBCT像により，Ostiomeatal complex（OMC：中鼻道自然口ルート）の換気と鼻腔形態の状態（鼻中隔弯曲の状態，中鼻甲介蜂巣，下鼻甲介肥大の有無）を確認しなければならない．この症例では，OMCの換気は正常であることが確認され，鼻中隔弯曲もなく右側上顎洞への影響は少ないと診断した．

矢状面での上顎洞形態から，抜歯後の歯槽骨のハウジングが消失していないため垂直的な挙上量も少なくすむためにクレスタルアプローチを選択した．

抜歯窩内の肉芽組織を十分に除去し，上顎洞底骨を若木骨折させ(図4)，骨補填材を填入し上顎洞底挙上術を行った．埋入するインプラントは，垂直骨量が少ない症例では，上顎洞内への迷入を防ぐために大きめのカバースクリュー（アンブレラカバースクリュー）を装着してス

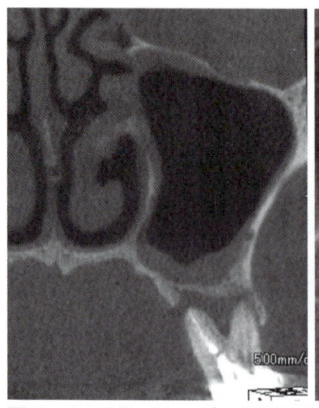
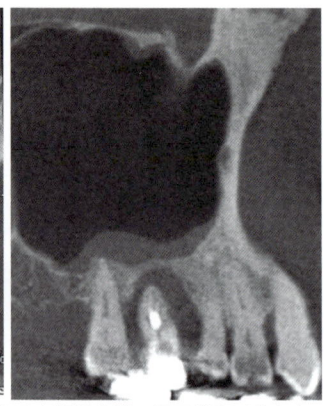

図1　CBCT像では，6⏌の原因による上顎洞粘膜の肥厚が認められた．

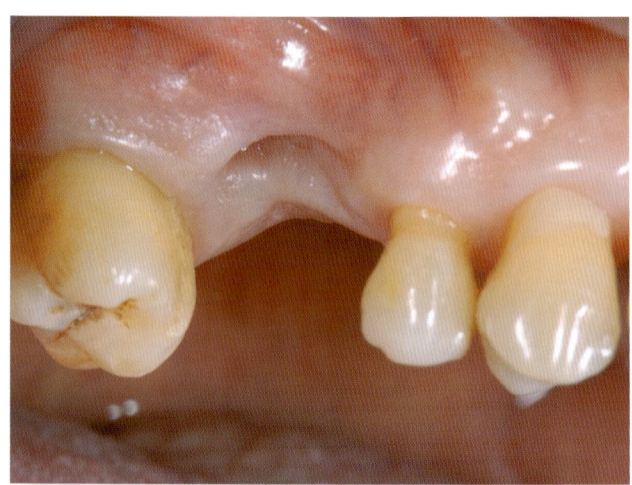

図2　抜歯後4週では，抜歯窩の創面は1次閉鎖されていた．

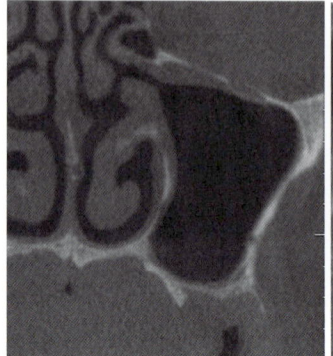
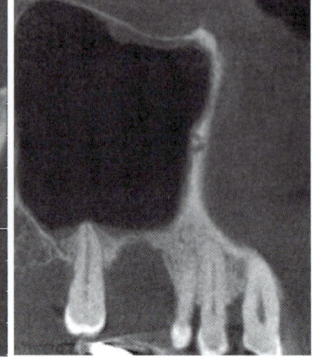

図3　抜歯後4週で，上顎洞粘膜の肥厚は消失し抜歯窩のハウジングは残存している．

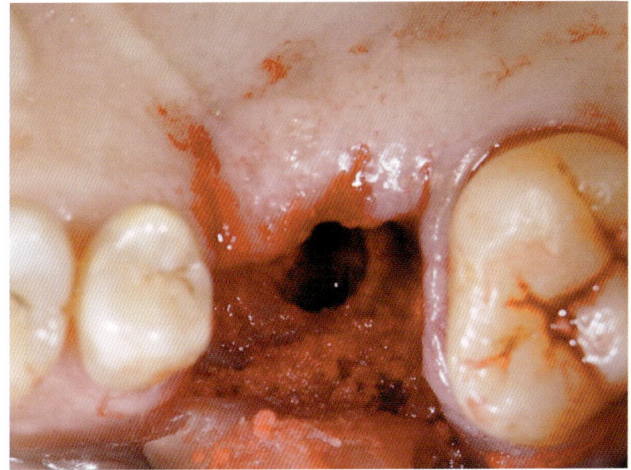

図4 上顎洞粘膜の肥厚が消失し，Ostiomeatal complex の換気・排泄機能の改善が確認できたら，クレスタルアプローチによる上顎洞底挙上術を実施する．通法に従い上顎洞底骨を若木骨折させて上顎洞底粘膜を挙上する．

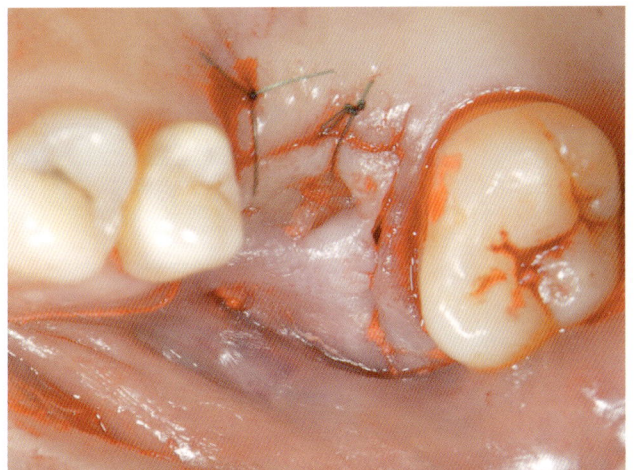

図6 縫合終了時の口腔内所見．

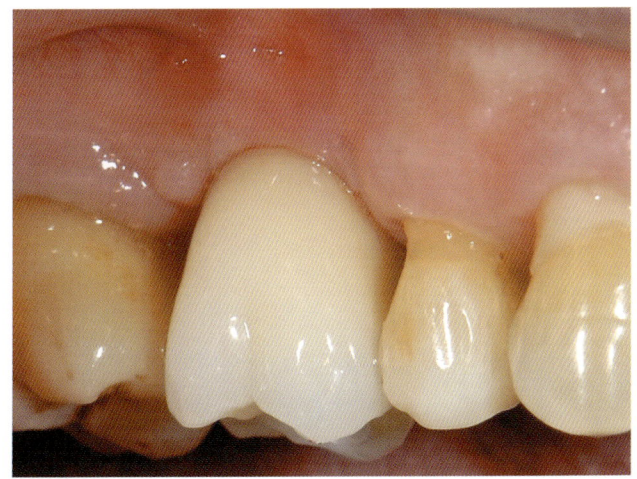

図8 術後16週で上部構造を装着した．

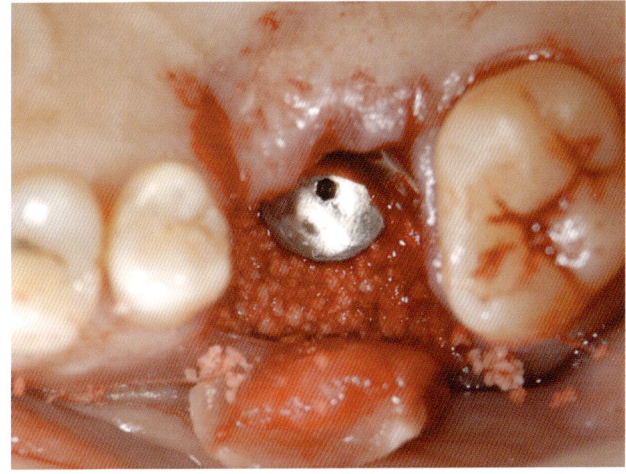

図5 インプラント体が上顎洞内に迷入しないようにアンブレラカバースクリューを装着しインプラントを埋入した．

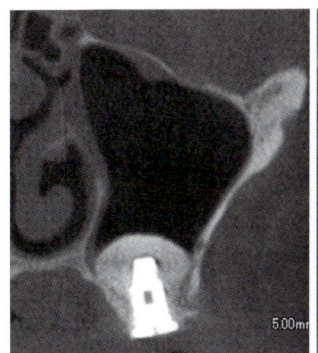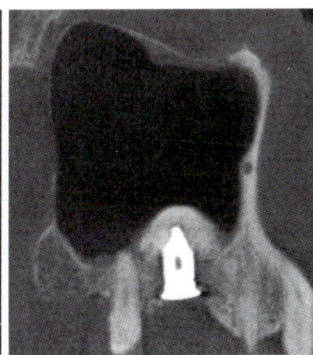

図7 術後の CBCT 像では，十分な挙上が認められた．

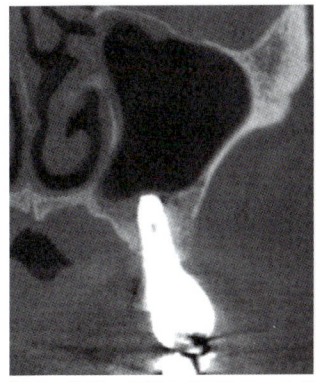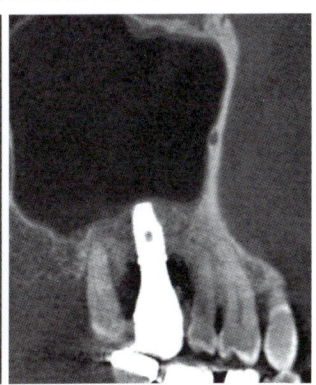

図9 術後24週の CBCT 像．抜歯後早期埋入により，安全で確実な上顎洞底挙上を行うことができた．

トッパーの役割を担わせるなどの配慮が必要である（図5, 6）．術直後の CBCT 像では上顎洞底部の十分な挙上量が確認できた（図7）．

術後12週で十分なインテグレーションが得られたため上部構造を製作し，術後16週で装着した（図8）．術後24週での CBCT 像では，インプラント周囲に十分な歯槽骨が存在している（図9）．

このように，歯性上顎洞炎が疑われるインプラント埋入処置では，

①術前 CBCT 像による上顎洞粘膜肥厚の確認（インプラント部位，隣接する上顎洞炎原因歯の有無）
② Ostiomeatal complex（中鼻道自然口ルート）の換気確認
③鼻腔形態の状態（鼻中隔弯曲，中鼻甲介蜂巣，下鼻甲介肥大の有無）
④インプラントの埋入時期の決定

以上を診査診断することにより，安全で確実な上顎洞底挙上術を行うことができる．

こんなときどうする？　インプラント治療前処置編

CASE
サイナスリフトを予定した上顎洞の洞粘膜肥厚が治まらない

SOLUTION
鈴木 貴規

上顎洞肥厚粘膜の除去手術を行いコラーゲン製材で修復する

問題と考察

56歳，男性．上顎右側のインプラント治療を希望して来院した．CT検査の結果，上顎洞粘膜の肥厚が確認された（図1）．耳鼻咽喉科での診察と抗菌薬による治療を受けた後，再来院した．

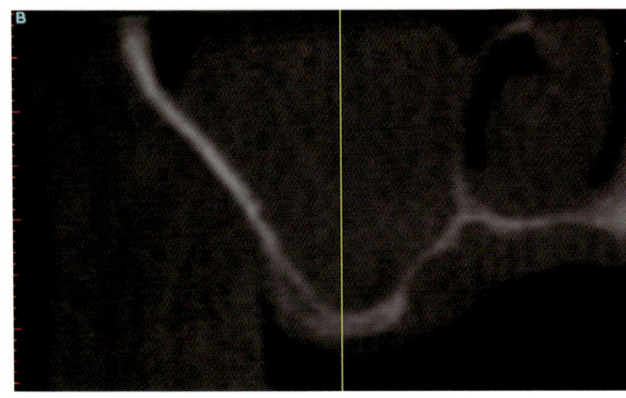

図1　術前のCT像.

対処した方法

上顎洞粘膜は抗菌薬投与後にもかかわらず著しく肥厚し，挙上することが難しかったため，上顎洞肥厚粘膜の除去を行った．

全層弁による歯肉弁剥離後（図2），ダイヤモンドラウンドバーを用いて開窓を行い（図3），15cブレードにより上顎洞粘膜を切開した（図4）．

吸引により内容物を引き出し（図5），ピンセットで内容物を取り出した（図6, 7）．

上顎洞粘膜が著しく損傷を受けたため，同時の上顎洞底挙上術は難しいと判断した（図8）．

生理食塩水にて上顎洞内を洗浄後，上顎洞頬側骨壁にダイヤモンドバーにてホールを形成し，吸収性糸にてホー

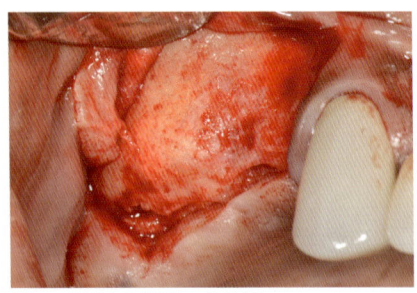

図2　粘膜弁剥離後の頬側壁．

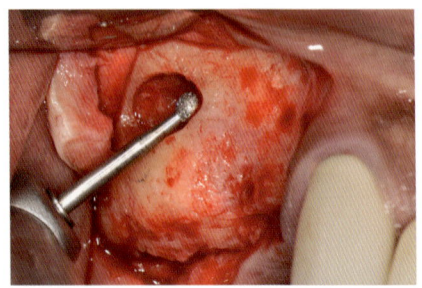

図3　ダイヤモンドラウンドバーによる開窓．

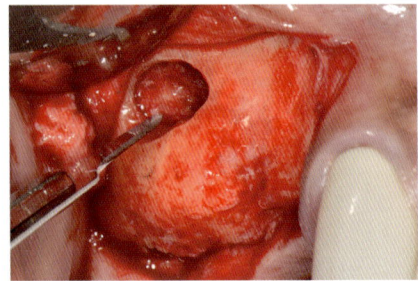

図4　肥厚した上顎洞粘膜への切開．

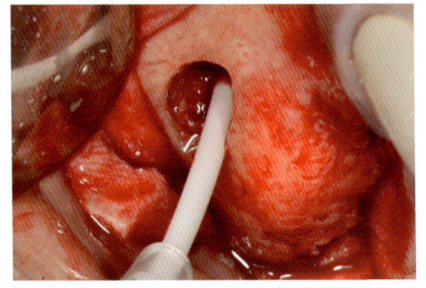

図5　吸引による肥厚上顎洞粘膜（粘液貯留囊胞）内容物の除去．

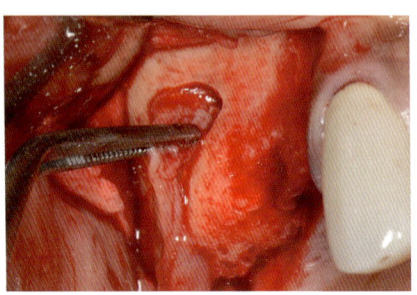

図6　ピンセットによる肥厚上顎洞粘膜の除去．

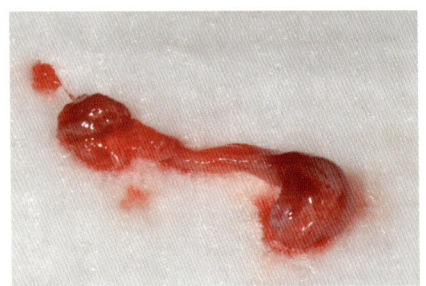

図7　除去された肥厚上顎洞粘膜．

ルと上顎洞粘膜とを結紮した（図9）．その後，コラーゲン製材であるコラテープ®で洞粘膜損傷部を被覆し，上顎洞粘膜穿孔部を塞いだ（図10）．

3カ月後，以前と同じ切開線で再度上顎洞底挙上術を行った．上顎洞粘膜は頬側口腔粘膜と癒着している可能性が高いため，歯肉弁の剥離には細心の注意を払い，特に上顎洞頬側骨壁開窓部付近ではメスを用いて慎重に切開を行ったところ（図11），上顎洞粘膜は十分な厚みとともに完全に回復していた（図12）．

上顎洞粘膜を挙上後（図13），骨補塡材を塡入し（図14），エックス線にて確認を行った（図15）．

8カ月後，3本のインプラントを十分な初期固定を得て埋入した（図16）．

上顎洞底挙上術において，上顎洞粘膜が非常に薄く穿孔を防げなかった場合，上顎洞内にコラテープ®等のシート状のコラーゲン製材を塡入することで，再手術の際に十分な厚みの上顎洞粘膜の再生が期待でき，穿孔の不安なく上顎洞粘膜の挙上が可能となる．

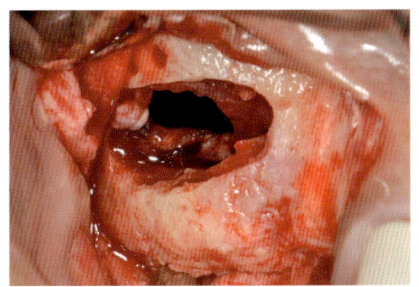
図8　大きく穿孔した上顎洞粘膜．

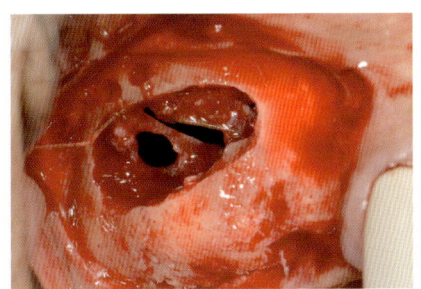
図9　吸収性糸による上顎洞粘膜穿孔部の結紮．

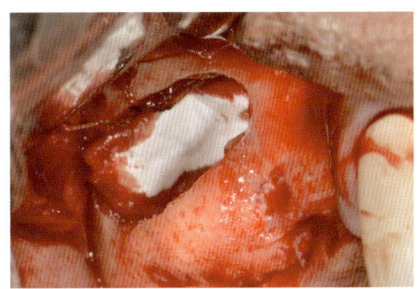
図10　コラテープ®による洞粘膜穿孔部の被覆．

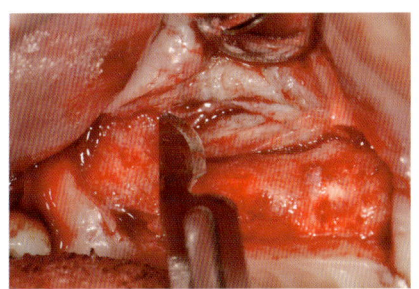
図11　上顎洞底挙上術の再手術．

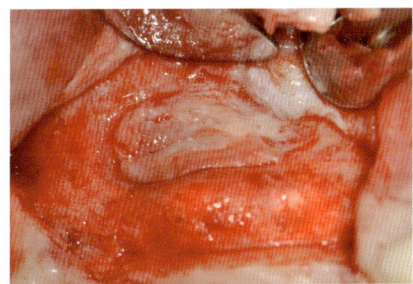
図12　十分な厚みの上顎洞粘膜が認められた．

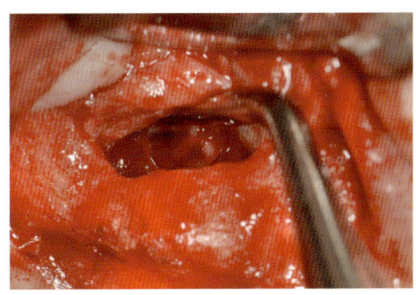
図13　上顎洞粘膜の挙上．

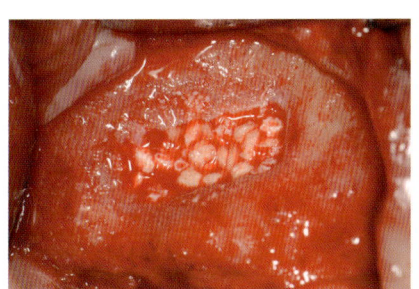
図14　骨補塡材の塡入．

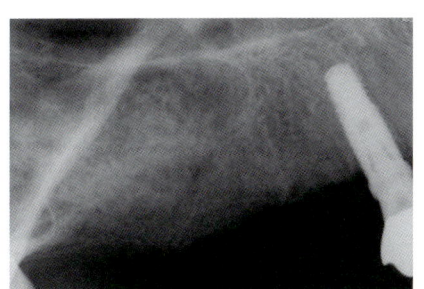
図15　エックス線による確認．

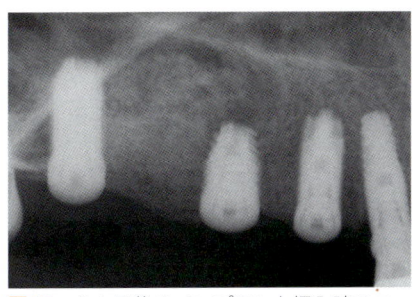
図16　8カ月後のインプラント埋入時のエックス線像．

こんなときどうする？　インプラント治療前処置編

CASE インプラント埋入希望患者が上顎洞炎を発症していたら？

SOLUTION　原因歯の抜歯と抗菌薬の投与（約6週）抜歯窩に新生骨が形成された後にインプラント治療

簗瀬 武史

問題と考察

患者は44歳，女性．約4カ月前より右側頬部の圧痛や鼻閉感，鼻汁を自覚し，2009年2月，初診にて当院を来院した．

不良な根管充填をされた6|に起因した歯性上顎洞炎と診断した．患者に同歯の保存が不可能であることを説明し，抜歯の同意を得た．医療面接において抜歯後の補綴処置に関する説明を行ったところ，患者がインプラント治療を希望したため，上顎洞炎治癒後，インプラント治療を行う診療計画を立案した（図1，2）．

対処した方法

2009年2月，原因歯である6|の抜歯を行った．6|相当部の洞底骨は吸収し，洞内と交通しており，洞内より排膿が認められた．可及的に肉芽様組織ならびにガッタパーチャーポイントの除去を行い，アクリノール溶液にて洞内洗浄を行った．洞内洗浄時，外科用サクションにて吸引を行ったが，患者の鼻腔より洗浄液の漏出もあった．洞内洗浄は2週間に及び4回行った．洗浄直後より患者の鼻閉感は軽減した．一般的に1〜2回の洗浄で疼痛を伴う急性症状ならびに悪臭は著明に軽減する．また，3〜4回の施術で膿が陰性となることが多い．

上顎洞洗浄療法は，洞口腔瘻孔から容易に行える処置であり，嫌気性菌の感染が多いとされる歯性上顎洞炎においては炎症性物質の除去や通気性，排膿路の確保といった点で効果の高い方法である．

抜歯直後はサワシリン250mg×4/day/7daysの投与を行い，その後はクラリス200mg×2/day/40daysの投与を行った．急性症状を伴う場合，セフェム系やペニシリン系の抗菌薬を投与し，その後，14員環系マクロライドの少量長期投与（半量，3〜6カ月）が効果があると報告されている．

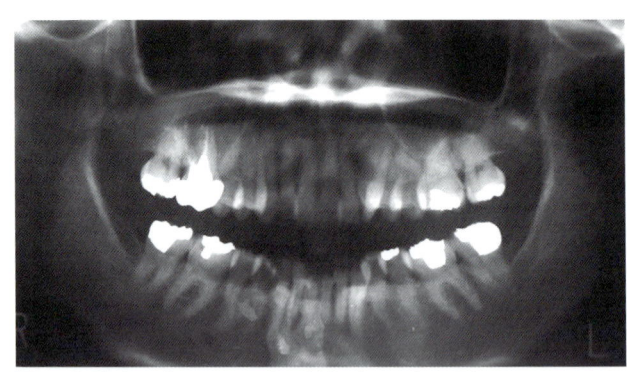

図1　初診時のパノラマエックス線像（2009年2月）．

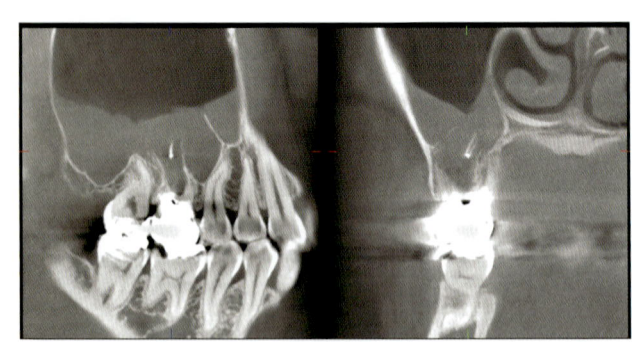

図2　初診時のCT像（2009年2月）．

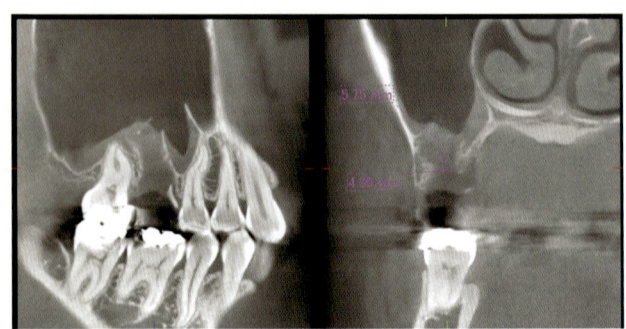

図3　抜歯後のCT像（2009年3月）．洞粘膜肥厚は著明に改善．クラリス200mg×2/day/40days併用．

抜歯約3週間後，洞粘膜の肥厚が軽減し，抜歯窩は軟組織に被覆されている（図3）．

抜歯約6カ月後，画像診断において上顎洞炎を示唆する洞粘膜の肥厚も認められない．また，抜歯窩にも不透過像が認められ，上顎骨の新生が示唆される（図4）．

抜歯約12カ月後，画像診断において抜歯窩に上顎骨

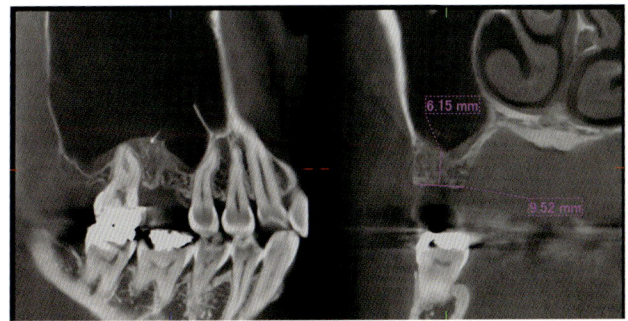

図4　抜歯後約6カ月のCT像（2009年9月）．洞粘膜の肥厚は消失し，歯槽骨の再生が認められる．

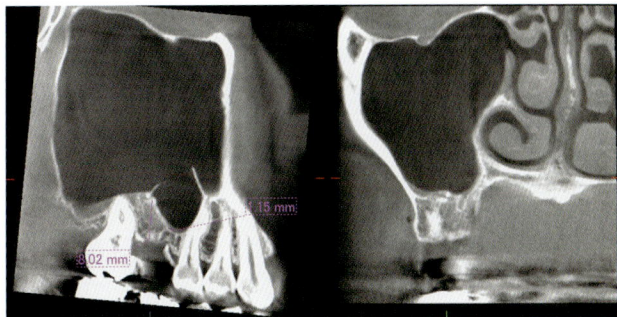

図5　インプラント埋入前のCT像（2010年3月）．鼻腔・副鼻腔にも異常はなく，自然口は開口している．

の新生を認め，上顎洞内の異常も認められないため，インプラントの埋入施術を決定した．

　術前のCBCTの撮像範囲が副鼻腔全体を含んでいなかったことは反省すべき点である．上顎洞粘膜の肥厚が重度である場合，蝶形骨洞や篩骨洞，前頭洞への感染の波及も憂慮し，CBCTの撮像範囲は副鼻腔すべてを含むものであるべきである．

　本症例はクレスタルアプローチによる上顎洞底挙上術を施術したが，上顎洞底挙上術において術前の上顎洞および副鼻腔へのCT検査は不可欠であり，自然口の開口状態等の精査も行うべきである（図5）．

　2010年4月，クレスタルアプローチによる上顎洞底挙上術を併用し，インプラント体の埋入を施術した．本症例では信頼性の高い母床骨を優先し，傾斜埋入を行った．昨今，審美性向上のためにGBR法や上顎洞底挙上術を併用し，理想的な埋入方向への施術が一般的になっているが，予知性を考慮し，信頼性の高い母床骨を優先することも一考と言えるであろう．

　挙上した洞粘膜のスペースメイキングにはPRP＋β-TCP＋HAを填入した．本症例では微量の自家骨しか採取できなかったが，インプラント施術時にはボーンコレクターを使用し，コンタミネーションに留意し，積極的に骨切削片を採取するべきである（図6〜11）．

　2010年7月に上部構造を装着した．上顎洞内に異常は

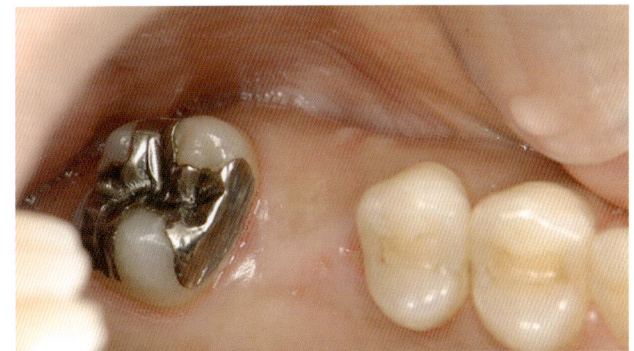

図6　インプラント埋入手術前の術部口腔内所見（2010年4月）．

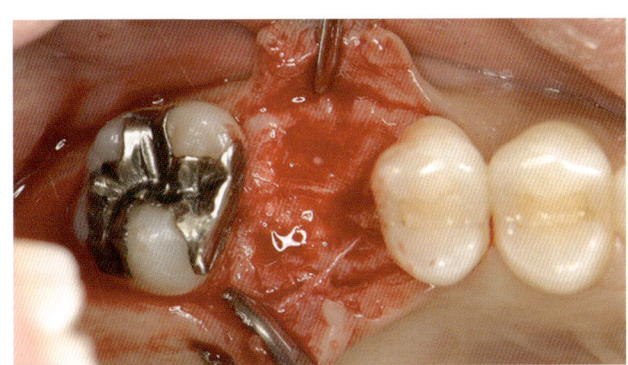

図7　粘膜骨膜剥離時の口腔内所見．

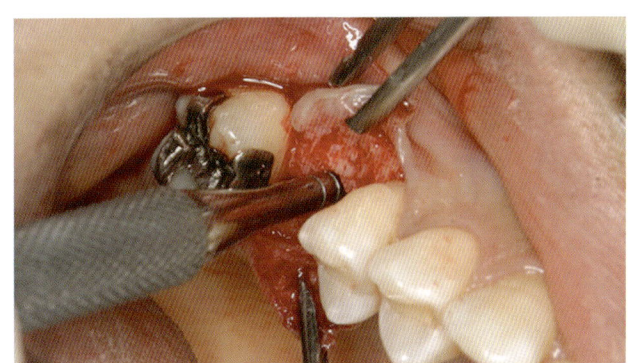

図8　osteotome techniqueを応用したクレスタルアプローチによる上顎洞底挙上術を施術した．

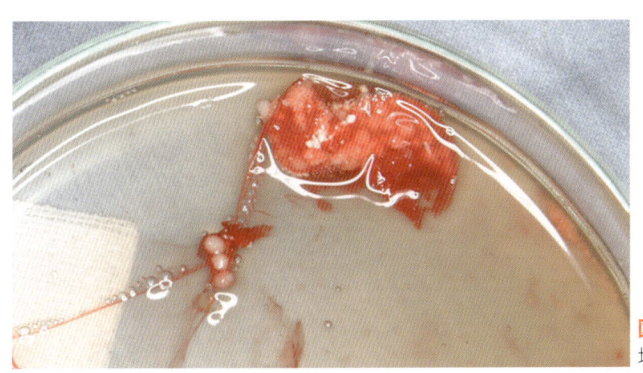

図9　洞粘膜の挙上スペースにはPRP＋β-TCP＋HAを混合した補填材を填入した．

インプラント治療・こんなときどうする？　9

こんなときどうする？　インプラント治療前処置編：インプラント埋入希望患者が上顎洞炎を発症していたら？

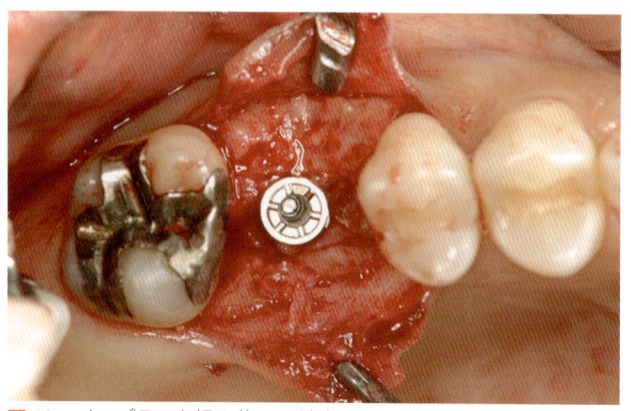

図10　インプラント埋入後の口腔内所見．埋入したインプラントはHA-coating implant（SPLINE：zimmer）直径3.75mm×長径10mmを選択した．

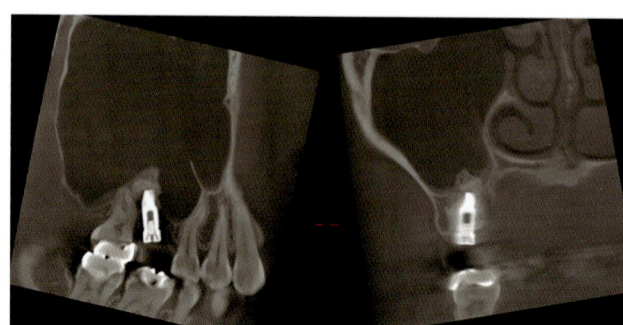

図11　術直後のCT像（2010年4月）．信頼性の高い母床骨を利用するために傾斜埋入を行った．

認められない（図12～15）．

　一般的に片側性副鼻腔炎は，歯性上顎洞炎の可能性が高い．耳鼻科からの報告では，歯性上顎洞炎は上顎洞炎全体の4～13％との報告があるが，CBCT検査の普及により，歯性上顎洞炎はより多く診断されつつある．歯性上顎洞炎の約半数は保存的治療により治癒するので，インプラント前処置として積極的に行うべきである．その際，十分に消炎を行い，洞粘膜の肥厚の消失あるいは改善が確認されてから行うことは必須である．

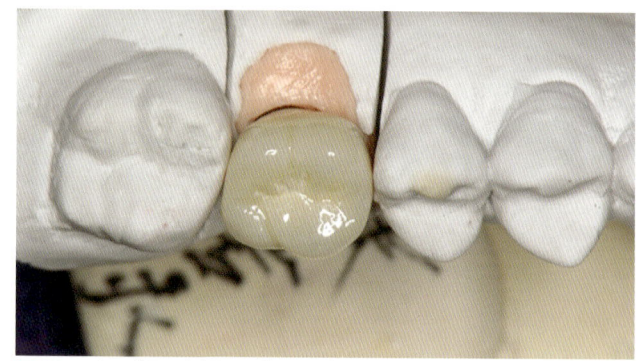

図12　インプラント埋入手術から約12週後に上部構造を製作した．

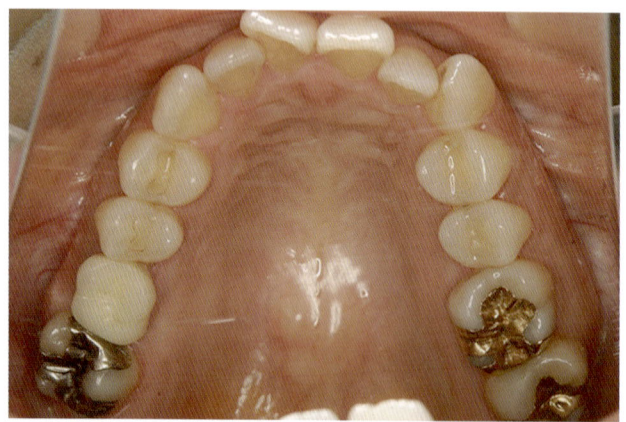

図13　上部構造装着直後の口腔内所見（2010年7月）．

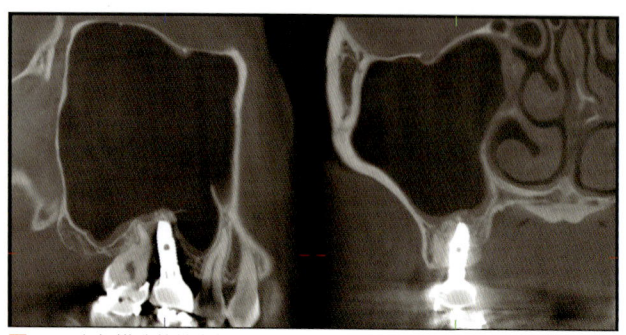

図14　上部構造装着直後のCT像（2010年7月）．

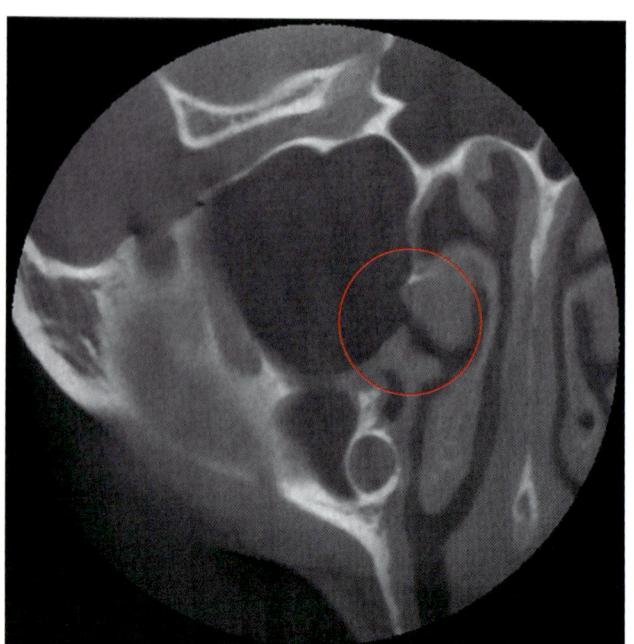

図15　術後の自然口周囲CT水平断像．
○枠内は自然口の開口部を示す．

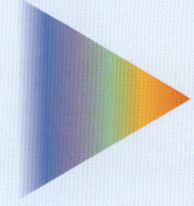# インプラント埋入手術 トラブル編

▶ 術中に大量出血を起こした

▶ 予定した埋入深度まで入らない

▶ 大臼歯への抜歯即時埋入で初期固定が得られない

▶ 上顎洞底挙上術で洞粘膜が穿孔してしまった

▶ 歯肉が足らずに縫合できない

▶ 隣在歯の歯根と接触してしまった

▶ 上顎洞内の造成骨が吸収して消失

▶ オトガイ神経領域に知覚異常を認めた

▶ 下顎臼歯部に埋入したインプラントが舌側骨を穿孔した

こんなときどうする？　インプラント埋入手術トラブル編

CASE　術中に大量出血を起こした

SOLUTION　出血のタイプ，出血点，出血の原因を即座に判断し，それに見合った止血ツールを選択して迅速に止血を行う

斉藤 彰久

口腔外科処置で特に警戒すべき動脈

　一般口腔外科臨床，インプラント臨床に携わる側として，その危険性を再度確認しておかなければならない動脈は，①舌動脈，②顔面動脈，③顎動脈である．

　手術の内容や部位によって警戒する動脈は違ってくるが，われわれの一般的外科臨床に直接密接してくる動脈をフォーカスしてみれば，舌動脈に関しては舌下動脈，顔面動脈に関してはオトガイ下動脈，顎動脈に関しては大口蓋動脈や上歯槽動脈がピックアップされる（図1）．

　舌下腺窩，顎下腺窩を走行する舌下動脈とオトガイ下動脈は，外頸動脈から分かれる分岐枝そのものは異なるが，その走行は個体によりさまざまで，複雑な配置を呈している．舌下動脈が存在しない場合はオトガイ下動脈がその機能を代行したり，またその逆もある．症例によりこの2枝はさまざまな場所で吻合し，骨内に嵌入していく場合もあるので注意が必要である（図2）．

　また，昨今の審美インプラント治療の潮流により，多くの臨床医がFGG（遊離歯肉移植術）やCTG（結合組織移植術）などのソフトティッシュマネージメントを行うようになってきている．しかし，口蓋側の後方部には顎動脈の分枝である大口蓋動脈があることを忘れてはならない．大口蓋孔は上顎の最後位大臼歯の舌側で，歯槽突起の内面と口蓋との境界部に位置している．この周囲の動脈の走行を示す解剖学的形態はさまざまで，いくつもの

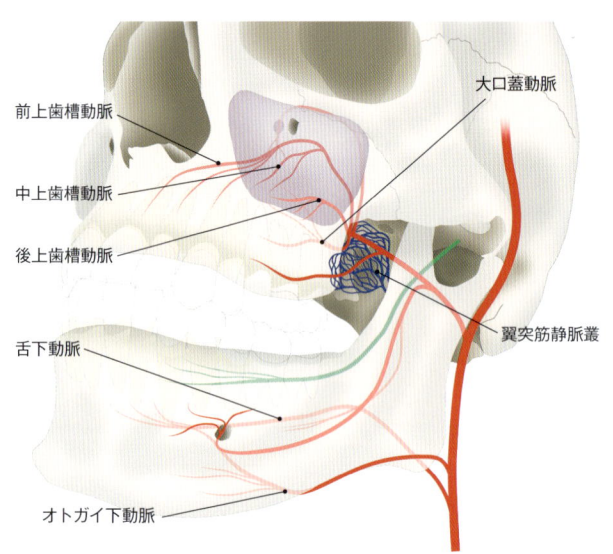

図1　一般的外科臨床に直接密接してくる動脈．（斉藤彰久：今だからこそ再確認したいインプラント治療のベーシックコア．出血性偶発症への対応．インプラントジャーナル45, 7-28, 2011 より引用）

分枝が口蓋骨内に出入りし，口蓋粘膜にも太い血管として栄養供給を行っている（図3）．

　この大口蓋動脈の本管が切断されてしまった場合，局所的な鉗子結紮あるいは圧迫止血などで出血を止めることはほとんど不可能であり，時には外頸動脈を結紮しなければならないこともある．大口蓋動脈の分岐枝の太さ，走行，分布は，その個体によりさまざまで，画像診断などでは診断できない粘膜内を走行する太い分岐枝を傷つけてしまうことが時折あり，この場合も非常に止血困難な事態に陥る．状況によってはインプラントの埋入や粘

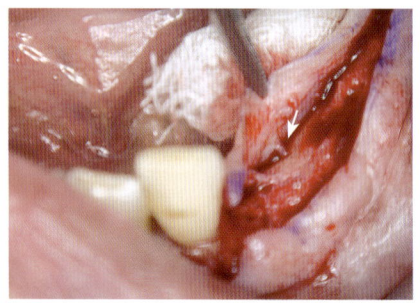

図2　動脈と思われる貫通枝が歯槽頂に近い高位に存在する場合もあるので，事前にCT像などで診断しておく必要がある．

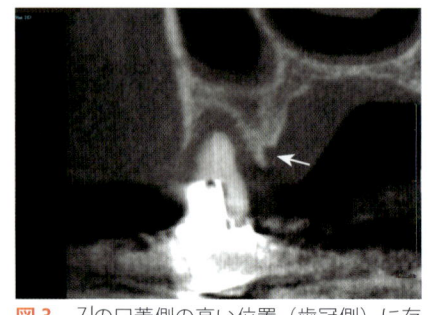

図3　7|の口蓋側の高い位置（歯冠側）に存在する口蓋動脈の分枝の開口部．

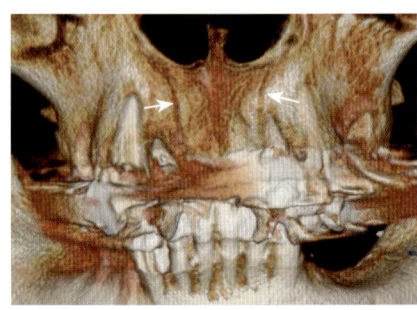

図4　前上歯槽動脈の走行を示すCT3D像．このように骨面あるいは骨面付近を走行している場合は，GBRなどの処置時に注意が必要となる．

膜移植どころではなくなってしまう事態になる．同部位への不用意なアプローチは大きなリスクがあることを忘れてはならない．

次に，上歯槽動脈であるが，歯槽孔から上顎骨内に入り，大臼歯に栄養供給している後上歯槽動脈，小臼歯に栄養供給している中上歯槽動脈，前歯部に栄養供給している前上歯槽動脈の歯槽枝が問題となる（**図4**）．

出血時の止血処置

① 粘膜からの著しい出血に対して

粘膜からの出血の場合は，有視下で確認できることが多い．したがって，血管収縮を期待し局所麻酔を周辺組織に行い，少しずつ形成される血餅を剥がさないようにするため，生理食塩水を浸したガーゼを創部に当て，その上から数枚の乾いたガーゼを重ねて約15分ほどしっかり圧迫する（**図5**）．ここで止血が確認できれば，縫合し終了とする．しかし，ガーゼを外し，出血が継続しているようであれば，まず確認する事項として，最初の状況と比べ，1度目の圧迫後から収束傾向にあるのか，そうではないのかの確認になる．

収束傾向であれば，さらに15分ほどの圧迫を行う．ほとんどの場合この操作により収束する．しかし，まだ強めの出血が続いているようであれば，1度目の圧迫が功を奏していない場合が考えられるので，2度目の圧迫は出血部位をしっかり確認し，再度圧迫を行う．15分後，さらに出血が継続しているようであれば，出血点が確認できる状況でのみ電気メスでの焼灼を慎重に行う．ただし，出血点が確認できない場合に電気メスをやみくもに使用すると，出血をさらに悪化させる危険性や神経を損傷する危険性があるので，サージセル（**図6**）を創面に当て，縫合糸（**図7**）で緊密に縫合することをお勧めする．

② 骨面からの著しい出血に対して

骨面から動脈性の出血を起こしているような場合，出血している血管の周囲に骨が介在し，圧迫が功を奏さない場合がある．

あるいは，練成充填器を焼成して（**図8**），周囲組織に接触しないように出血点に当てるか，電気メスを用いて出血点を焼灼する．しかし，電気メスを使用する際，注意を要するのは，近接している組織に下顎管などの神経が走行している危険性がないかを確認することである．電気メスに関しては，モノポーラより神経組織にダメージを与えにくいバイポーラをお勧めする（**図9**）．

また，骨髄からの出血においても同様の対応が推奨される．

①，② いずれにおいても，思うような結果が得られなければ，迅速に高次医療機関への搬送をお勧めする．それが結果的に患者の生命を守る結果につながっていくことになる．

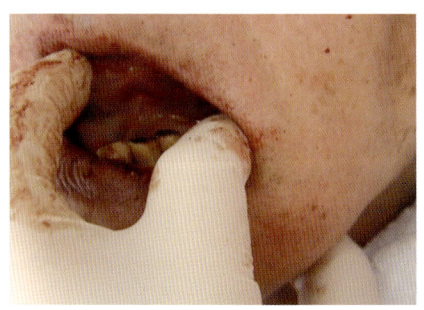

図5 圧迫止血は出血部を口腔内と口腔外から挟み込むようにして圧迫を与える．

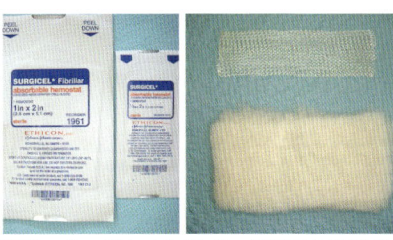

図6 サージセルにはガーゼ状または綿状のタイプがあり，出血の状況に応じて使い分けをしている．

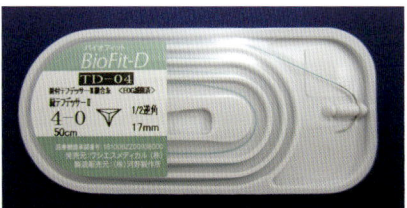

図7 縫合による圧迫止血に使用している縫合糸「デフデッサーⅡの4-0タイプ」．

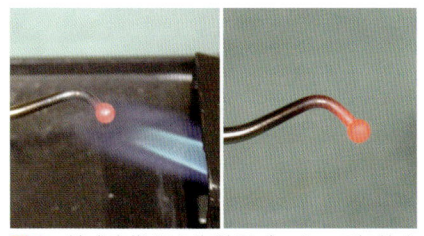

図8 練成充填器を歯科用バーナーで加熱する．止血に使用する場合は小さい径の練成充填器でピンポイントに止血することを推奨する．

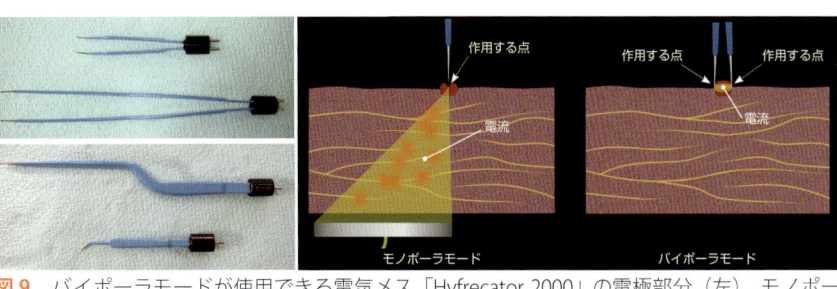

図9 バイポーラモードが使用できる電気メス「Hyfrecator 2000」の電極部分（左）．モノポーラモードでは電流が生体に拡散するので近接した神経を傷つけることもあるが，バイポーラモードでは，先端部の電極の範囲だけで通電が行われるので，周囲の神経などへの影響が軽減できる．

こんなときどうする？　インプラント埋入手術トラブル編

CASE　予定した埋入深度まで入らない

SOLUTION　逆回転でインプラント体を外して再形成するが，タップ形成を破壊しないように注意する

江黒 徹

問題と考察

　直径3.3mm・長径10mmのインプラント体の埋入を計画し，埋入窩の形成を行った．

　インプラント体を挿入していったところ，近心部分は骨縁下なのだが，遠心部が予定埋入深度まで入らなかった．

　通常，ドリリングをしながら，バーに付与されている深度マークや専用の深度ゲージを用いて，形成深度を確認しながら形成することが基本であるが，最終ドリルがカウンターシンクやセルフタップで埋入するシステムでは，深度ゲージが存在せず確認できないこともある．使用システムに関わらず，形成窩に近遠心的あるいは頬舌的な高低差があって，一部分が露出してしまい骨縁下に埋入できないことを経験された先生も多いと思う．

対処した方法

　挿入ジグを外しインプラント体を確認したところ，遠心部が予定深度まで埋入されておらず，再形成のために逆回転可能なツールを装着し（図1），インプラント体を逆回転して外したうえで，形成された埋入窩の最深部と下顎管までに距離のあることを確認した（図2）．

　その後，埋入窩の深度を再形成をするわけだが，骨面にはインプラント体と同様のスレッドが形成されており，それらを壊さずに形成する必要がある．本症例では，スレッド形を壊さないように，壁面にはバーを触れず，先端部分のみ深く形成するように，同等径の直径2.8mmのラウンドバーを用いた（図3-①～⑥）．

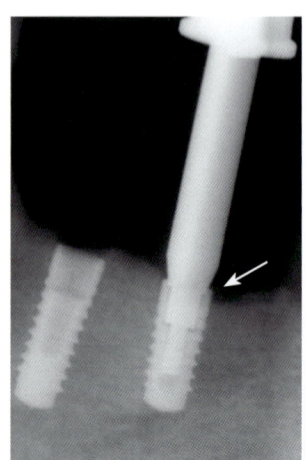

図1　遠心部が予定深度まで埋入されておらず，逆回転可能なツールを装着した．

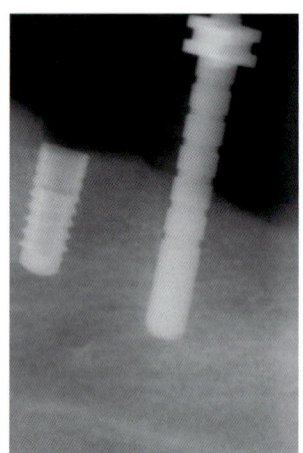

図2　形成されている埋入窩の深さが下顎管まで距離のあることを確認したうえで，ラウンドバーを使用して再度埋入窩底部のみを形成した．

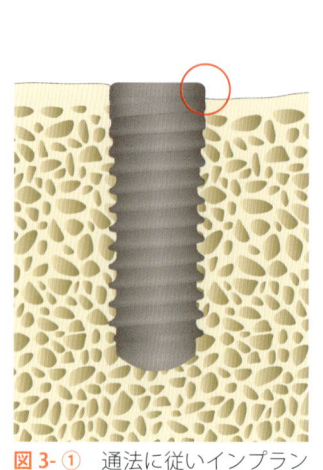

図3-①　通法に従いインプラントを埋入したが，インプラント体の一部が骨縁上に露出していた．

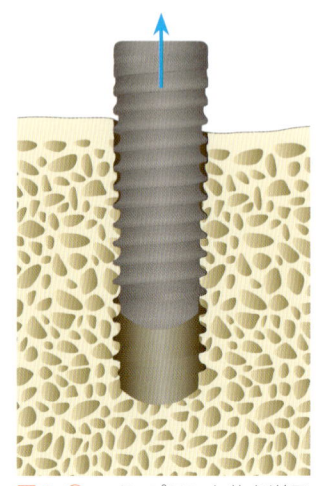

図3-②　インプラント体を逆回転させて埋入窩からスクリューアウトする．

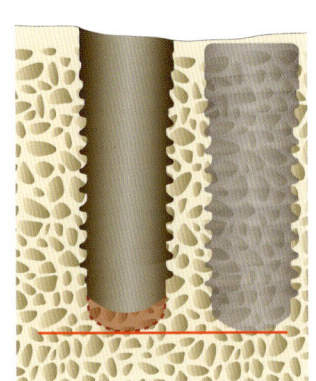 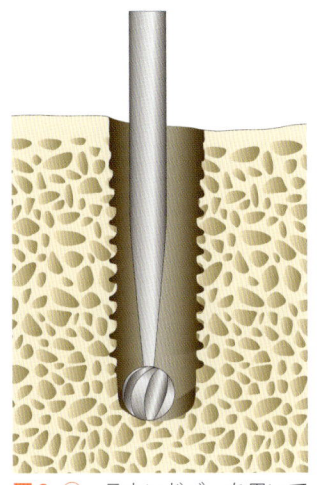 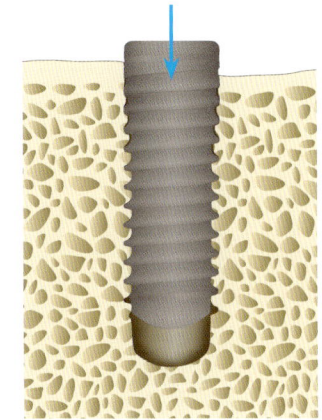 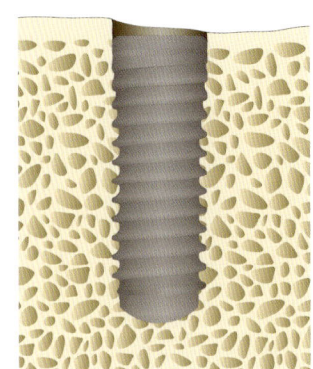

図3-③　スレッド形成を破壊せずに適切な深度を得るためには埋入窩底部のみ（赤マーク部分）を再形成する必要がある.

図3-④　ラウンドバーを用いて埋入窩底部のみを再形成する.

図3-⑤　再形成が完了したら，軸ぶれの少ないエンジンを用いてインプラント体長径の大部分を埋入する.

図3-⑥　最終的な深度調整にラチェットを使用して，最適な埋入深度にインプラント体が埋入された状態.

また，回転もなく骨内壁面に触れずに形成するためには，ダイヤモンドチップを用いたピエゾエレクトリックデバイスのツールも有用である（図4）.

再形成が完了したらインプラント体に挿入ジグを再装着して，予定深度まで埋入した（図5）.

インプラント体埋入の際には，ラチェットを用いたフリーハンド埋入よりもエンジンに装着して埋入するほうが，軸ぶれが少ない．筆者は，エンジンを用いてインプラント体長径のほとんどを埋入し，最後の深度調整にラチェットを使うようにしている.

挿入ジグを外し，確認のデンタルエックス線を撮影した（図6）.

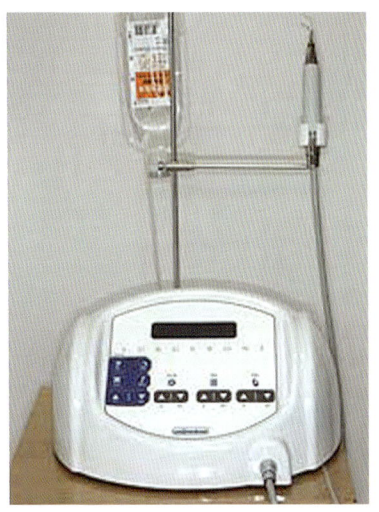

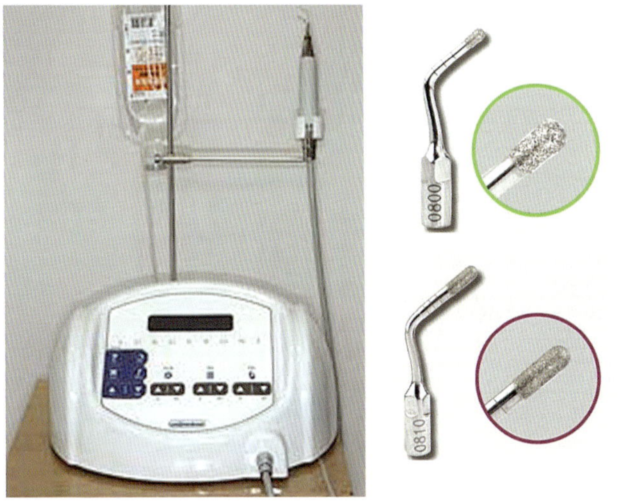

図4　ピエゾエレクトリックデバイス（左）とダイヤモンドチップ（右）.

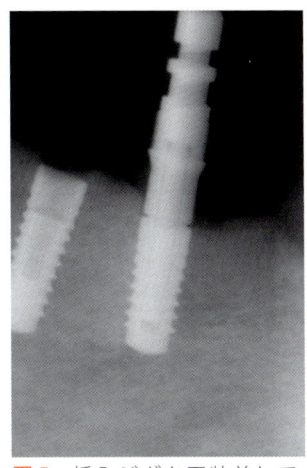 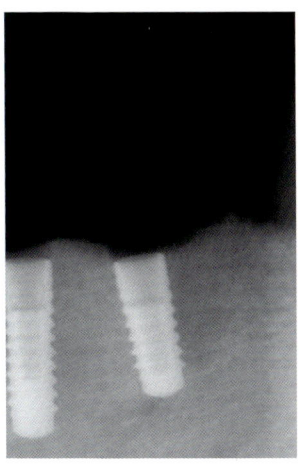

図5　挿入ジグを再装着して，予定深度まで埋入した.

図6　挿入ジグを外して撮影された確認のデンタルエックス線像．所定の深度まで埋入されていることが確認できる.

こんなときどうする？　インプラント埋入手術トラブル編

CASE 大臼歯への抜歯即時埋入で初期固定が得られない

SOLUTION HAインプラントを使用し，初期安定性を確保する

林 揚春

問題と考察

インプラント埋入時に十分な初期固定が得られない理由として，大臼歯などの抜歯窩は，骨欠損が大きく，インプラントの初期固定が得られないことがあげられる．

患者は，60歳，女性．「6 の咬合痛と歯肉腫脹により来院した（図1）．口腔内エックス線像では，近心根の縦破折により保存不可能と診断した．患者はインプラント治療を希望した．

本症例のような大きな抜歯窩への抜歯即時埋入に生体不活性なチタンインプラントを使用すると，初期固定が取れない場合にインテグレーションが得られない確率が高い．骨伝導性を有するHAインプラントを使用することによって，短期間でインテグレーションが達成され予知性も高い．

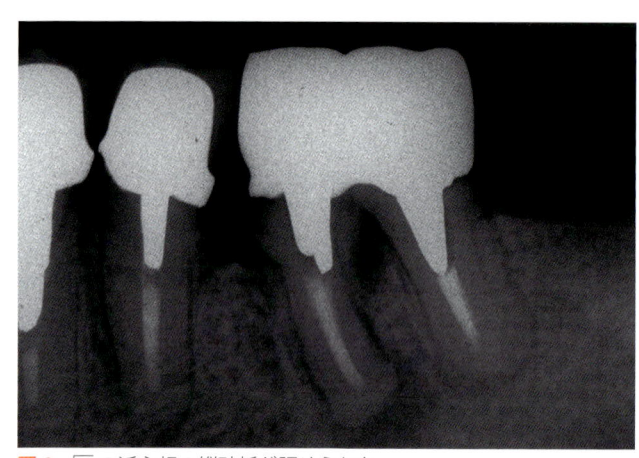

図1　「6 の近心根の縦破折が認められた．

対処した方法

フラップレスで抜歯後，抜歯窩内の不良肉芽を十分に掻爬して抜歯窩骨壁全体から出血をさせることが望ましい（図2）．理想的な埋入位置にドリル形成をしたが，この症例では下顎管の位置の関係上，初期固定を得られるまで歯槽骨縁下の埋入深度を深くすることができなかった．また抜歯窩とインプラントとのギャップは大きく，Spline HAインプラント直径5mm，長径10mmを使用して，やっと初期安定だけが得られた（図3）．

その後，抜歯窩とインプラントのギャップには，吸収性骨補填材であるβ-TCPを填入した（図4）．

抜歯即時埋入の原則として，歯肉弁を切開剥離した場合，血液供給不足により残存歯槽骨のさらなる吸収を招くため，フラップレスでの処置で行うことが原則となる．

また，外科手術の基本として感染巣には死腔（dead

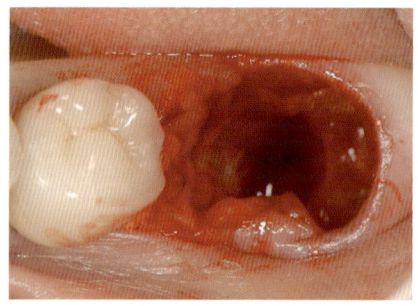

図2　フラップレスで抜歯後，不良肉芽を十分に掻爬した．抜歯窩内骨壁からの出血が認められる．

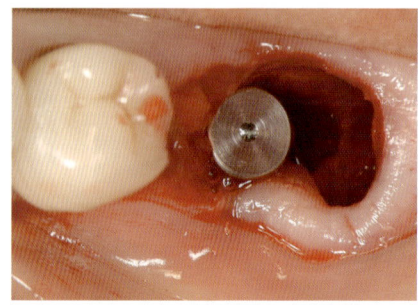

図3　このように大きな抜歯窩は，インプラントの初期固定は得られないことが多い．インプラントの先端1〜2mmだけで初期安定だけが得られた．

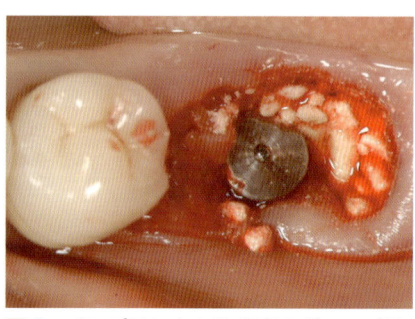

図4　インプラントと抜歯窩のギャップは，2mm以上で，その間隙にβ-TCPを填入した．

space）をつくらないことが原則である．抜歯即時埋入の場合，抜歯窩は感染巣なので，決して歯肉弁を寄せて閉鎖創にせず，かならず開放創にして死腔をつくらないようにするべきであり，死腔をつくらずフラップレスで処置することにより血行がよければ感染は起こりにくい．開放創のまま抜歯窩上にコラーゲン製材を置いて，血餅とβ-TCP保持のためにクロススーチャーで固定した（図5）．

術後12週で十分なインテグレーションが得られたため上部構造を製作し（図6），術後16週で装着した（図7,8）．術後20週でのエックス線像では，抜歯窩の歯槽骨は成熟していないが，インプラント周囲の骨欠損は認められない（図9）．

3年経過後のペリオテスト値は，-05を示し，CBCTの前頭面断層では，インプラント周囲の骨は成熟し吸収は認められない（図10）．

大臼歯を抜歯してインプラントを埋入する場合，インプラントと抜歯窩のギャップが大きく，初期固定が得られないことが多い．チタンインプラントの使用では，抜歯窩をソケットプリザベーションしての抜歯待時埋入になり，完全に骨化してからの埋入やGBR法を併用した場合，治療期間の長期化や処置などが複雑化しやすい．患者への侵襲を考えれば，抜歯と同時の1回の外科処置で完了することは患者にとって優しい治療であることは言うまでもない．

HAインプラントを使用した抜歯即時埋入は，初期固定の有無や抜歯窩とギャップに左右されないシンプルな治療であるが決して簡単な治療ではない．フラップレスで行うことによる骨吸収の抑制，徹底した不良肉芽の除去と新鮮骨壁からの出血促進，骨吸収を予測した水平的，垂直的埋入位置，骨補塡材の選択，抜歯窩は開放創にして死腔をつくらないなど，抜歯即時埋入に対する知識と経験が必要となる．

今回提示した大臼歯の抜歯即時埋入処置に限らず，インプラント処置においては，初期固定が得られないことはたびたび遭遇する．治療計画の段階で，考えられるあらゆるアクシデントに備えて，症例によってはチタンインプラントとHAインプラントの使い分けも重要な要素となる．

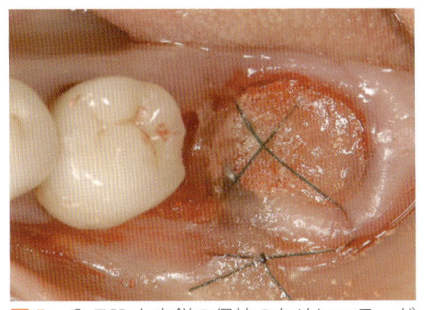
図5　β-TCPと血餅の保持のためにコラーゲン製材を置き開放創とした．

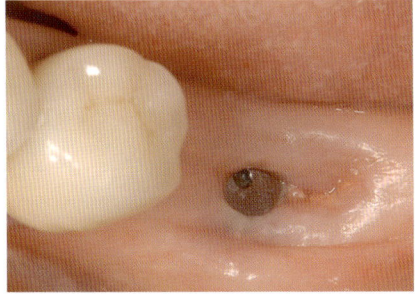
図6　術後12週でのインプラント埋入部位の状態．ジンジバルカフ装着後のペリオテスト値は-03を示し，十分なインテグレーションが得られた．

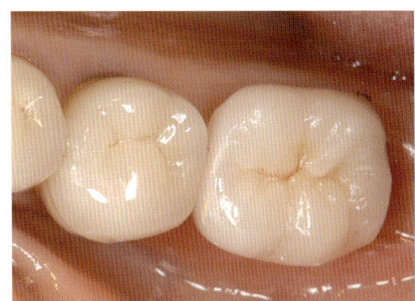
図7　術後16週，上部構造装着後の咬合面観．

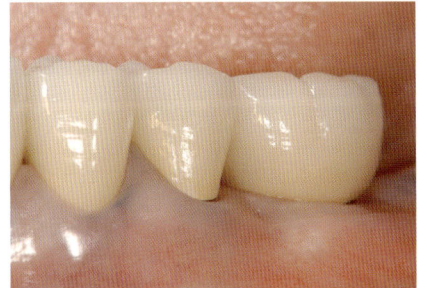
図8　術後16週，上部構造装着後の頬側面観．

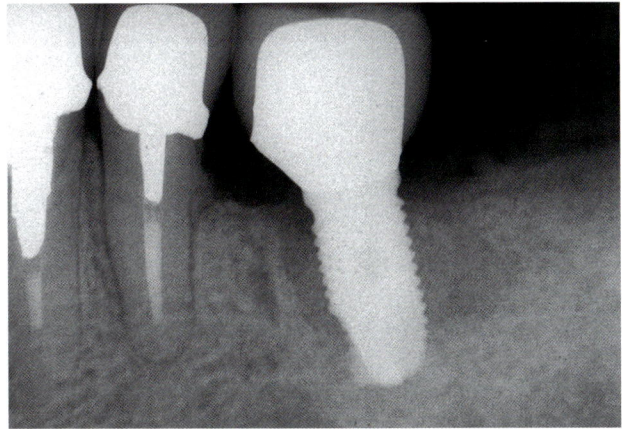
図9　術後20週でのエックス線像．インプラント周囲の骨欠損は認められない．

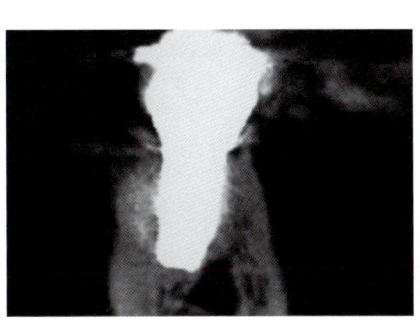
図10　術後3年でのCBCT前頭面断層ではインプラント周囲の骨吸収は認められない．

こんなときどうする？　インプラント埋入手術トラブル編

CASE
上顎洞底挙上術で洞粘膜が穿孔してしまった

SOLUTION
上顎洞粘膜穿孔部をコラーゲン製材で修復する

鈴木 貴規

問題と考察

72歳，女性．上顎右側のインプラント治療を希望して来院した．

エックス線検査とCT検査（図1）により，インプラント埋入前に上顎洞底挙上術が必要であると診断した．CT検査より，上顎洞頬側骨壁の厚さは約1mm，上顎洞底粘膜はやや肥厚しているものの，上顎洞側壁粘膜は薄いと確認した．

上顎洞頬側骨壁をダイヤモンドラウンドバーを用いて開窓した（図2, 3）．上顎洞粘膜を剥離中に，約2mmの上顎洞底粘膜穿孔を確認した（図4）．

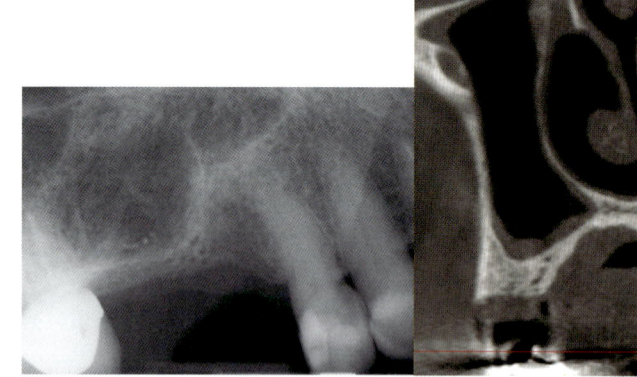
図1　術前のエックス線像（左）とCT像（右）．

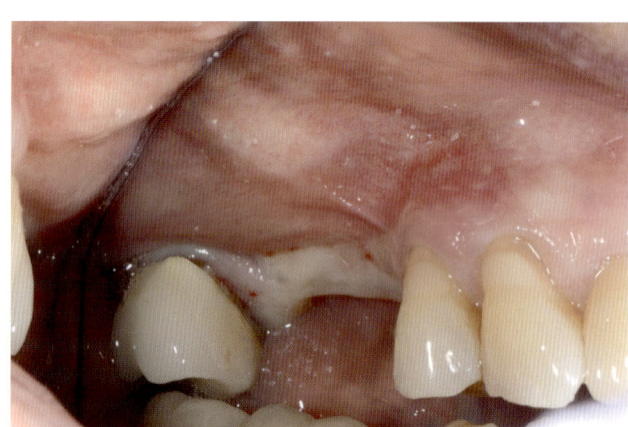
図2　切開前の口腔内所見．

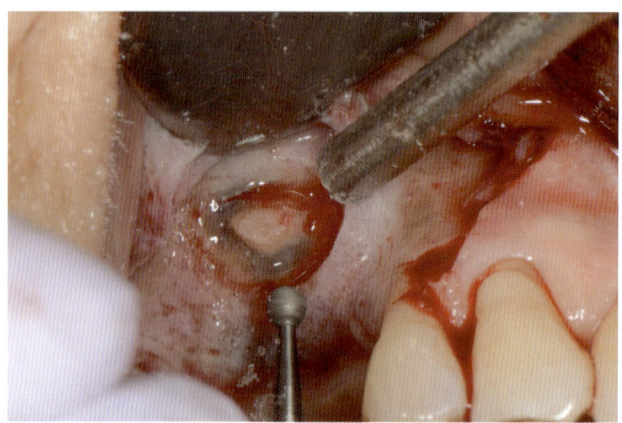
図3　ダイヤモンドラウンドバーを用いての開窓．

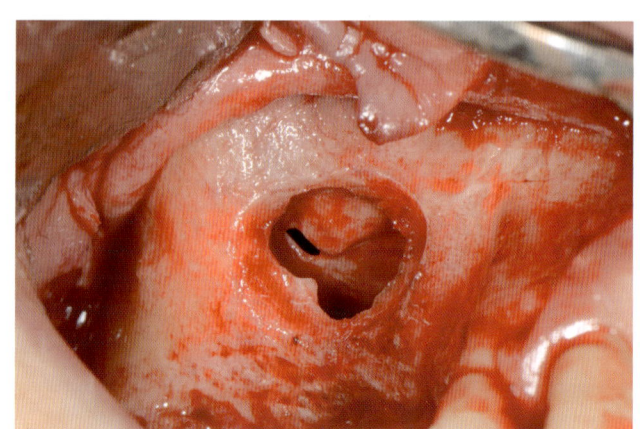
図4　上顎洞粘膜の穿孔．

対処した方法

挙上すべき部位の上顎洞粘膜を慎重に剥離し，上顎洞粘膜挙上を終了した（図5）．数回折り込んだコラーゲン製材「コラテープ®」（図6）を上顎洞内に挿入して上顎洞内で広げ，上顎洞粘膜の穿孔部を塞いだ（図7）．

一層のコラテープ®で十分に上顎洞粘膜穿孔部を塞ぎきれなかった場合は，二層目のコラテープ®を挿入する．

骨補塡材は洞底挙上部に死腔をつくらないように均等に塡塞するが，挙上スペースに過度な圧を与えず骨補塡材を充塡することが重要である（図8）．

術後，エックス線像にて骨補塡材がドーム状に塡塞されていることを確認した後（図9），縫合し終了とした．

8カ月後に2本のインプラントを埋入したところ，十分な初期固定が得られた（図10）．なお，上顎洞粘膜挙上術と同時にインプラントを埋入する際に上顎洞粘膜が穿孔した場合は，インプラントの同時埋入は望ましくない．

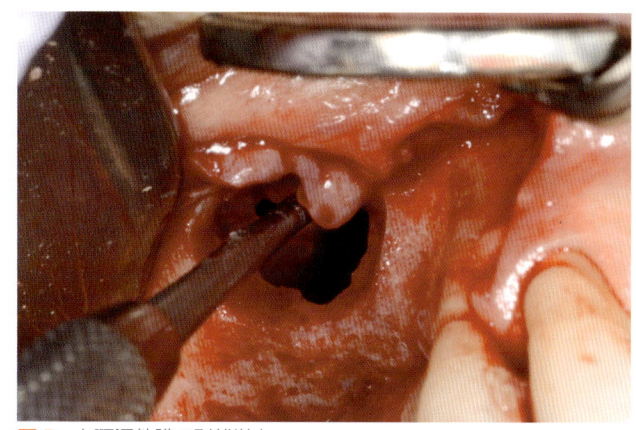
図5 上顎洞粘膜の剥離挙上．

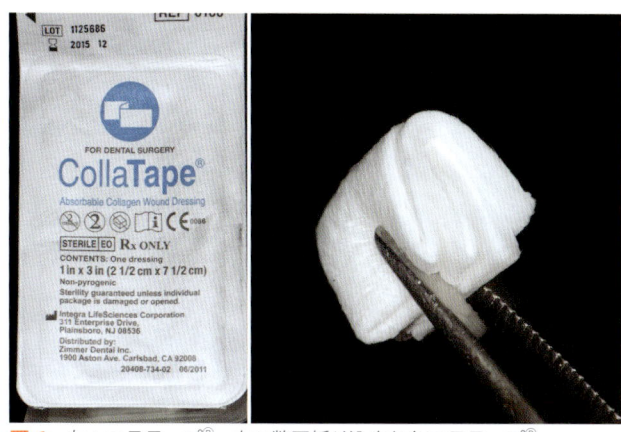
図6 左：コラテープ®，右：数回折り込まれたコラテープ®．

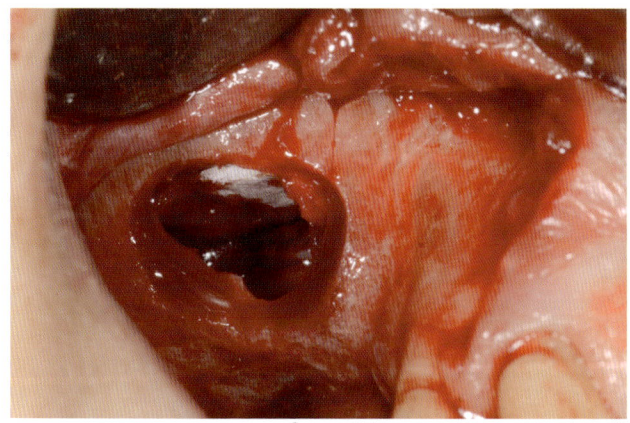
図7 折りたたんだコラテープ®を上顎洞内へ挿入後に広げて，穿孔を塞ぐ．

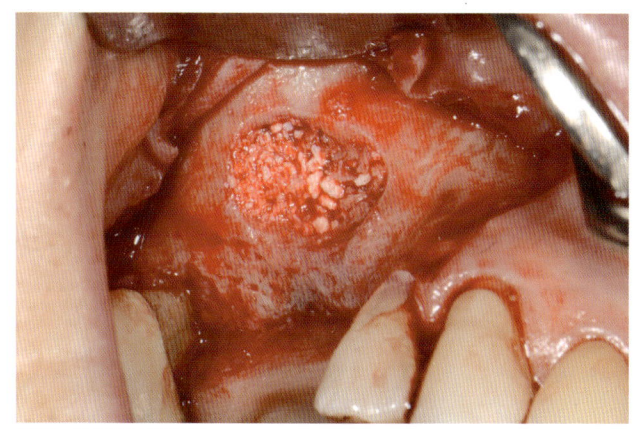
図8 骨補塡材の塡入．

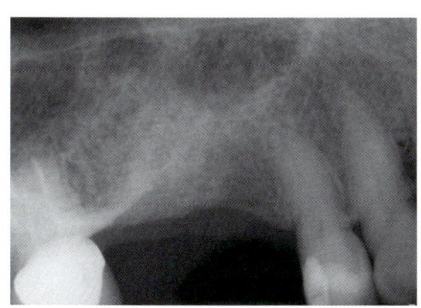
図9 術後のエックス線像．

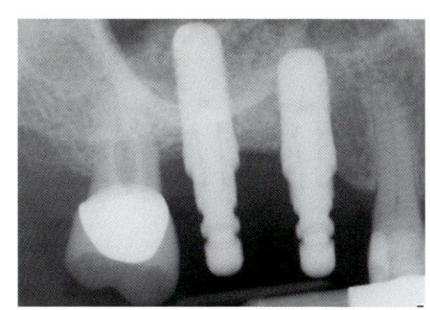
図10 術後8カ月経過時のインプラント埋入時のエックス線像．

| こんなときどうする？ | インプラント埋入手術トラブル編 |

| CASE | 歯肉が足らずに縫合できない |
| SOLUTION
野本 秀材 | 創面をコラーゲン製材などで被覆し，開放創で縫合する |

問題と考察

上顎前歯部への抜歯即時埋入インプラントの症例である．2 1|2 に歯肉の腫脹と疼痛を主訴に来院された（図1）．デンタルエックス線像（図2）で破折が疑われた．メタルコアを除去してみると 2 1|2 に破折線が確認されたため保存不可能と診断した（図3）．|3 は根管治療を行い 2|2 相当部にインプラントを抜歯即時埋入する計画を立てた．しかし，抜歯後にインプラントを埋入し，歯肉弁閉鎖のために減張切開を行えば付着歯肉の幅を減じることになる．また，1| 抜歯後の歯槽堤幅保存のためのソケットプリザベーションを予定したが，抜歯後創面の閉鎖をどうするのか，歯肉が足りずに縫合が困難となる．

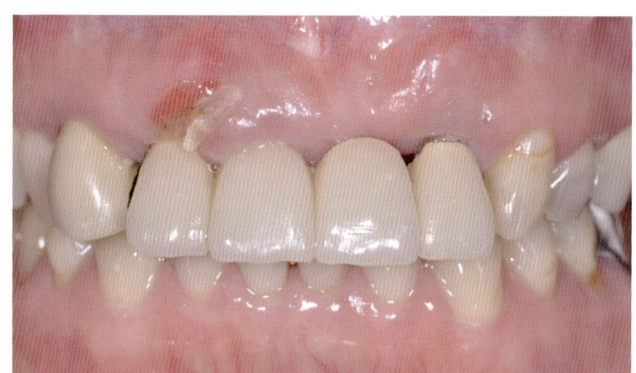

図1 初診時の口腔内写真．2 1|2 に歯肉の腫脹と疼痛を主訴に来院された．

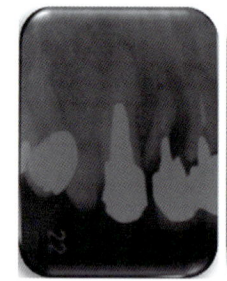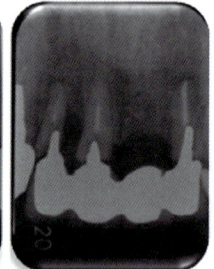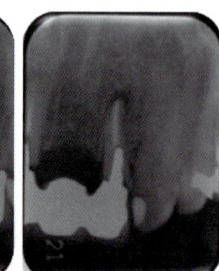

図2 初診時のデンタルエックス線像．2 1|2 に歯根破折が疑われた．

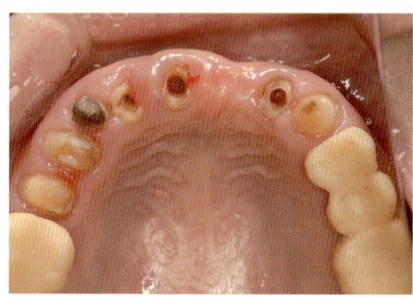

図3 メタルコア除去時の口腔内写真．2 1|2 に破折線が確認された．

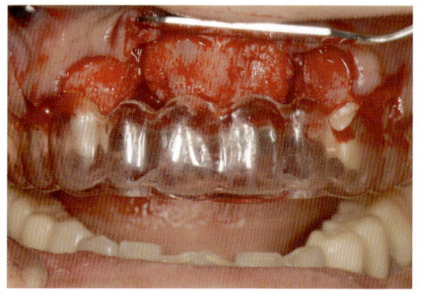

図4 2 1|2 を抜歯し，インプラント埋入のためにサージカルステントを装着し埋入ポジションを確認する．

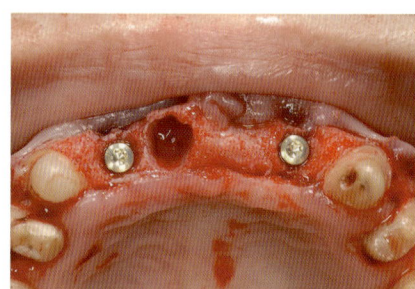

図5 インプラント埋入時の口腔内写真．唇側骨板の吸収が認められる．

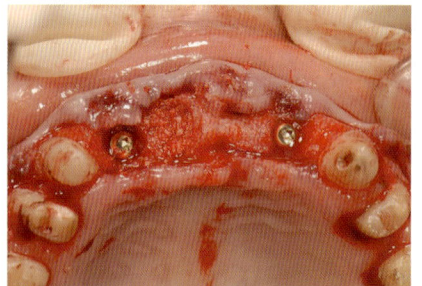

図6 骨補填材塡入時の口腔内写真．創部の血流維持のために減張切開は避けたいが，骨造成部を被覆するだけの歯肉粘膜は存在しない．

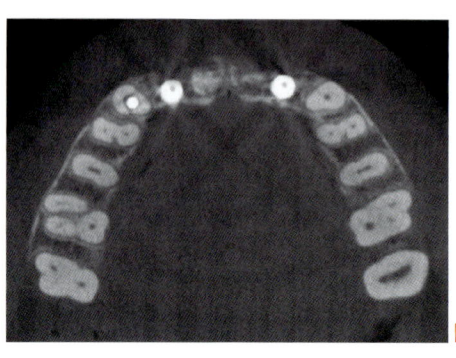

図7 インプラント埋入後のCT像．

対処した方法

インプラントを埋入した部位（図8, 9）の唇側骨が吸収しているところに骨補塡材（β-TCPとHA顆粒を混合したもの）を置き，その上から膜状のコラーゲン製材（縦20mm×横40mm厚さ3.5mm）を2枚重ねて封鎖し，歯肉弁を開放した状態で縫合している（図10）．

また，1│欠損部の唇側陥凹部位にもHA補塡材を置いてからコラーゲン製材を2枚重ねている（図11, 12）．

約1週間でコラーゲン製材で覆った創面は線維性組織で閉鎖されてくる．1カ月後には歯肉はほぼ回復してきている（図13, 14）．

コラーゲン製材を2枚重ねて十分な血餅をみたすことで新生歯肉の再生を促すことができた．

手技の注意点としては，膜状のコラーゲン製材が外れないように注意深く創面に置いて縫合することである．

歯肉へ減張切開を入れることなく，フラップの閉鎖を完全に行わない方法は，唇側歯肉のボリュームと角化歯肉の減少を避けるためにも有効な方法である．

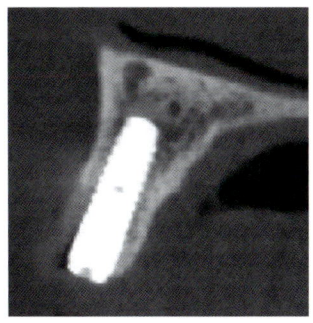
図8　2│部埋入後のCT像．

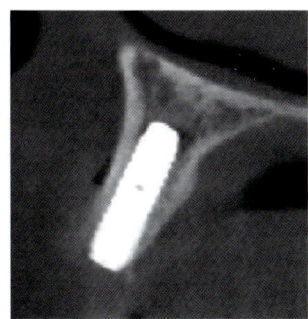
図9　1│部埋入後のCT像．

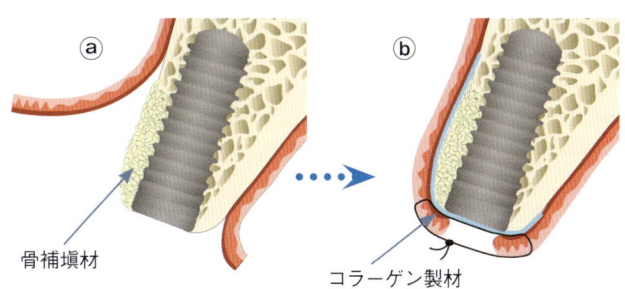
図10　インプラント体の唇側骨を骨補塡材によって増大することで，歯肉粘膜での閉鎖が困難となる（ⓐ）．コラーゲン膜で造骨部およびインプラント体を被覆することで，創部は開放創で処置することが可能となる（ⓑ）．

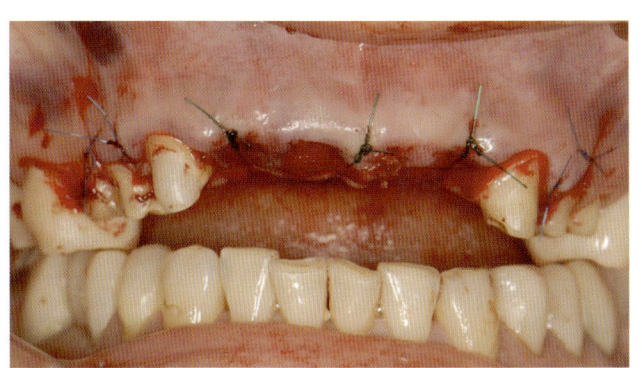
図11　術直後の口腔内写真（唇側面観）．

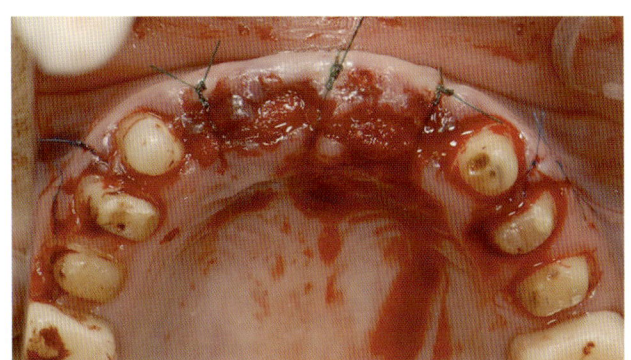
図12　術直後の口腔内写真（咬合面観）．造骨部を含む骨面およびインプラント体をコラーゲン製材で被覆し，歯肉粘膜は開放創で縫合した．

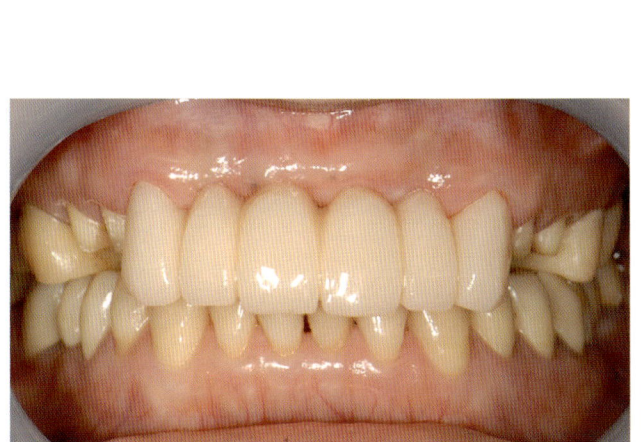
図13　術後1カ月の口腔内写真（唇側面観）．装着されたテンポラリーブリッジ基底面周囲には健常な角化粘膜が再生されている．

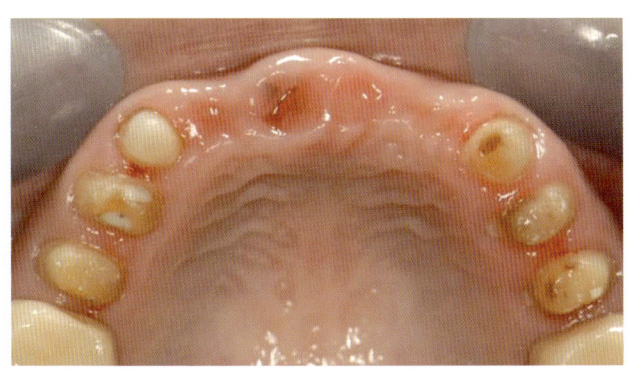
図14　同テンポラリーブリッジを外した口腔内写真（咬合面観）．歯肉粘膜がほぼ回復しているのが理解できる．

こんなときどうする？　インプラント埋入手術トラブル編

CASE　隣在歯の歯根と接触してしまった

SOLUTION　接触したインプラント体を撤去し，再埋入を行う

野本 秀材

問題と考察

4̄部にインプラントを埋入した症例である．術前のパノラマエックス線像（図1）では5̄部にはすでにインプラントが埋入されており，隣接歯とやや近接していたが，骨量も十分存在しており，シンプルなケースである．4̄は歯根破折していたため，抜歯を行い，1カ月後に同部位にインプラント埋入を行った．その際のインプラント埋入時のドリリング直後にインプラント床の形成面をマイクロスコープを用いて確認したが，隣接面の歯根露出がみられなかった．インプラント埋入直後のパノラマエックス線像（図2）でインプラント体が近心に傾斜し，3̄の歯根に近接しているのが確認できる．術後，1週間で抜糸を行ったが，その際に患者は特に症状を訴えていない．術後10日経過，3̄に打診・咬合による違和感を訴え始めた．14日経過時においても，打診・咬合による違和感が継続していた．デンタルエックス線写真（図3,4）を撮って確認すると，隣在歯と近接しているが，接触はしていないようにみえる．

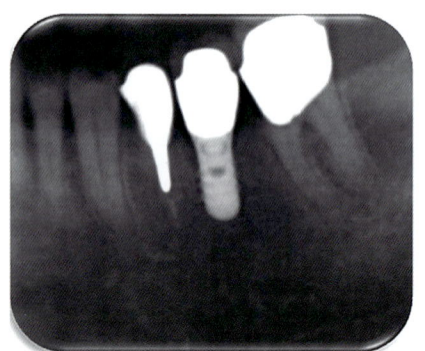

図1　術前のパノラマエックス線写真からの切り出し画像．

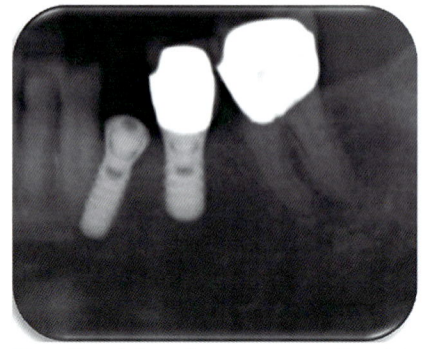

図2　埋入直後のパノラマエックス線写真からの切り出し画像．

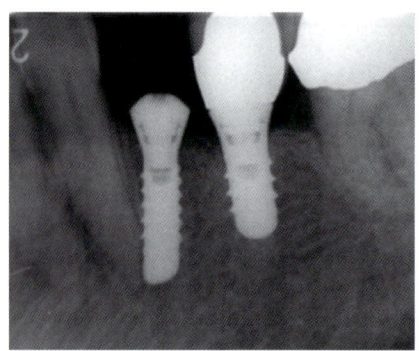

図3　埋入2週後のデンタルエックス線像．

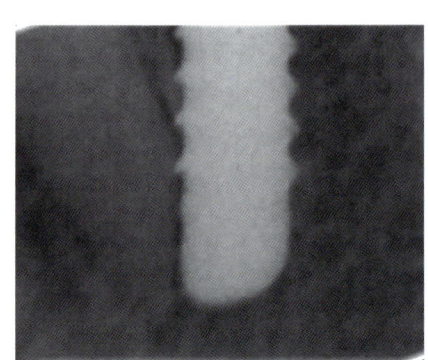

図4　同拡大写真．

対処した方法

　患者に状況の説明を行い，インプラント体の撤去とその後，再埋入することに同意をいただいた．その翌日，撤去手術を行った．インプラント体の撤去については，最小限の範囲で歯肉の切開剥離を行った後に，挿入ジグをインプラント体に装着した．次にレンチを用いて逆回転すると一時，抵抗を感じるが容易に回転してインプラント体が外れた．その後，形成したソケットの中を生理食塩水で洗浄し，コラーゲンプラグを塡入して歯肉を閉鎖した．インプラント埋入から，14日経過時の歯肉表面は治癒が進み，切開剥離は容易に行うことができる．また，インプラント体も骨とのインテグレーションは起きていないので無理な負荷をかけずに容易に逆回転することで除去が可能である．

　1カ月後にインプラントの再埋入を行った．フラップを開けると，インプラント床は残っていたので，ソケットの中央部から遠心に向けてラウンドバーでマーキングを行い，ドリリングを通法に従い行った．

　このケースでは隣在歯に違和感を感じていたが，明らかな打診痛や，咬合痛が生じていなかったため，除去のタイミングを迷うケースであるが，その後の患者のストレスを考えると除去して再埋入する決断も必要である．インプラントの埋入においては，隣接歯が近接し，埋入方向のズレが許されないような難症例では，意外とズレが起きないものである．むしろこのケースのようにシンプルな症例のほうが，埋入方向にずれが生じてしまうことがあるので注意が必要である．

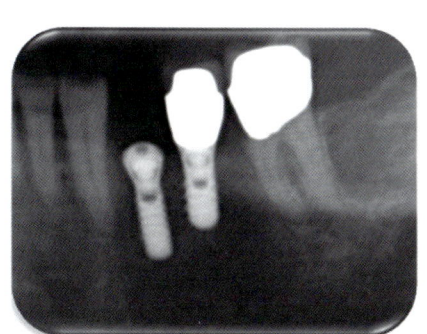

図5　再埋入直後のパノラマエックス線写真からの切り出し画像．

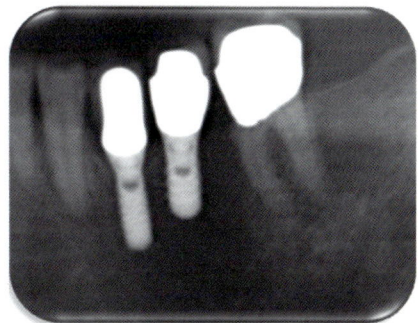

図6　再埋入1年後のパノラマエックス線写真からの切り出し画像．

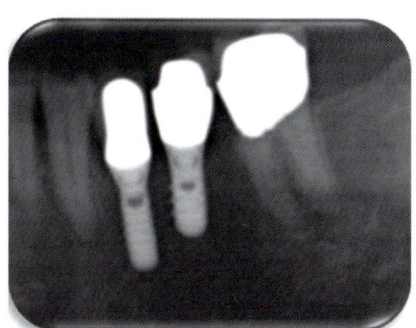

図7　再埋入3年後のパノラマエックス線写真からの切り出し画像．

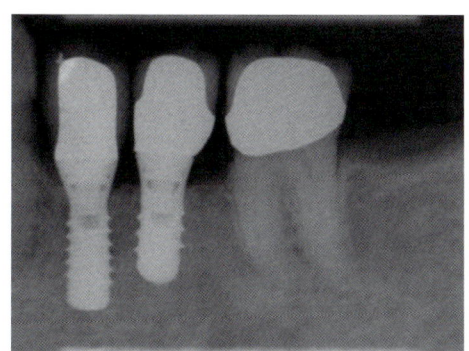

図8　再埋入5年後のデンタルエックス線像．

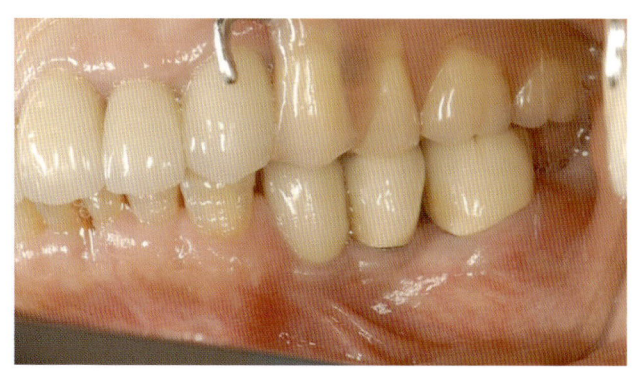

図9　再埋入5年後の口腔内写真．

こんなときどうする？　インプラント埋入手術トラブル編

CASE　上顎洞内の造成骨が吸収して消失

SOLUTION　隣接する部位に上顎洞底挙上術を伴うインプラント治療を行う場合は，同時に造成骨消失部位まで挙上を行う

高橋 恭久

問題と考察

患者は10年前，他院にて 6| 欠損部において，上顎洞底挙上術とインプラント同時埋入手術を受けたが，10年の期間を経て上顎洞内の造成骨が完全に吸収し消失していた（図1）．

今回，インプラントの隣在歯である 5| が保存不可能となり，インプラント補綴を希望された．

問題は，5| 部に施行するインプラント埋入手術が，上顎洞底挙上術の併用を余儀なくされる点であり，そのためには 6| 部インプラント周囲の上顎洞底部も再度挙上する必要に迫られた．

5| を抜歯し，6| 部のインプラントはそのままに保存したまま上顎洞底挙上術を施行したうえで，即時にインプラント埋入する1回法の治療計画とした．

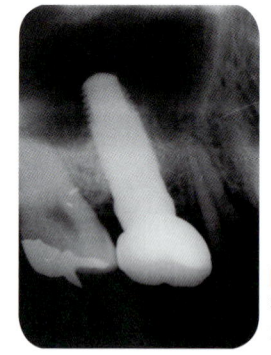

図1　術前のデンタルエックス線像．上顎洞底挙上術によって上顎洞内に造成された骨は完全に消失している．

対処した方法

術前の口腔内所見では，インプラント周囲に炎症等の異常所見は認められず（図2），粘膜剥離後の骨面においても，10年前のラテラルアプローチによる手術痕はみられなかった（図3）．

通法どおりのラテラルアプローチにより頬側骨を開窓し，上顎洞粘膜を挙上．その際，6| 部の上顎洞内に突き出たインプラント表面に覆われた上顎洞粘膜を1スレッドずつ注意深く剥離した（図4）．

無事剥離が完了した時点でノーズブローイングテスト※を行い，上顎洞粘膜が破れていないことを確認し，また，5| 部においても上顎洞粘膜が剥離できていることを確認し，同部位抜歯窩へインプラント埋入を行った．骨造成は 6| のインプラント表面全周に死腔ができないよう，少しずつ上顎洞内側方向へ補填した（図5〜7）．

術後8カ月にて異常所見は認められなかったため（図

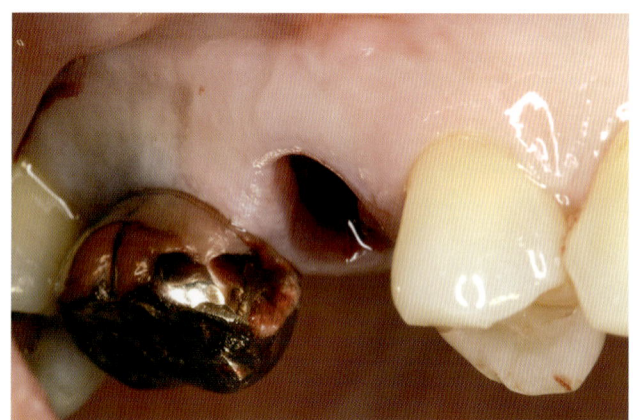

図2　5| 抜歯直後の口腔内写真．

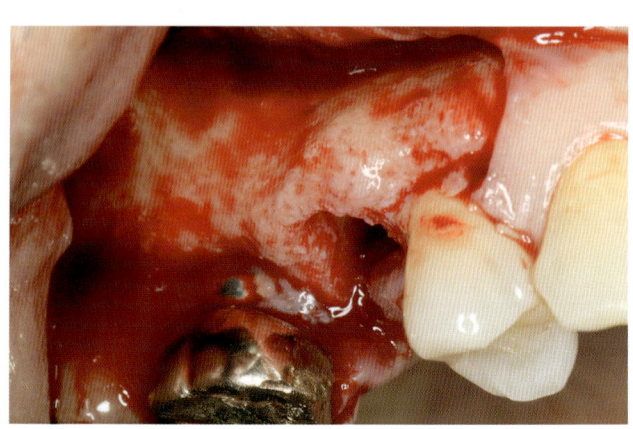

図3　粘膜剥離後の口腔内写真．頬側骨壁においても，10年前のラテラルアプローチによる骨開窓部の痕跡はみられなかった．

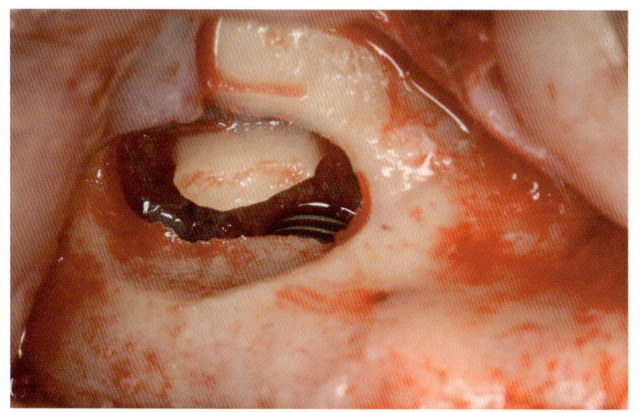

図4 ラテラルアプローチにより上顎洞粘膜を挙上．その際，インプラント表面に覆われた上顎洞粘膜を傷つけないようインプラント全周にわたって1スレッドごとに注意深く剥離した．

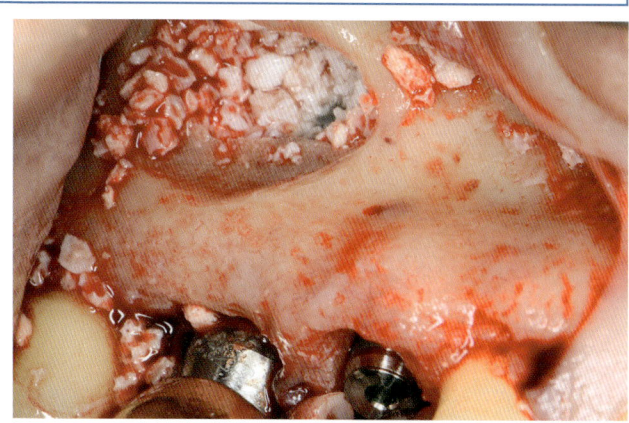

図5 骨補塡材は，6⏌部のインプラントの近遠心側より少しずつ上顎洞内側へ塡入し，死腔をつくらないように注意した．

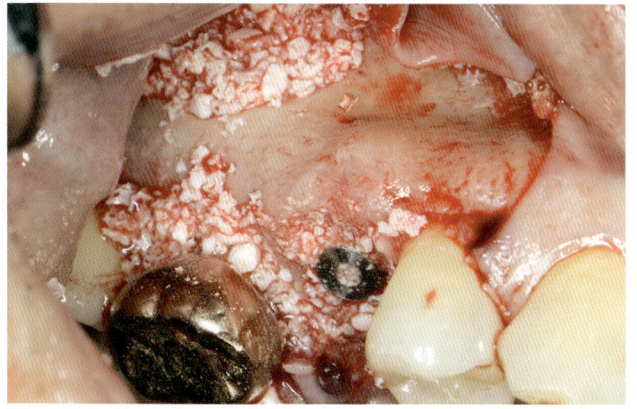

図6 骨造成終了時の口腔内写真．

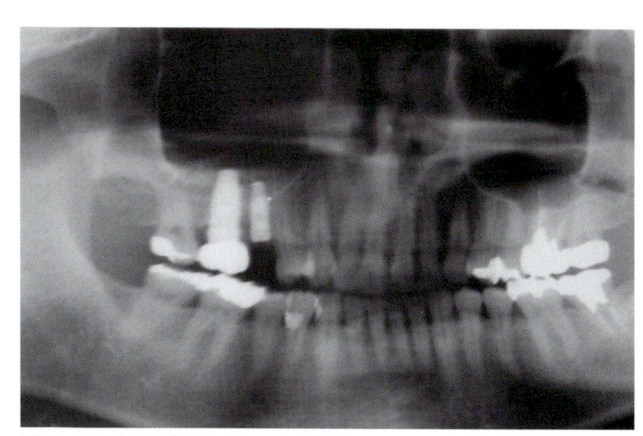

図7 手術後のパノラマエックス線像．

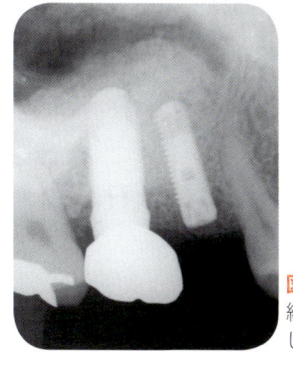

図8 術後8カ月のデンタルエックス線像．両インプラント共に良好に経過している．

8)，5⏌部に上部構造を装着した（図9）．

　術後1年以上経過しているが，今のところ異常なく機能している．本症例のように上顎洞底挙上術によって造成された骨が経時的に吸収消失してしまった場合，再度，上顎洞底挙上術を行う必要性について考えなくてはならない．その際，インプラントが保存できるのか否かの判断は非常に難しいといえる．

　本症例において，もしも上顎洞粘膜を剥離時に破ってしまっていたなら，それはすぐさまインプラントの保存を断念して撤去に踏み切ることも選択すべきであろう．

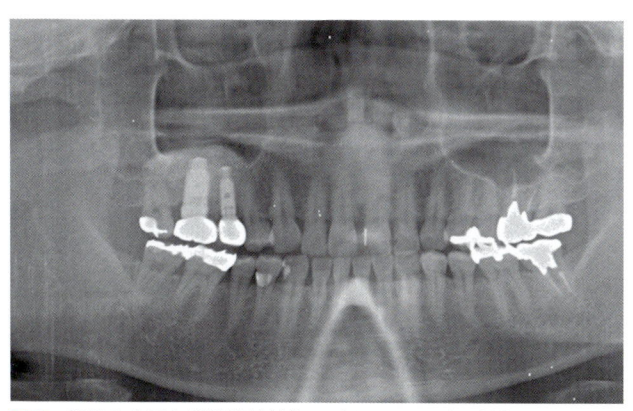

図9 術後8カ月上部構造装着後のパノラマエックス線像．

※ブローイング時（吹く動作）の鼻からの息漏れの程度を評価する検査

こんなときどうする？　インプラント埋入手術トラブル編

CASE　オトガイ神経領域に知覚異常を認めた

SOLUTION　インプラント体を撤去し，薬物療法および理学療法を行う
小倉 晋，髙森 等

問題と考察

　他の歯科医院で7|部にインプラントを埋入された症例である．術前のエックス線検査では下顎管までの骨量は十分であると診断し，通法に従い2回法インプラントを埋入したとのことである．翌日，右側オトガイ神経領域の知覚異常を認めたため精査・加療を主訴に紹介来院した．パノラマエックス線とCBCTを撮影するとインプラント体先端部が下顎管に接触していた（図1, 2）．

対処した方法

　ただちに，埋入ツールを用いてインプラント体を逆回転して除去した．また，代謝賦活剤，末梢神経障害治療薬，ステロイド剤を投与の薬物療法と近赤外線照射装置での理学療法を開始した．

　さらに，除去後1週より星状神経節ブロックを週2回，計20回の計画で開始した．約3カ月間，薬物療法と理学療法を行い電流知覚閾値検査をしたところ知覚異常の改善を認めた（図3）．

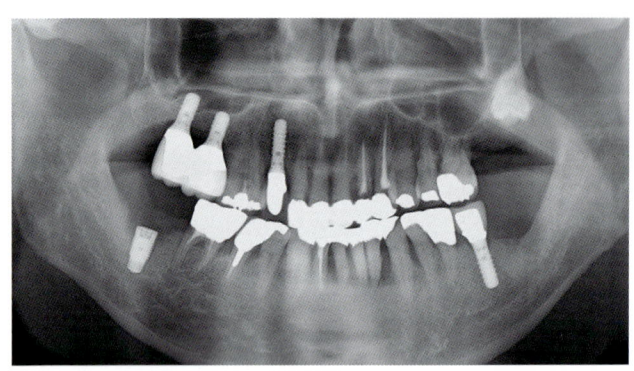

図1　埋入後のパノラマエックス線像．

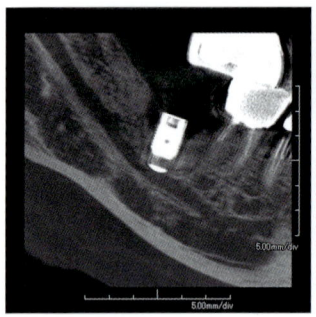

図2　埋入後のCBCT像．

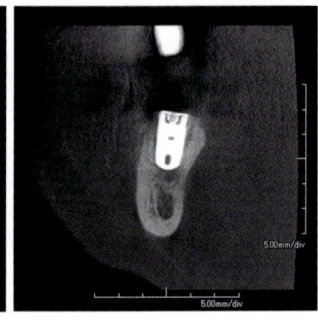

図3　電流知覚閾値検査．
　　左：術後翌日　右：術後1カ月

知覚異常の原因（図4）

①直接的な損傷

ドリル使用時に深く挿入しすぎて下歯槽神経を損傷する（図5）．

②血腫の形成

ドリル使用後やインプラント埋入後に下顎管内に血腫が形成され，下歯槽神経が圧迫される（図6）．

③骨片の圧入

インプラント埋入時，先端の骨片が下顎管内に圧入され，下歯槽神経が損傷する（図7）．

④骨の増生

下顎管の一部が損傷し，その修復過程で管壁に新生骨が増生し，管腔が狭くなる（図8）．この場合，症状は手術後しばらく経過して出現する．

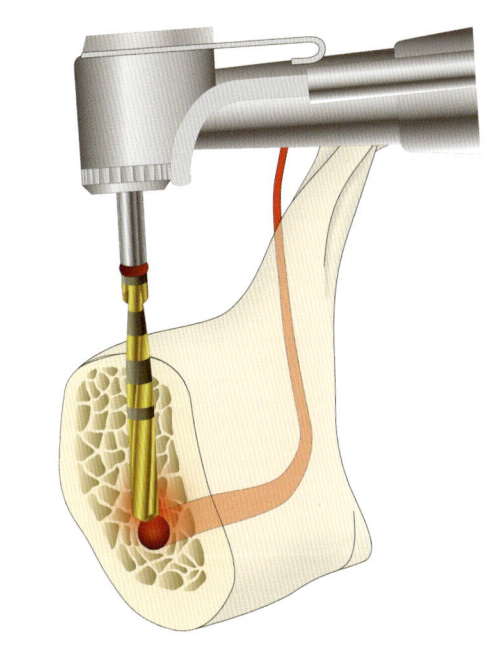

図4 インプラント治療に伴う知覚異常の原因．

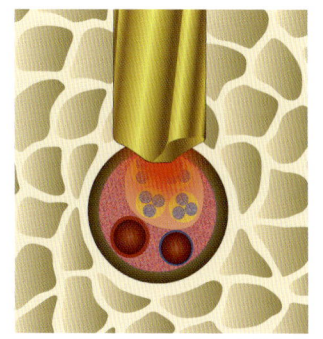

図5 ドリリングによる直接的な損傷．

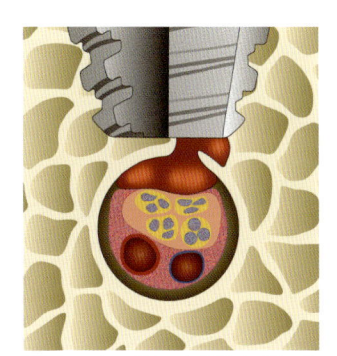

図6 インプラント埋入に伴い血腫が形成され，その血腫が下歯槽神経を圧迫する．

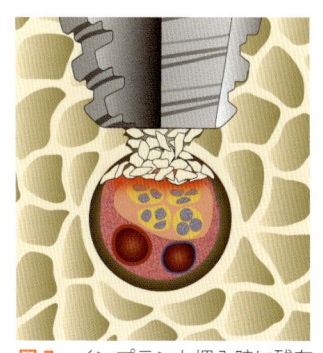

図7 インプラント埋入時に残存していた切削骨片が下顎管内に圧入されて下歯槽神経が損傷する．

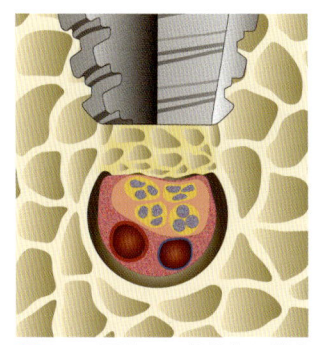

図8 下顎管の一部損傷に伴う骨修復過程において，新生骨が管壁に増生し管腔を狭窄させることで下歯槽神経を圧迫する．

インプラント埋入窩形成に使用するドリルは，先端の尖っている部分がインプラント体の長径よりも長くなっていることが多いため注意が必要である（図9）．下顎管の損傷を防ぐには，インプラントの先端を下顎管と最小限2mm以上離して埋入することが重要である．そのため，下顎管までの骨量を診査する必要があるが，従来はパノラマ撮影のときに直径の判明した金属球をステントに装着したり，パノラマエックス線の拡大率を補正したスケールを用いて行われることが多かった．しかし，歯槽堤の頰舌的な形状やこの部位の下顎骨が舌側に傾斜（有歯顎では18～19°）しているため，パノラマエックス線では正確には把握できないことが多く，近年はCTによる頰舌的な診査が一般的となっている．

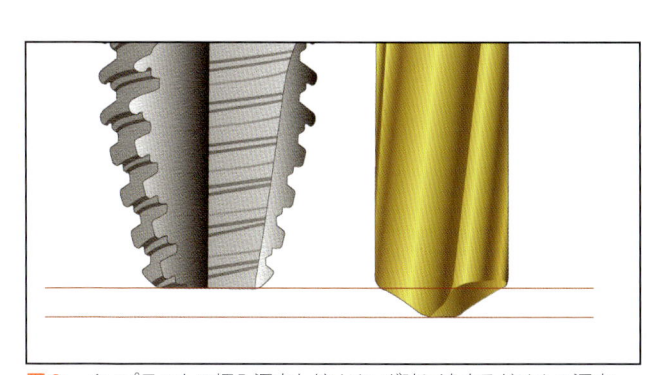

図9 インプラントの埋入深度とドリリング時に達するドリルの深度．

こんなときどうする？　インプラント埋入手術トラブル編

CASE 下顎臼歯部に埋入したインプラントが舌側骨を穿孔した

SOLUTION 犬歯部あるいは第一小臼歯部への埋入後は，十分な観察を行い，CBCTで確認するなどの配慮をする

小倉 晋，髙森 等

問題と考察

他の歯科医院で下顎左側部にインプラントを埋入された症例である．術前のエックス線検査で下顎管までの骨量は十分であると診断し，1回法インプラントを選択しインプラント体を埋入したとのことであるが，翌日よりオトガイ部に軽度の知覚異常を自覚，施術医に訴えるも経過を観察されるのみであったとのこと．しかし，改善しないため約4カ月後，精査を求め当院に来院した．

対処した方法

埋入部確認のためパノラマエックス線とCBCTを撮影すると主訴とは関連が乏しいものの偶然にインプラント体が舌側骨を穿孔していることが発覚した（図1，2）．ドリリングによる穿孔か埋入による穿孔か定かではないが，約4カ月経過していることから術中の舌下動脈損傷による口底部軟組織内出血等はないと考えられた．また，知覚異常に関しては通法に従い薬物，理学療法を開始した．

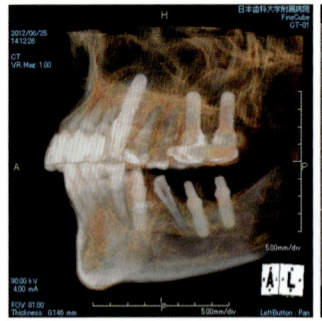

口底部の脈管（図3）

犬歯部あるいは第一小臼歯部の舌側の骨膜付近に，舌下動脈あるいはその枝やオトガイ下動脈の枝が分布していることがある．そのため，インプラント埋入手術時にドリルの尖端が舌側皮質骨を穿孔してこれらが損傷した場合，多量の出血による腫脹のため口底が挙上して舌根沈下を起こし，上気道の閉塞をきたす恐れがある．よって同部へのインプラント埋入にあたっては，術後，比較的長い時間の観察後に帰宅させるか，埋入直後にCBCTで確認するなどの配慮をすべきである．

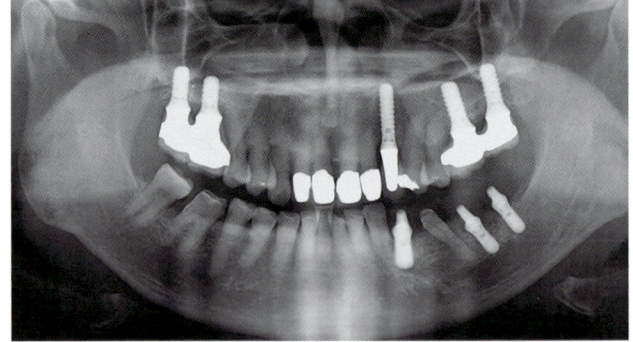

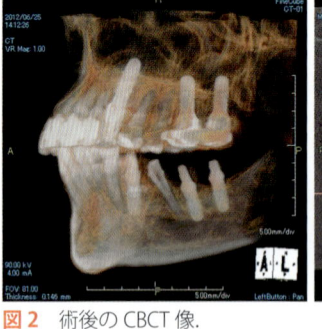

図1　術後のパノラマエックス線像．

図2　術後のCBCT像．

図3　口底部の脈管．

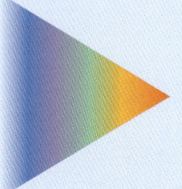

治癒期間中のトラブル編

- 術後数日で2回法のカバースクリューが露出した
- 骨質が悪くてインテグレーションが獲得できなかった
- 上部構造（アバットメント）装着時のトルクで痛みを訴えた
- インプラント体が上顎洞に迷入した
- 暫間補綴後に前頭部を締め付けるような痛みがあると言われたら
- 手術翌週からの疼痛　そして，激痛へ
- 埋入後約1カ月でインプラント体が動揺してきた

こんなときどうする？　治癒期間中のトラブル編

CASE
術後数日で2回法のカバースクリューが露出した

SOLUTION
石井 洋行

露出したカバースクリュー周囲の洗浄とプラークコントロールを徹底する

問題と考察

 4| 部に抜歯即時埋入，65| 部にβ-TCPを用いたソケットリフトによるインプラント埋入を行った症例である．

 このケースの場合など，上顎洞までの既存骨量が少なく（図1），ソケットリフトなどでインプラントを同時埋入した場合，薄い既存骨に初期固定を得なければならないため，インプラント体を深く埋入することができない．その結果，歯肉弁が足りなくなり減張切開後縫合したが，歯肉の裂開を起こしてしまった（図2〜5）．

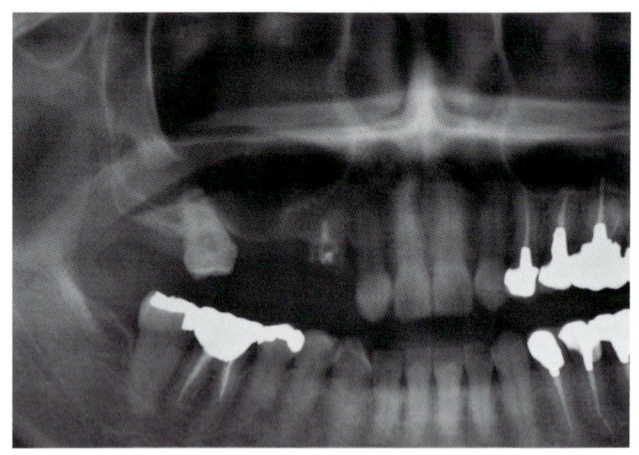

図1　術前のパノラマエックス線像．

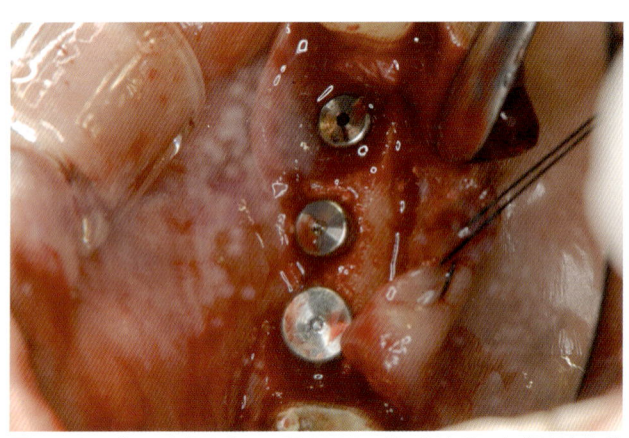

図2　インプラント埋入後の口腔内写真．薄い既存骨で初期固定を得るために浅い埋入深度となり，エクスターナルコネクションのシステムではヒーリングキャップが骨縁上に突き出す状態となる．

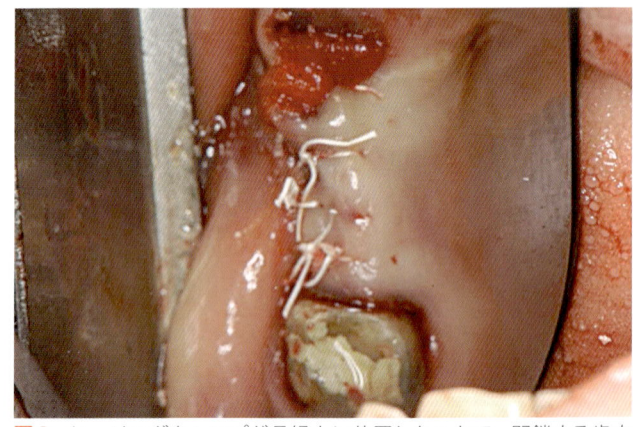

図3　ヒーリングキャップが骨縁上に位置したことで，閉鎖する歯肉弁が不足したため，減張切開を加えたうえで縫合した．

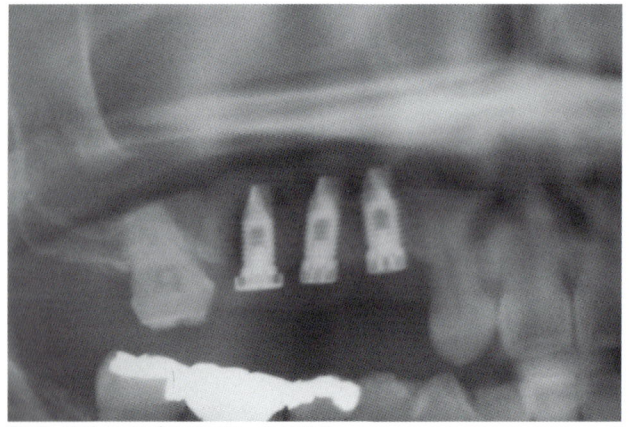

図4　術直後のパノラマエックス線像．

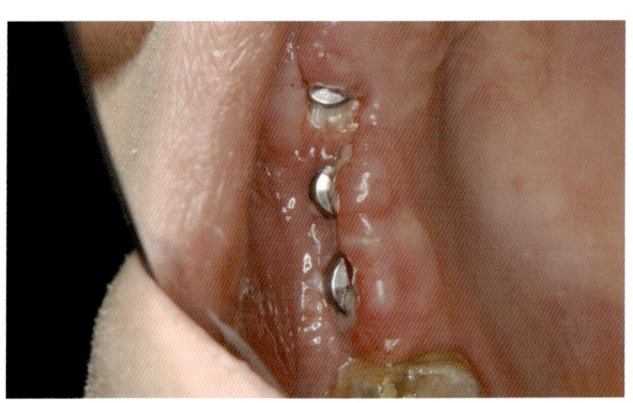

図5　術後約2週でヒーリングキャップが露出してきた．

対処した方法

手術1週間後の抜糸時に 65| 部のヒーリングキャップが少し露出しはじめていたので抜糸を1週間延ばし，2日おきに洗浄に来てもらった．露出したヒーリングキャップ部は，周囲を幼若な軟組織が取り巻いていたため，その後も2〜3日おきに来院してもらい，生理食塩水での洗浄，軟毛ブラシでのプラーク除去を行い，創部の安静を保ったところ，順調な経過をたどった（図6〜10）．

創面の裂開が大きくインプラント周囲，または埋入したインプラント間の軟組織が欠如し，骨面の露出がみられる場合，

①露出部位を注意深く観察し，早期に骨面上に一層の軟組織のクリーピングがみられる場合は，前述したように創面の洗浄を行い経過観察する．
②骨面が露出している場合は，コラーゲン製材などで被覆して粘膜の治癒を促す（インプラント埋入手術トラブル編「歯肉が足らずに縫合できない」20, 21頁を参照）．

この場合はできるだけ早い時期に処置を行う．処置が遅れると露出骨面が腐骨化してしまい，最悪の場合，インプラント体のインテグレーションが障害され脱落することも考えられる．

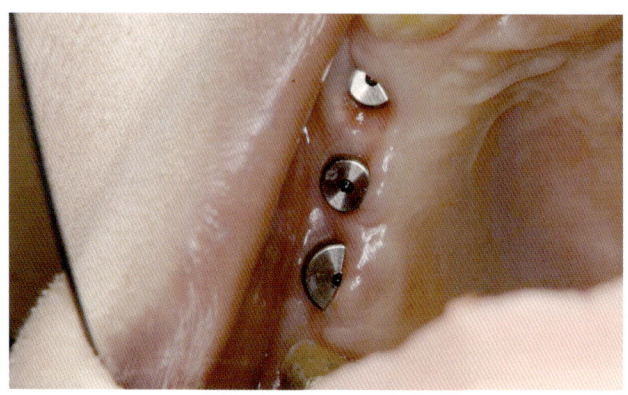

図6　術部周囲粘膜の経過．術後1カ月の口腔内所見．

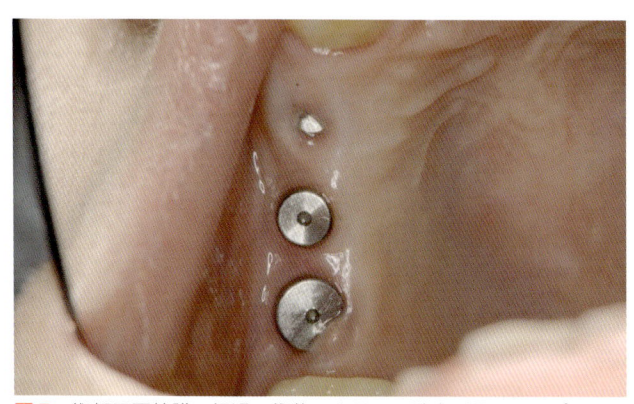

図7　術部周囲粘膜の経過．術後4カ月の口腔内所見．インプラント周囲に炎症や発赤は認められない．

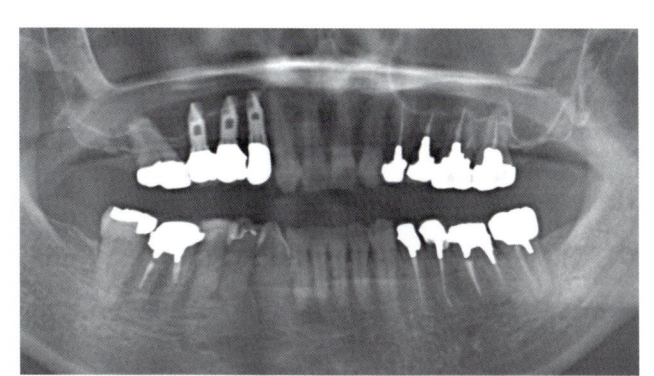

図8　術後7年6カ月のパノラマエックス線像．

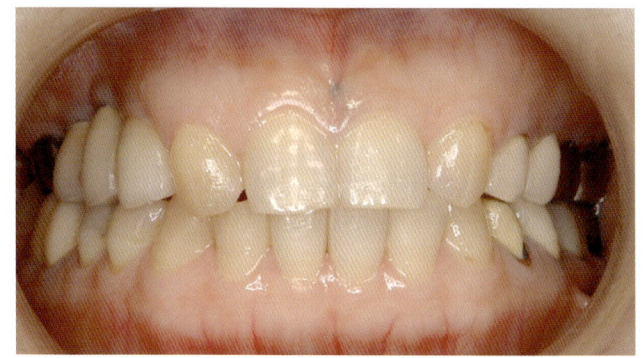

図9　治療終了後7年6カ月の口腔内正面観．

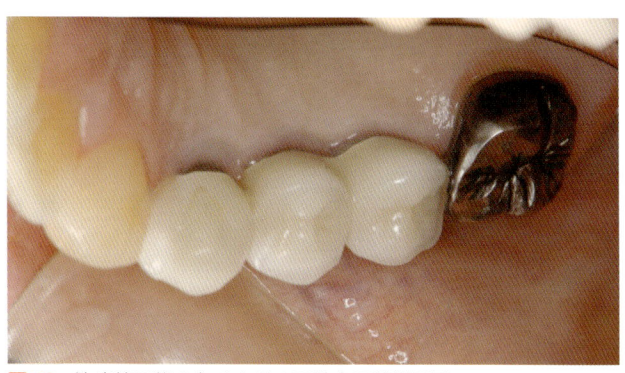

図10　治療終了後7年6カ月の口腔内口蓋側面観．

こんなときどうする？　治療期間中のトラブル編

CASE 骨質が悪くてインテグレーションが獲得できなかった

SOLUTION　再埋入時のインプラント埋入床に骨補填材を填入して骨質の改善と補強を図る

江黒 徹

問題と考察

76|67 欠損部にインプラントを埋入した症例である．

術前のパノラマエックス線像を診る限りでは，上顎洞底までの骨量も十分に存在し，単純なケースのように思われた（図1）．

しかし，CBCT画像で精査したところ，上顎左側欠損部は皮質骨が薄いうえ，海綿骨内には骨梁もほとんど認められなかった（図2）．

骨伝導能によるインプラント周囲骨形成を期待してHAインプラントを選択し，通法に従い 76|67 欠損部にインプラントを埋入した（図3）．76|部インプラントは何ら問題なく経過したが（図4），|67 部に関しては，埋入手術後6カ月で|7 部インプラントに動揺が認められた．

CBCT像を確認したところ，|7 部インプラント周囲は一層の骨組織が形成されている像にもみえるが，それらの像は薄いカプセル状となって海綿骨の中に浮かんでいるような状態であった（図5）．このまま安静を保って経過を観察してもインテグレーションを獲得できる可能性は低い．

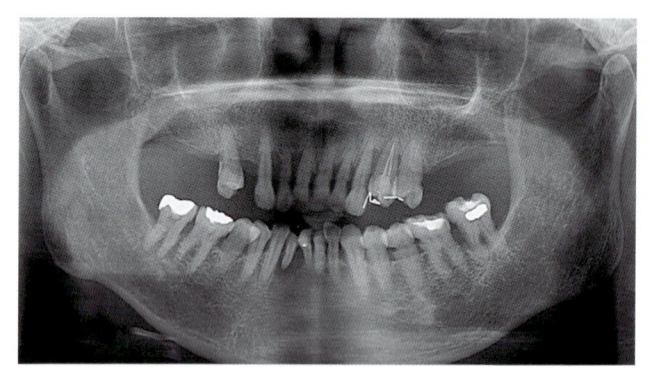

図1　術前のパノラマエックス線像．

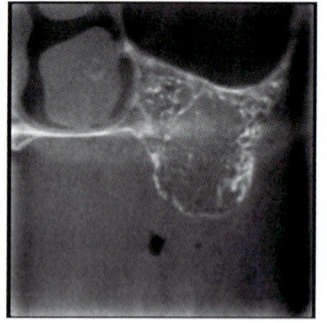

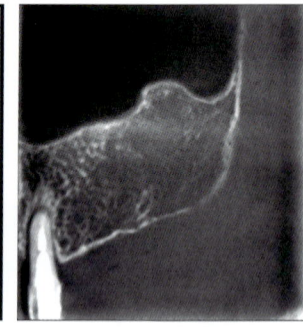

図2　術前の上顎左側CT像．皮質骨は薄く，海綿骨内は骨梁構造がほとんど認められない．

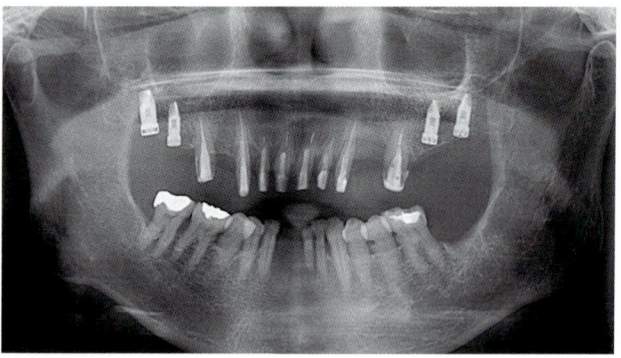

図3　術前のパノラマエックス線像．通法に従い 76|67 部にインプラントを埋入した．

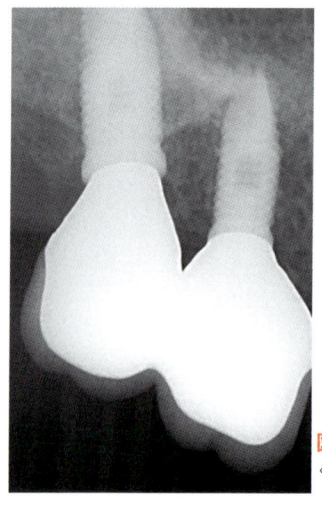

図4　76|部インプラントは問題なく経過した．

32　インプラント治療・こんなときどうする？

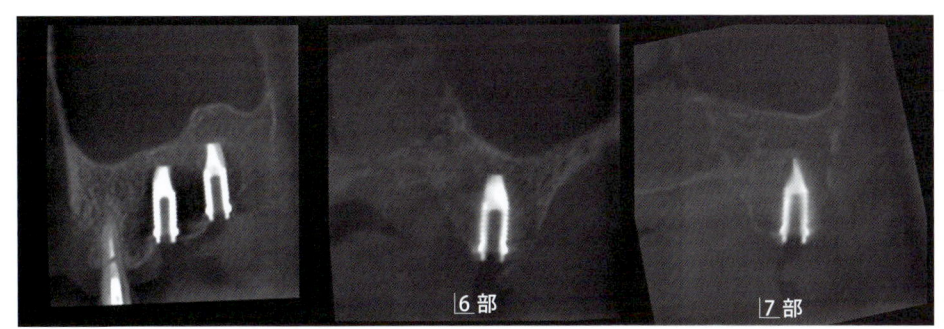

図5 埋入手術後6カ月の|67部インプラントCT像．|7部インプラントに動揺が認められた．

対処した方法

動揺を認めた|7部インプラント（直径3.75mm）を撤去し，さらに径の太いインプラント（直径5.0mm）を撤去窩に再埋入した（図6）．再埋入に際しては，骨質（骨の内部環境）の改善を図るために骨補塡材である β-TCPを撤去窩より骨内部に相当量塡入した．骨補塡材の塡入によってインプラント周囲支持骨が強固になり，十分な初期固定が得られた．

再埋入後のCT像から，塡入した骨補塡材が|7部インプラント周囲を中心に海綿骨内の広い領域に塡塞されているのが認められた（図7）．その後は順調にインテグレーションが得られ，経過も良好に推移している（図8）．

脆弱な骨質によってインプラントの初期固定が得られにくいケースは，インプラント埋入床に骨補塡材を塡入して補強を図る方法も有効であると考えられた．

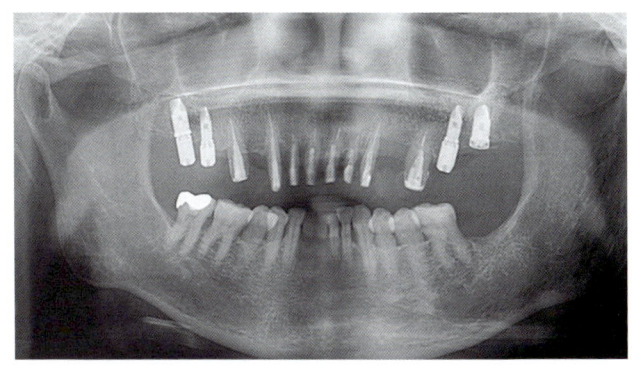

図6 |7部インプラント再埋入後のパノラマエックス線像．

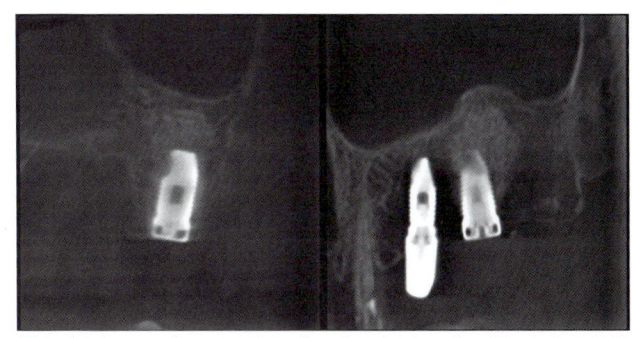

図7 |7部インプラント再埋入後の上顎左側CT像．塡入した骨補塡材が|7部インプラント周囲を中心に海綿骨内の広い領域に塡塞されているのが認められた．

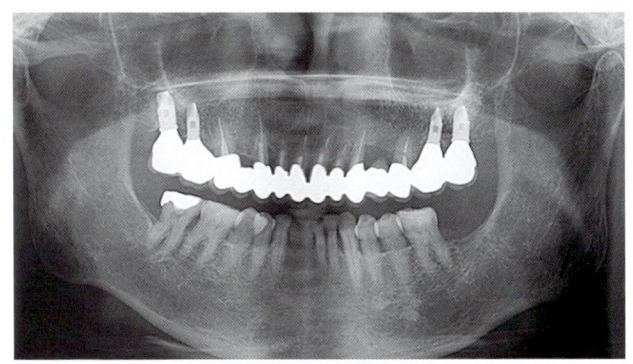

図8 |7部インプラント再埋入後1年のパノラマエックス線像．経過は良好である．

こんなときどうする？　治癒期間中のトラブル編

CASE
上部構造（アバットメント）装着時のトルクで痛みを訴えた

SOLUTION
江黒 徹

超音波骨折治療器などを併用しながら1〜2カ月経過を観察する

問題と考察

7̄6̄相当部にインプラント体を埋入した（図1）．7̄6̄を抜歯して約4カ月後の埋入であった．埋入時，オステルを用いたISQ値は6̄部：70/70，7̄部：75/75であり，良好な初期安定性を示した．約6週間後にISQ値を測定したところ，6̄部：70/70，7̄部：79/79であったので，印象採得し，上部構造を製作した（図2）．技工作業に2週間を必要とすることを考慮し，最終上部構造を装着するときには埋入2カ月後となる計画であった．

アバットメントならびに上部構造の試適を行い，適合状態や隣接歯ならびに対合歯とのコンタクトに問題がないことを確認した（図3）．最終トルクにて締結するために6̄部アバットメントに35Ncmの力を加えたところ，患者が痛みを訴え，インプラント体がわずかに動いたが，動揺はしなかった（図4）．

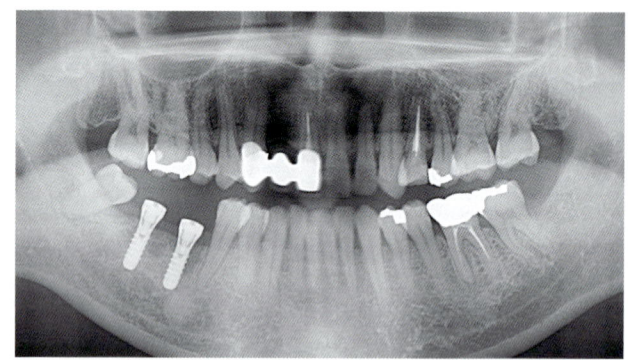

図1　インプラント埋入後のパノラマエックス線像．

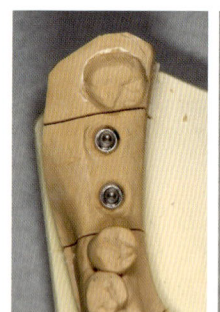

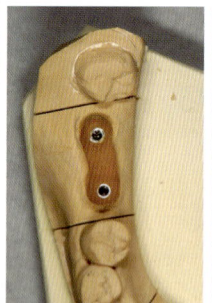

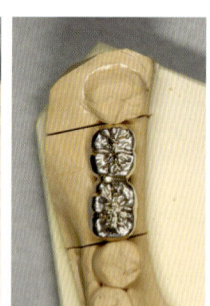

図2　インプラント埋入後約2カ月で上部構造を製作した．

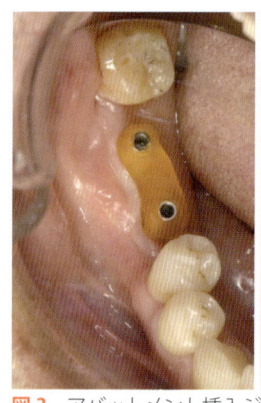

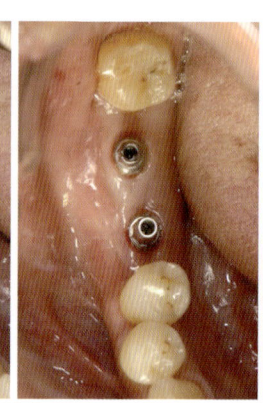

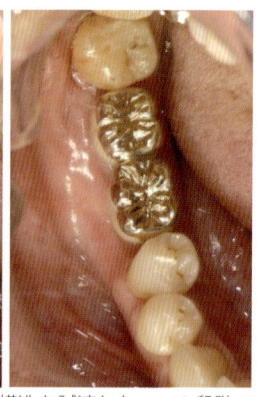

図3　アバットメント挿入ジグを用いて通法に従い上部構造を試適した．この段階では何ら問題は認められなかった．

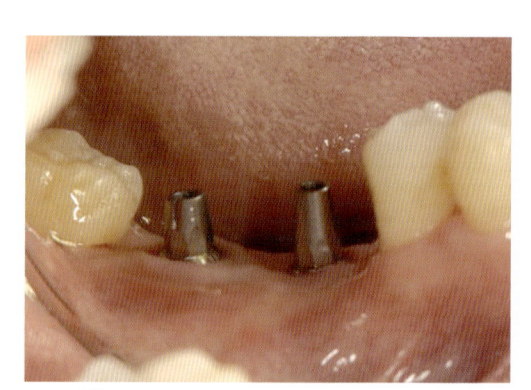

図4　6̄部アバットメントに35Ncmのトルクを加えたところ患者が痛みを訴え，インプラント体がわずかに動いた．

対処した方法

　痛みの原因は，抜歯窩への埋入であるのに最終トルクを掛ける時期が早すぎたものと理解し，アバットメントを外さずに，超音波骨折治療器を併用しながら約1カ月間経過観察した．アバットメントを装着した状態ではオステルを用いたISQ値の測定ができないため，ペリオテストを用いて経時変化を確認することとした．

　1週間後のペリオテスト値は $\overline{6|}$：+2/+2，$\overline{7|}$：-2/-2であったが，6週間後には，$\overline{6|}$：-1/0，$\overline{7|}$：-3/-3を示したため，修正した上部構造を装着した（図5，6）．

　上部構造を装着する際のトルク値については，皮質骨の厚みで左右されるなどの諸説があり，測定する装置も各インプラントシステムによってさまざまであったが，近年，newton-1（ニュートン・ワン）というトルクをデジタル管理できる装置も販売されているので，活用頂きたい（図7）．

　本症例では，もう少し，免荷期間をおくべきであったと考えられるが，トルクを掛けるときにアバットメントの位置を再現するためにパターンレジンで製作したジグを外しており，シングルスタンドの状態で負荷を掛けてしまったことも一因としてあげることができる．それ以後，トルクを加える際にはジグを装着して行うように心がけている．

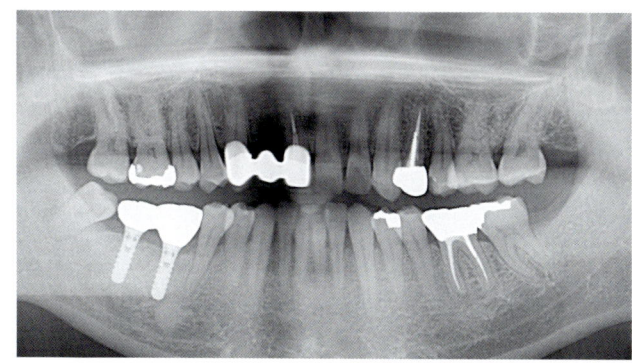

図5　最終上部構造装着から約6カ月経過後のパノラマエックス線像．

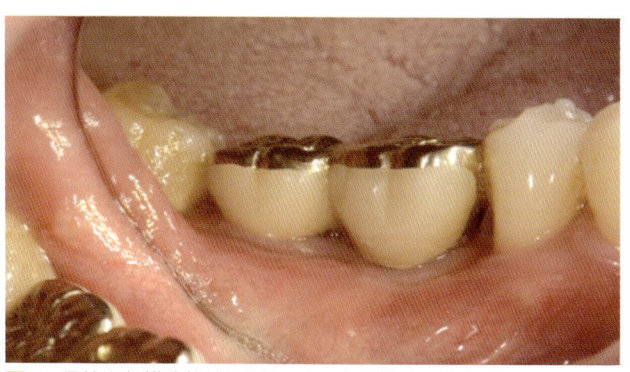

図6　最終上部構造装着から約6カ月経過後の口腔内所見．

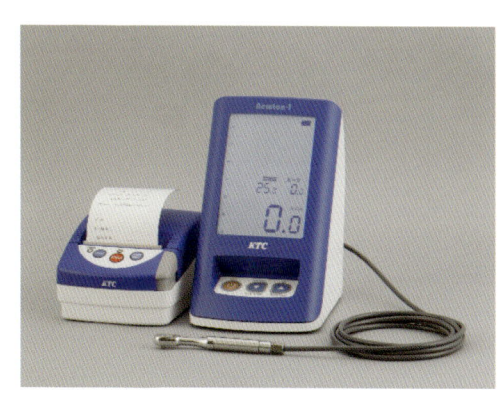

図7　newton-1（京都機械工具株式会社）

こんなときどうする？　治癒期間中のトラブル編

CASE　インプラント体が上顎洞に迷入した

SOLUTION　インプラント体迷入相当部の側壁骨に開窓を行い，外科用サクションにて吸引・摘出する

簗瀬 武史

問題と考察

　他院にて上顎洞底挙上術7〜8月後の二次手術時にインプラントの動揺が認められたため，インプラント体の撤去を行う際に上顎洞に迷入させたケースである．紹介にて当院を来院し，迷入当日に摘出術を行い，対処した（図1，2）．

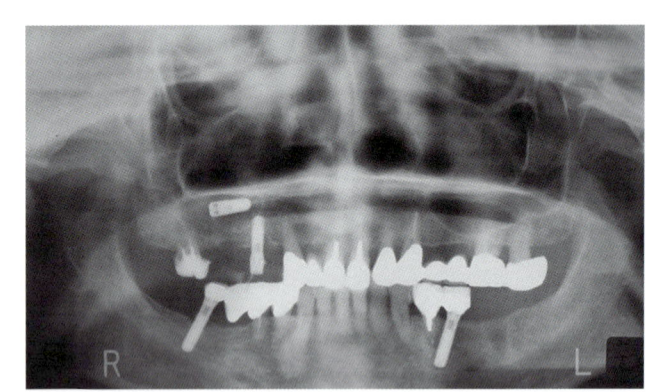

図1　来院時のパノラマエックス線像．

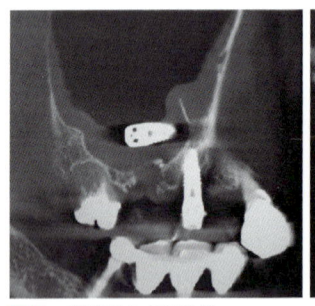

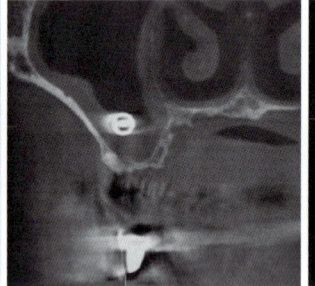

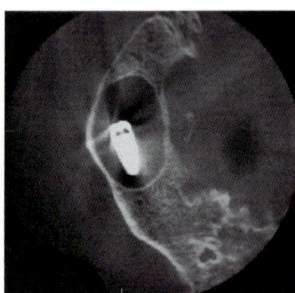

図2　来院時のCBCT像．

対処した方法

　本症例ではラテラルアプローチによる上顎洞底挙上術の術式を準用した．

　パノラマエックス線撮影ならびにCBCT撮影前に患者を起立させ，前方に屈ませ，頭を左右に振らせた．これは多くの歯科医が水平位診療を行っているため，インプラント体が上顎洞後方に位置していることがあるため，上顎洞前方の摘出が比較的容易な場所に可能な限りインプラント体を移動させる必要があるからである．

　なお，摘出術に際し，インプラント体の移動を防ぐために，パノラマエックス線ならびにCBCT撮影後は患者の移動には十分注意し，水平位診療は行わず，診療用ユニットを倒すことなく，術者は立位で行うことが望ましい．

　歯槽頂より口蓋側寄りにて切開し，粘膜骨膜弁を剝離し（図3〜5），CBCTで確認したインプラント体迷入部

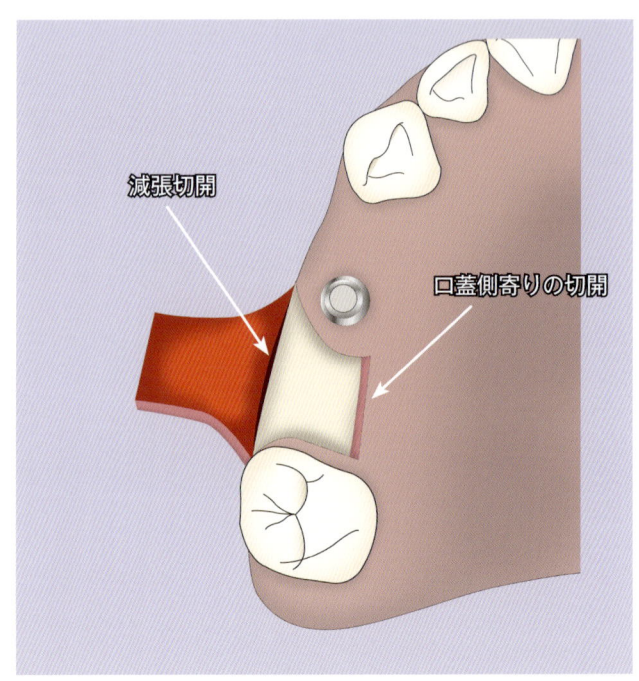

図3　摘出術に際しての切開線のデザインと減張切開の位置を示す．

位相当部へ頰側より開窓を行い（図6），アプローチした．開窓後，洞粘膜を切開し（図7），外科用サクションの吸引にて把持し（図8），上顎洞外へ運んだ（図9）．洞内に生理食塩水を満たして吸引する方法もあり，そのほうが水流によりインプラント体が吸引しやすいという報告もある．

術後は，抗菌薬の投与を行い，感染への十分な対処を行った．

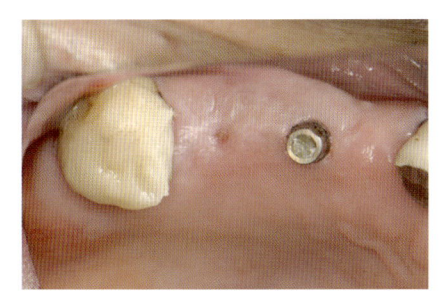

図4　摘出術前の口腔内所見．

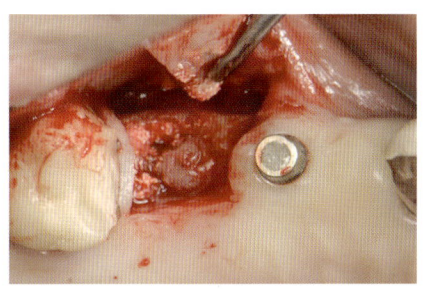

図5　歯槽頂より口蓋側寄りにて切開し，粘膜骨膜弁を剝離した．

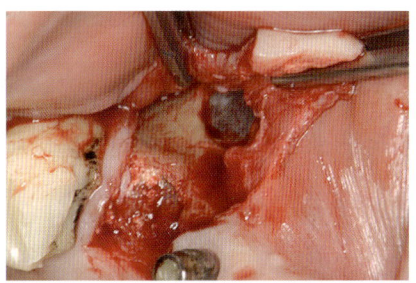

図6　CTで確認したインプラント体迷入部位相当部の頰側骨壁に開窓を行った．

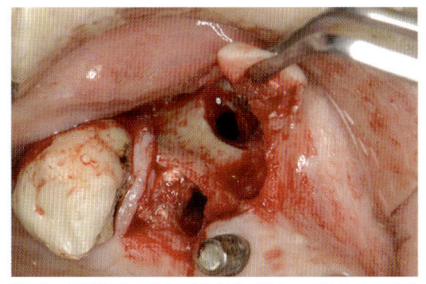

図7　開窓部の洞粘膜を切開し，洞内と交通させた．

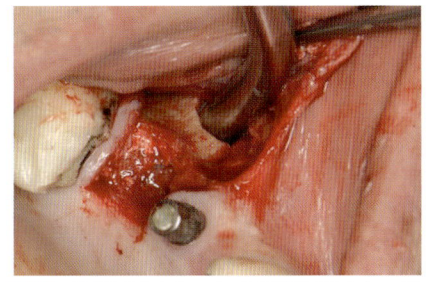

図8　外科用サクションを洞内に挿入し，吸引によってインプラント体を把持する．

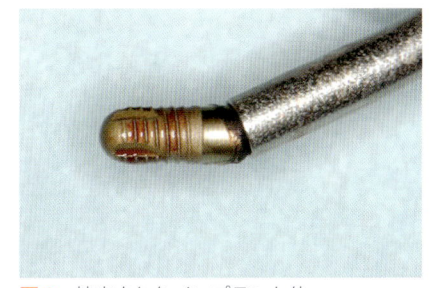

図9　摘出されたインプラント体．

感染した歯根片の迷入が生じた場合，上顎洞への感染を防ぐために抗菌薬の投与を行い，当日の摘出を行うことが望ましい．感染した歯根の上顎洞内迷入では，迷入後1〜2日で多量の膿性鼻汁排出等激烈な急性症状を引き起こす．一方，バーやインプラント等滅菌された器具の上顎洞内迷入では，迷入しても早期に激烈な症状を引き起こすものではない．ただし，中長期的には上顎洞炎の症状を併発するため，可及的早期に摘出すべきである．

もし，自院での摘出に自信がない場合は，患者との信頼関係の継続を第一に考え，摘出可能な専門医もしくは大学病院等の高次医療機関へ即日紹介をすべきである．

また，自院で摘出を行おうとする場合，パノラマエックス線像だけではなく，CTにて上顎洞の解剖学的形態の把握ならびにインプラント体の位置確認を行うべきであり，CTの撮影を行わないアプローチは禁忌といえる．

近年，上顎洞底挙上術はインプラント埋入に併用する一般的な術式になっているが，その成功は埋入時の基本術式の優劣，施術部位の歯槽頂より上顎洞底までの垂直的骨量，骨質により左右される．初期固定の獲得が必須であることは言うまでもないが，埋入後，治癒過程においてインプラント体の動揺が認められた場合は過度の期待をせず，早期に撤去すべきであるといえる．

こんなときどうする？　治癒期間中のトラブル編

CASE　暫間補綴後に前頭部を締め付けるような痛みがあると言われたら

SOLUTION　暫間上部構造のレジン重合収縮を考慮し一旦上部構造を分割したうえで口腔内で徐々に連結し直す

竹島 明道

問題と考察

患者は上顎無歯顎インプラント埋入即時荷重の手術を行い，上顎フルマウス連結のインプラント支持の暫間上部構造を装着した．1週間後の来院時に前頭部を締め付けられるような痛みを訴えた．

対処した方法

まずは炎症所見の有無を確認したが，問題はなかった（図1）．

エックス線像上も問題所見は認めなかった（図2）．

暫間上部構造はスクリュー固定式のため，パッシブフィットが得られているか確認した．スクリューの締め付けでは適合には問題ないと思われたが，即時重合レジンの硬化時収縮の補償のため，エアータービンを用いて正中部で分割したところ，患者の訴えは消失した．

筆者は，即時荷重の上部構造を製作する際，事前に完成させた暫間上部構造（図3）を一旦すべて分割して用意しておき（図4），口腔内で数回に分けて即時重合レジンを用いて連結している（図5）．

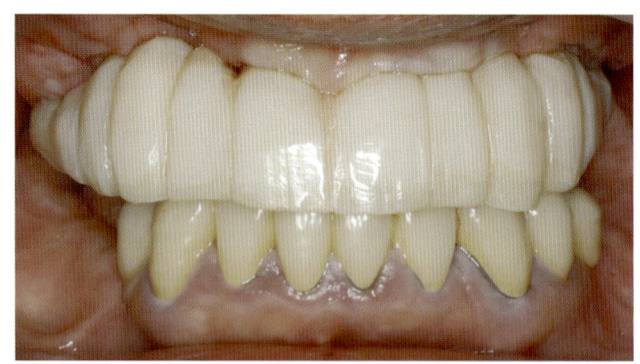

図1　上顎フルマウス連結のインプラント支持の暫間上部構造を装着したところ，1週間後の来院時に前頭部を締め付けられるような痛みが続いていると訴えた．

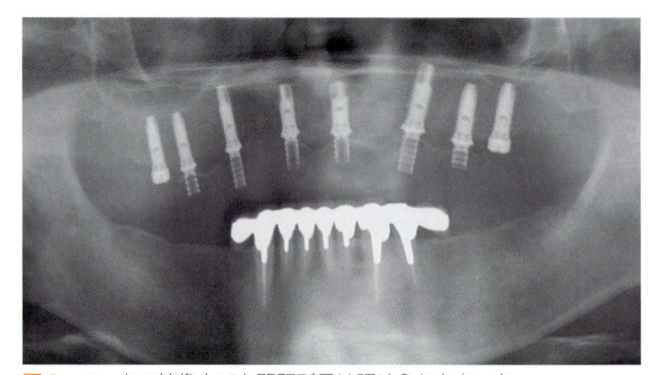

図2　エックス線像上でも問題所見は認められなかった．

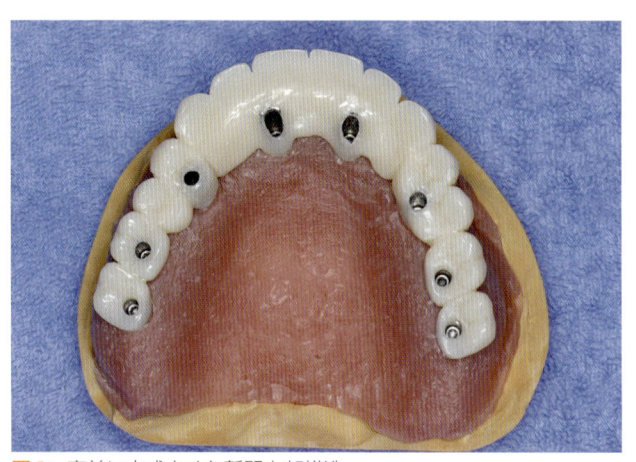

図3　事前に完成させた暫間上部構造．

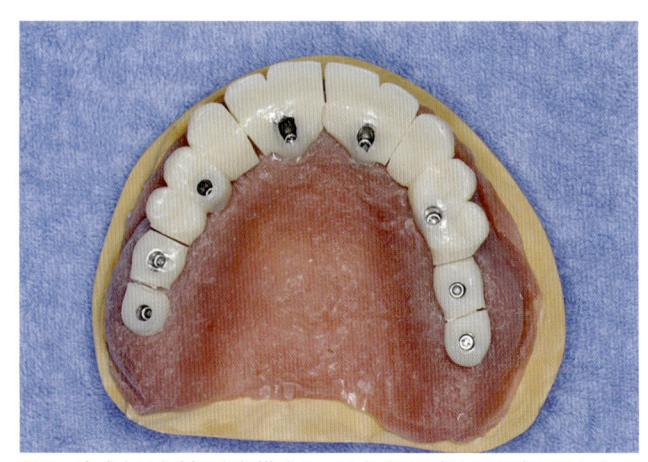

図4　完成させた暫間上部構造を一旦すべて分割して用意しておく．

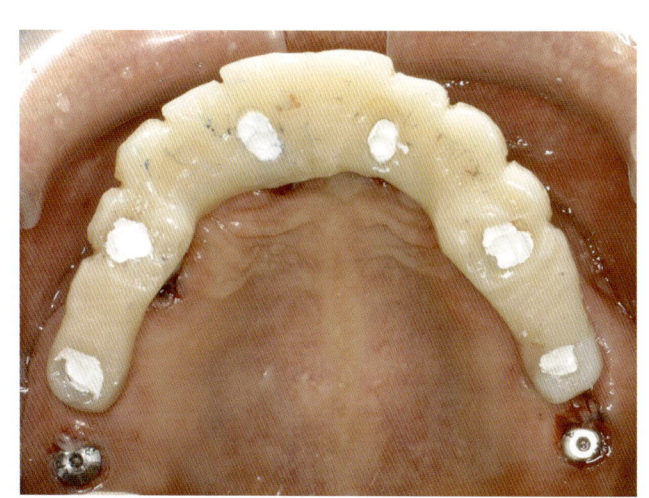

図5 口腔内で数回に分けて即時重合レジンを用いて連結している．

　それぞれの連結部位は，まず歯頸部側を連結固定し，十分に硬化したのち歯冠部側へ向かって固定範囲を広げるようにしている．このように徐々に連結固定し，1回で連結しないことで重合収縮を補償しつつ作業しているつもりであるが，最終的な合計の硬化時収縮量はかなりのものになる．

　特に，上顎骨は複数の縫合を有する複合体から形成されており，レジンの重合収縮によりたわみや変形が起きるのではないかと思われる．

　そのため，骨自体への圧迫により頭痛を生じていたのではないかと推察された．そこで，本症例ではパッシブフィットは損なわれておらず上部構造の不適合はきたしていなかったが，正中で上部構造を切断分割した途端に，患者の言う「前頭部を締め付けるような頭痛」は消失した．

　しばらく応力を解放する時間を待ったのち，切断部位を再度，十分に時間をかけて徐々に連結固定したところ，その後に不快症状の訴えはなかった．

　インプラントは歯根膜を有さないため，上部構造には天然歯よりシビアな適合精度が求められる．特に暫間上部構造はレジンで製作されることが多く，連結冠の場合にはレジンの重合収縮の影響を受けやすいので注意を要する．

こんなときどうする？　治癒期間中のトラブル編

CASE　手術翌週からの疼痛 そして，激痛へ

SOLUTION　骨火傷を疑い，撤去・再埋入も念頭に

江黒 徹

■ 問題と考察

　38歳，男性．全顎的に治療を必要とした状態で来院した患者である．基本的な治療を行ったうえで，下顎右側臼歯部ならびに上顎右側臼歯部，そして抜歯となる下顎左側臼歯欠損部にインプラントによる固定性補綴を予定した．図1は初診時のパノラマエックス線像である．問診・模型診査・パノラマエックス線検査等では特に異常を認めなかったため，最初に下顎左側臼歯欠損部へ，続いて上顎右側臼歯欠損部へインプラントを埋入した．これらのインプラント治療の経過は良好であった．

　図2は右側のインプラント埋入が終了し，下顎左側臼歯欠損部へ診断用ステントを装着したパノラマエックス線像である．抜歯6カ月を経過しているが，埋入予定部位は若干の不透過像を認めている．

　欠損部の近遠心径が大きかったため，ストローマンインプラントWN（直径4.8mm・長径10mm）を埋入した．術中はバイタルサインも安定しており，特記すべき事項は生じなかった．術後には，フロモックス225mgならびにロキソニン180mgを1日3分服で3日間処方した．図3は埋入直後のパノラマエックス線像である．

　翌日，特に異常もなく洗浄を行い帰宅し，7日後には抜糸した．この時点では，多少の違和感はあるというものの特記すべき状態ではなかった．

　ところが，術後14日目に，激痛を訴え来院した．

　埋入前に行った歯内療法が起因する⌐5の根尖性歯周炎を疑いデンタルエックス線撮影を行ったが，根尖部に異常は確認されず，打診痛などの所見もみられなかった（図4）．

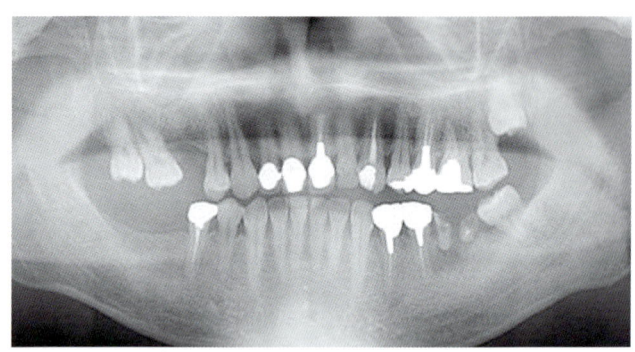

図1　初診時のパノラマエックス線像．

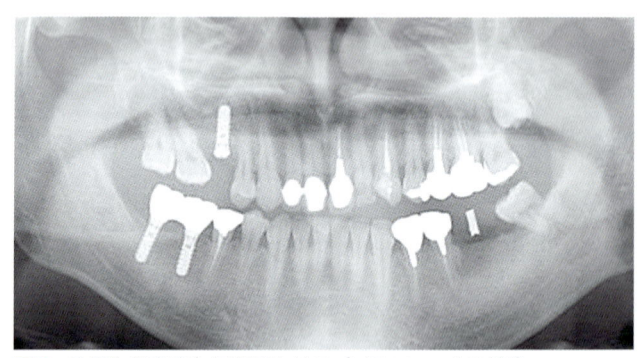

図2　下顎左側臼歯欠損部埋入前のパノラマエックス線像．

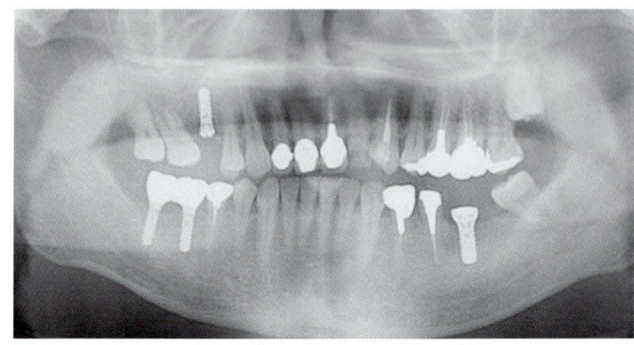

図3　下顎左側への埋入直後のパノラマエックス線像．

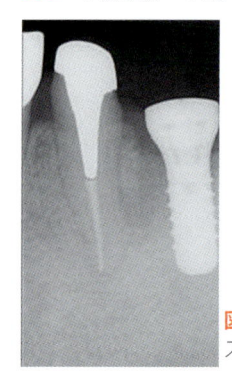

図4　術後14日目に撮影したデンタルエックス線像．

対処した方法

　術後18日目にCBCTで確認したところ（図5），インプラント体周囲に不透過像を認め，動揺もみられたため，浸潤麻酔下にて撤去した（図6〜8）．

　撤去後は，フロモックス225mgならびにロキソニン180mgを1日3分服で3日間処方した．

　撤去となった状態で省みると骨火傷が原因であろうと推察される．骨火傷を生じたのは，ドリリング時の注水不足と考えられた．本症例の7｜相当部にある歯はおそらく智歯と想像され，欠損部近遠心径が大きかったため，インプラント体を近心に埋入して，智歯が抜歯となった際に，追加のインプラント埋入が可能となるように配慮したが，インプラント窩を形成することに夢中になり，ハンドピースからの注水への配慮が欠如し，骨火傷が生じたものと反省している．術野が下顎左側であったことで，患側から形成する術者には，頰粘膜によって視認が妨げられた可能性もある．

　患者への詳細な説明を行い，撤去後約6カ月の骨の治癒を待ち，再度の埋入手術を行った．再埋入では，注水へ配慮し，骨の状態から欠損部中央への埋入となった．埋入から2カ月後，通法により，上部構造を装着し，約6カ月経過後に撮影したパノラマエックス線検査ならびに視診において異常は認めず，経過良好である（図9）．

　患者は下顎右側臼歯部ならびに上顎右側臼歯部へもインプラント治療を経験しており，そちらが良好に経過していたこともあり，下顎左側欠損部での経過不良についての説明を理解し，現在も，メインテナンスに応じてくれている．本症例の経験から，ハンドピースからの注水のみならず，アシスタント側からも注水してもらうように心がけている．

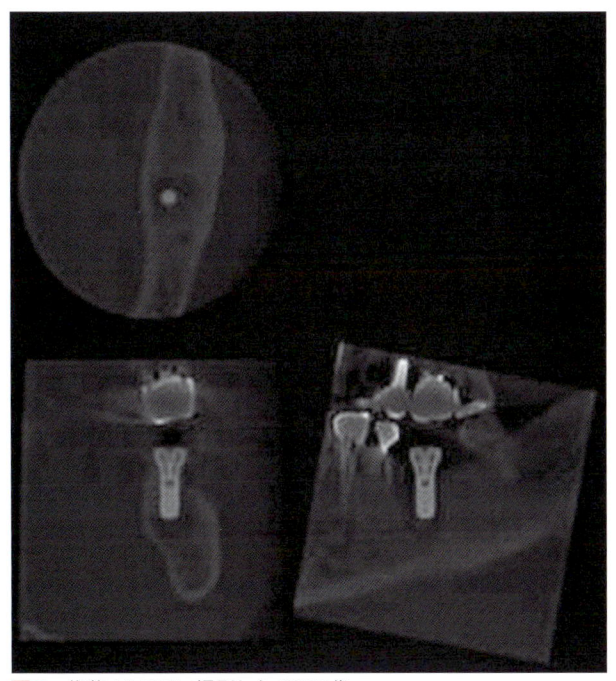

図5　術後18日目に撮影したCBCT像．

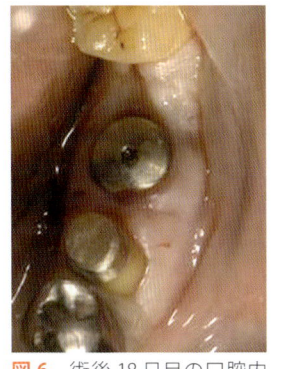

図6　術後18日目の口腔内写真．インプラント周囲頰側に腫脹を認めた．

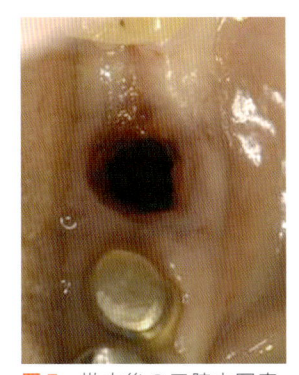

図7　撤去後の口腔内写真．頰側骨は大きく欠損となっていた．

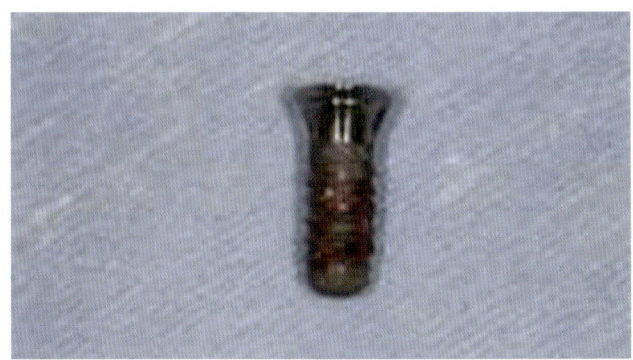

図8　撤去となったインプラント体．一部には骨の付着も確認できた．

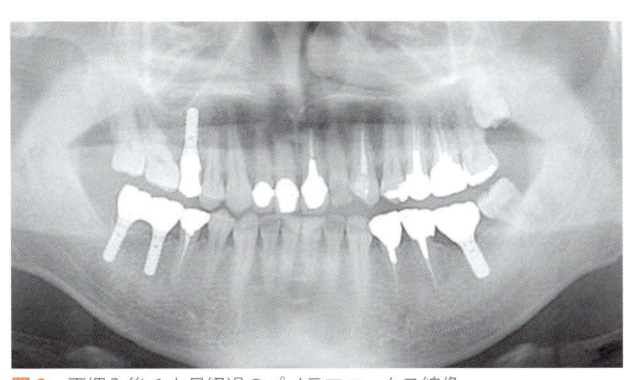

図9　再埋入後6カ月経過のパノラマエックス線像．

こんなときどうする？　治癒期間中のトラブル編

CASE
埋入後約1カ月でインプラント体が動揺してきた

SOLUTION
硬い骨質部位の血流不足や骨火傷が原因の場合はインプラント体撤去窩の新生骨内に再埋入する

下御領 良二

問題と考察

患者は59歳，男性．2005年2月にSwissPlusインプラント（Zimmer社，直径3.7mm，長径10mm）を$\overline{5}$相当部に，マイティスARROWインプラント（ブレーンベース社，直径4.0mm，長径10mm）を$\overline{6}$相当部に通法に従い1回法で埋入した（図1）．おのおのの埋入トルク値は，5Ncm，25Ncmであった．$\overline{6}$相当部の骨質は硬く，切削窩からの出血はなかった．

術後15日経過観察時点においては，周囲歯肉の炎症もなく自覚症状もなかった．ところが，術後25日目において，$\overline{6}$相当部歯肉に違和感を訴えた．

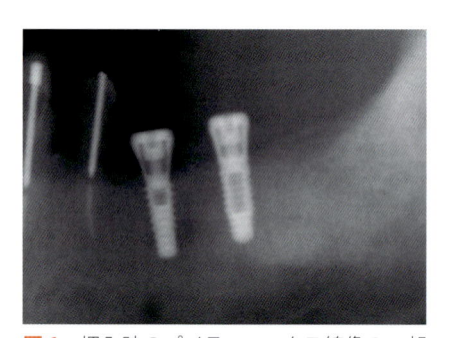

図1 埋入時のパノラマエックス線像の一部（2005年2月）．$\overline{6}$，$\overline{7}$相当部の骨硬化像が亢進している．

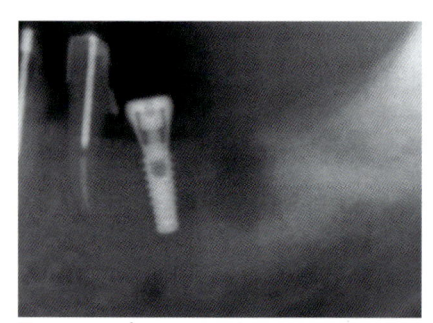

図2 インプラント体撤去時（2005年3月）．

対処した方法

同部インプラント周囲歯肉の腫脹とインプラント体の動揺が認められたので，インプラント体の撤去を行った（図2）．

今回のインプラント体の動揺は，骨質が硬かったこと，切削窩からの出血がなかったことから，火傷による骨結合不全と診断した．対処法として再度切削し径の大きいインプラント体を埋入した場合，再火傷の危険が伴うと判断し，撤去窩が新生骨で治癒してきた時期に再度同径程度のインプラント体を埋入する計画とした．撤去後2カ月目にSwissPlusインプラント（Zimmer社，直径3.7mm，長径10mm）を最終ドリルの一つ手前のϕ2.8ドリルまで切削した窩に埋入した（図3）．埋入トルク値は5Ncmで，切削窩からの出血もあった．再埋入後3カ月後には，上部構造を装着した（図4）．

今回のように骨質が硬く，切削窩からの出血がなくて，骨結合不全を起こした場合，骨火傷以外にも骨のコンプレッションネクローシスが原因の可能性も考えられる．どちらの場合も術後4〜6週でインプラント体が動揺し，その周囲に歯肉の腫脹が出てくることが多いが，意外と自発痛等は軽微なこともある．そのリカバリー法としては，撤去窩内に形成されてきた新生骨内に埋入することで良好な骨結合を得ることができると考えられる（図5）．

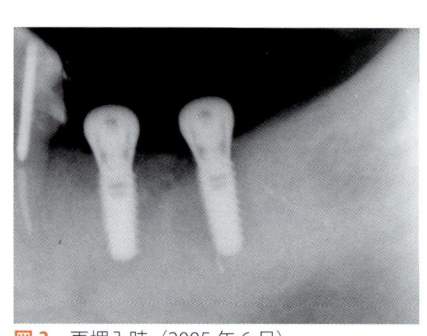

図3 再埋入時（2005年6月）．

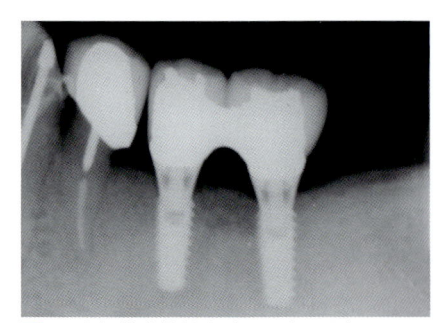

図4 上部構造装着時（2005年9月）．

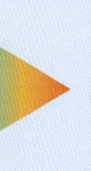

補綴処置トラブル編

- 埋入されているインプラント同士が近接しすぎて印象が採れない
- インプラントの埋入方向に平行性がなくオープントレーでの印象採得ができない
- 二次手術時に角化粘膜の不足が確認された
- 余剰セメントが除去しきれない
- セメントの余剰を少なくするためには
- インプラント頸部の金属露出を防ぐためには
- 隣在歯との歯肉縁の位置が合わず連続性が得られない

こんなときどうする？　補綴処置トラブル編

CASE 埋入されているインプラント同士が近接しすぎて印象が採れない

SOLUTION 角度付きアバットメントの形態的特徴を利用して印象採得を行う

竹島 明道

問題と考察

埋入時はさほど近接していないと思い，完全閉創した（図1）．

しかし，二次手術時に近接のためにヒーリングアバットメント同士が上部で干渉し，締結できなかったため，一方に切削して上部を細めたヒーリングアバットメントを使用した（図2, 3）．しかし，このままでは印象コーピングや通常の補綴コンポーネントは使用できない（図4）．

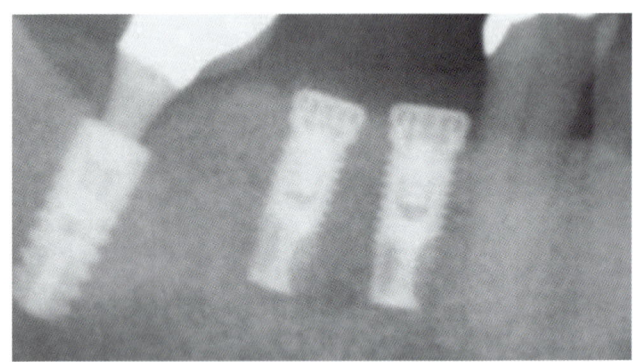

図1　インプラント埋入直後のパノラマエックス線像からの切り出し画像．さほど近接しているようにはみえない．

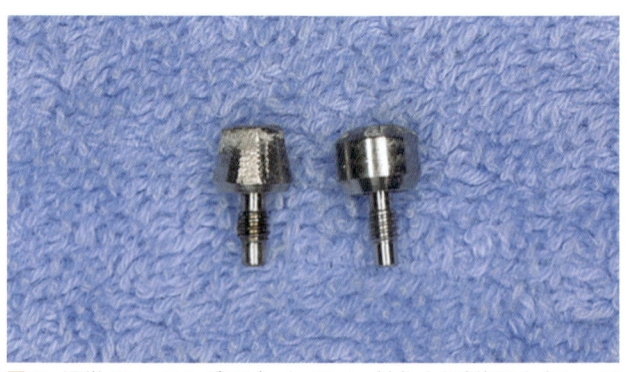

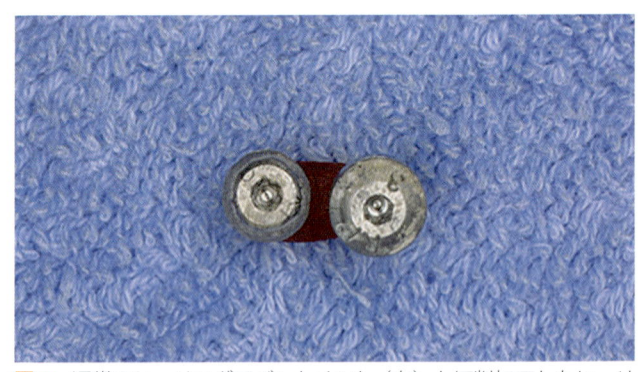

図2　通常のヒーリングアバットメント（右）と切削加工したヒーリングアバットメント（左）の側方面観．インプラント体のプラットフォーム径よりも印象コーピングやアバットメントの直径は太いため，ここで切削加工する際に，プラットフォーム部分は削らず，上部のみ切削するのが肝要である．

図3　通常のヒーリングアバットメント（右）と切削加工したヒーリングアバットメント（左）の咬合面観．

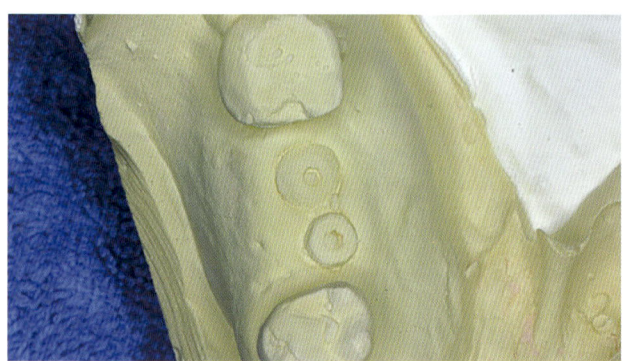

図4　オープントレー製作時に使用した石膏模型．近心に切削加工したヒーリングアバットメントが装着されている．

対処した方法

角度付きアバットメントの形態的特徴を利用することにした．本アバットメントは，埋入軸とアクセスホールの方向を変更するために用いられるが，アクセスホール方向に傾斜をつける側に張り出すものの，反対側には張り出しがなく，プラットフォームからストレートに立ち上がる（図5）．このストレートな立ち上がりをインプラント－インプラント間に向けることで近接による干渉は避けられると考えられた．しかし，補綴的に良好な位置にアクセスホールを位置づける必要もあるため，本症例では17°と比較的修正角度の小さい角度付きアバットメントを

採用し，干渉を避けられる範囲で頬舌的な方向修正を行った（図6, 7）．

その結果，印象コーピングの干渉は回避され適切な印象採得が可能であった（図8, 9）．

暫間上部構造は問題なく製作され，良好に機能している（図10）．

このように，角度付きアバットメントでわずかな補正を行うことで，インプラントの干渉を回避し，近接したインプラントを有効活用することが可能となった．しかし，基本は十分な補綴的配慮のもとに埋入されるべきであり，反省させられる症例であった．

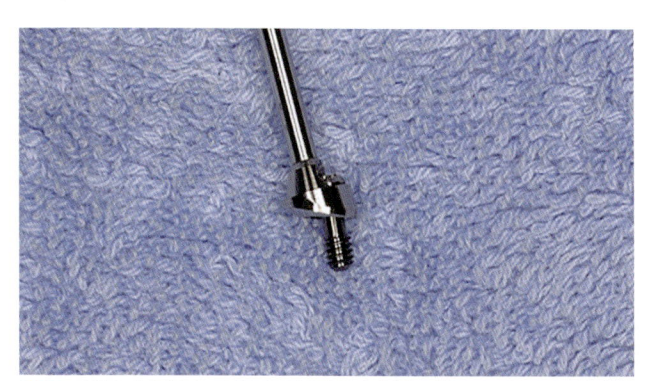

図5　17°の角度付きアバットメント．左側にアクセスホールの方向を変更するために，左側には張り出しているが，右側には張り出しがなくストレートに立ち上がっている．

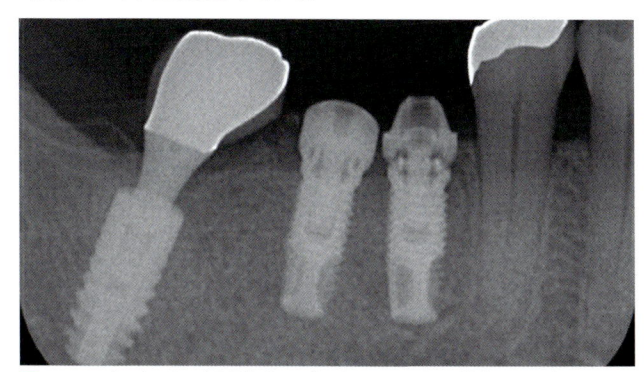

図6　アバットメント試適時のデンタルエックス線像．アバットメント同士の干渉はない．

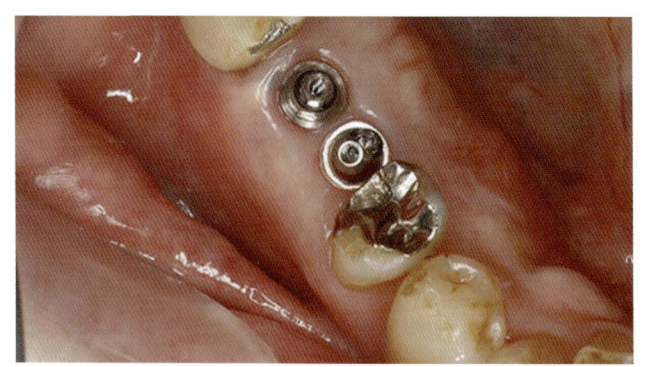

図7　アバットメント装着時の口腔内写真．頬舌的に角度を振り分けることで干渉は回避されている．

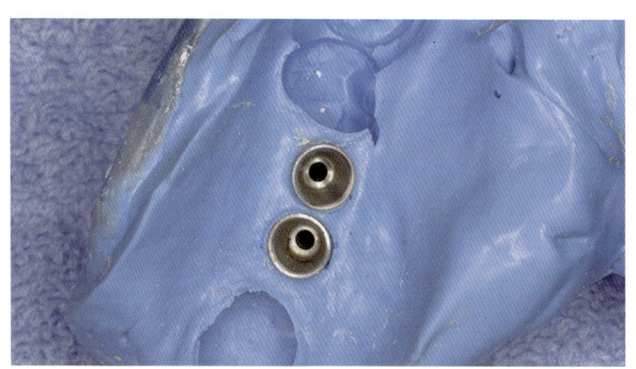

図8　採取された印象面．十分に干渉は避けられている．

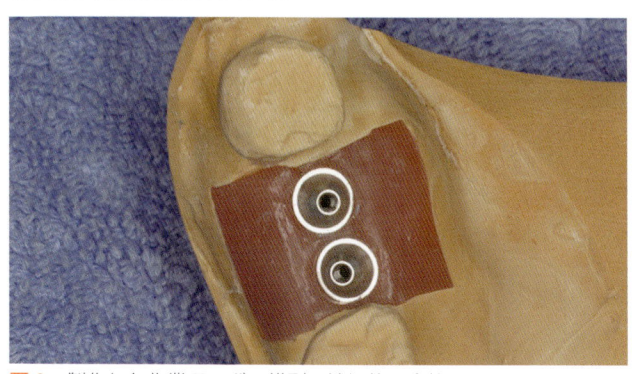

図9　製作した作業用のガム模型．補綴的に余裕のある配置になっている．

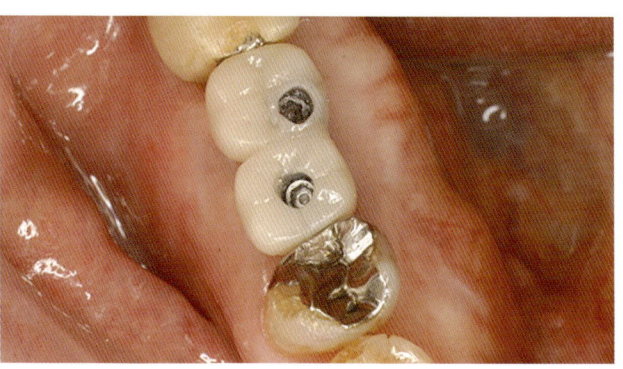

図10　装着された暫間上部構造．二次手術時の干渉を感じさせない．

こんなときどうする？　補綴処置トラブル編

CASE　インプラントの埋入方向に平行性がなくオープントレーでの印象採得ができない

SOLUTION　回転防止機構を有しない中間構造コンポーネントを使用して印象採得を行う

塩田 真

問題と考察

67歳，女性．7—2 欠損の症例である（図1）．骨吸収が著しく 7654 部への通常のインプラント埋入は困難だが，臼歯部で咬みたいという患者の要望が強かったため，サージカルテンプレートを用いて 5 部にインプラント遠心傾斜埋入を行った（図2, 3）．32 部には咬合平面と垂直に近い方向のインプラント埋入を行った．5 部インプラントと 32 部インプラントの埋入方向が大きく異なっていることがパノラマエックス線像からわかる（図4）．

印象採得時の印象撤去方向は咬合平面におおむね垂直であり，5 部インプラントの埋入方向は印象の撤去方向と大きく異なっている．そのような際に配慮を行わずに印象採得すると，印象撤去時に印象材内での印象用コーピングの位置がずれてインプラント体の位置が作業模型上に正確に再現されなかったり，印象用コーピングが外れずに印象採得そのものができなくなったりする．特に内部連結（internal connection）タイプのインプラントではこのような事態が起こりやすいといわれている．

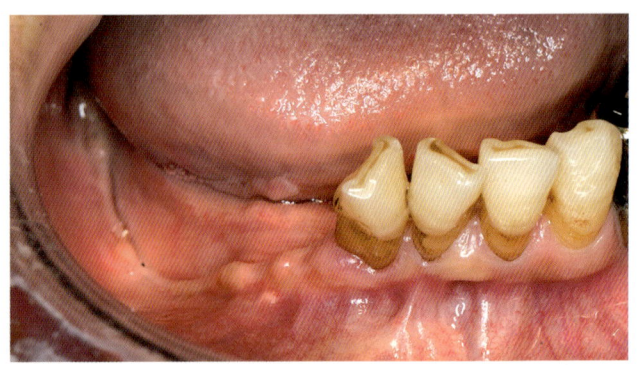

図1 7—2 欠損の口腔内状態．骨吸収が著しく通常のインプラント埋入は困難であった．

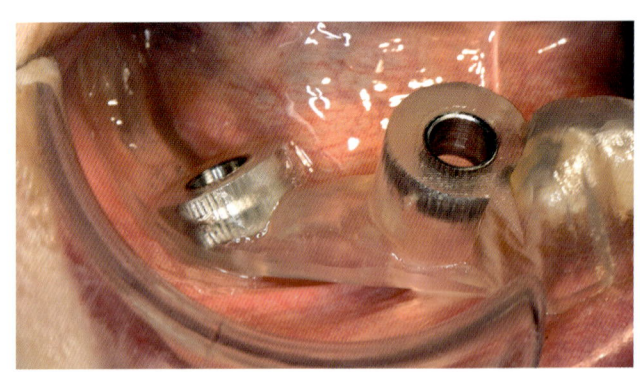

図2 532 部インプラント埋入手術時．5 部には下顎管を避けた正確な遠心傾斜埋入を行うために，サージカルテンプレートを試適している．

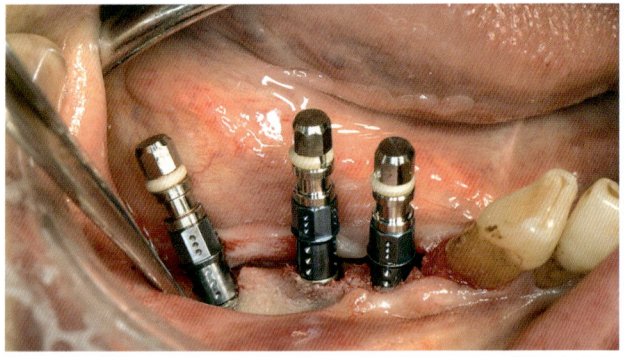

図3 532 部インプラント埋入後の口腔内所見．インプラント体に装着されたままの埋入用のジグの方向から，インプラント間の平行性がないことがわかる．

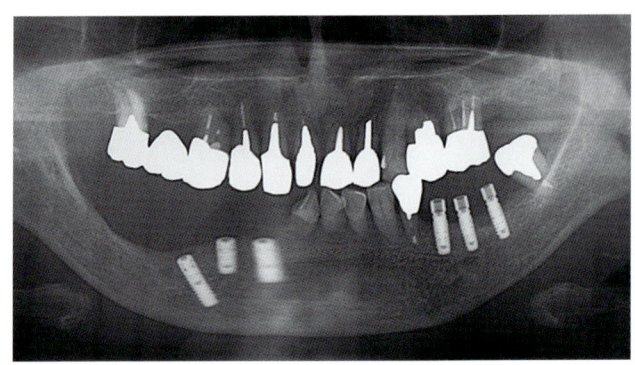

図4 532 部インプラント埋入後のパノラマエックス線像．インプラントの埋入方向が大きく異なっていることが理解できる．

対処した方法

　このような印象採得の問題は，インプラント体に付与されている各種の回転防止機構が印象撤去方向の自由度を制限しているために起こる．そこで回転防止機構のないノンエンゲージタイプの中間構造（補綴コンポーネント）をインプラント体に装着して印象を行うこととした．また，このタイプの中間構造を使用することによってインプラントの内部連結性を外部連結性に変換することが可能となる．今回用いた中間構造はマルチベースアバットメントとよばれるものである（図5，6）．中間構造を介して取り付けられる印象用コーピング内面にも回転防止機構がなく，接合面には十分な角度が付与された逆円錐状になっている（図7）．したがってこのようなパーツの使用によって抵抗なく変位を起こさずにオープントレーでの印象採得が可能となる（図8）．

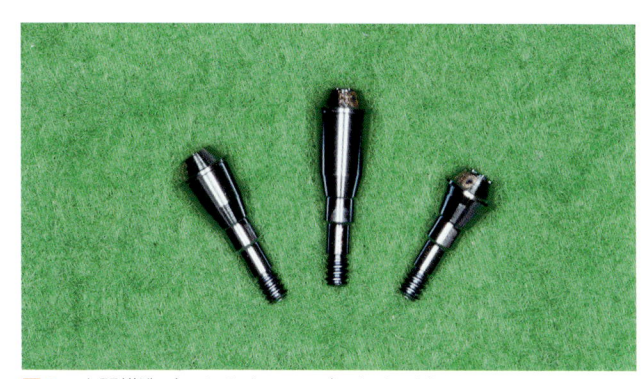

図5　中間構造（マルチベースアバットメント）．

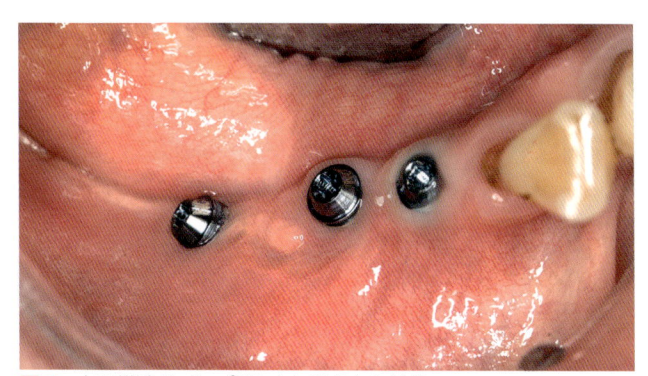

図6　中間構造をインプラントに装着した状態．

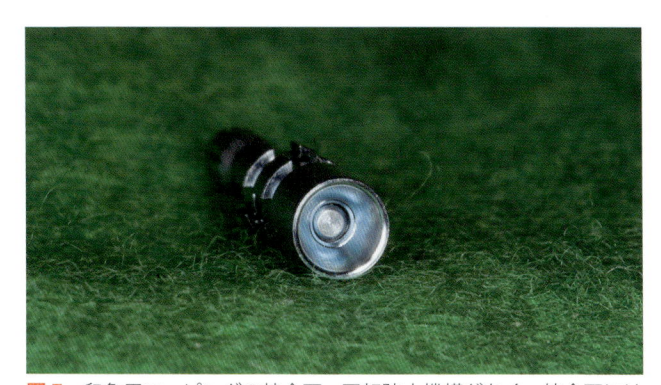

図7　印象用コーピングの接合面．回転防止機構がなく，接合面には十分な角度が付与されている．

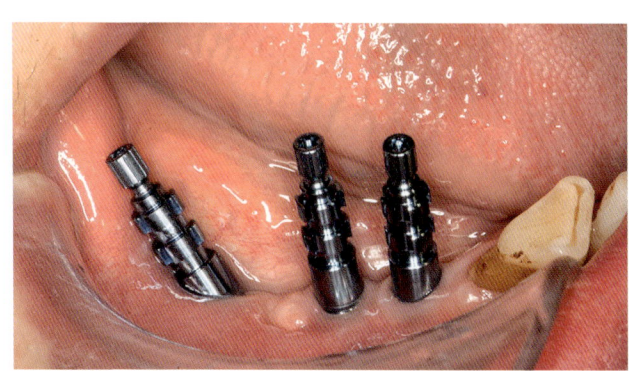

図8　インプラントに印象用コーピングを装着した状態．円錐状のテーパー角を有した中間構造とそれに対応した印象用コーピングを使用することで，印象撤去方向の自由度が大きくなる．

こんなときどうする？　補綴処置トラブル編

CASE　二次手術時に角化粘膜の不足が確認された

SOLUTION　角化粘膜根尖側移動術を行い，十分な角化粘膜を確保する

鈴木 貴規

問題と考察

患者は74歳，女性．5カ月前に 65| 部にインプラントを埋入しており，二次手術のために来院した．臨床所見より，頬側の付着・角化歯肉の不足が確認されたため（図1），角化粘膜根尖側移動術を予定した．

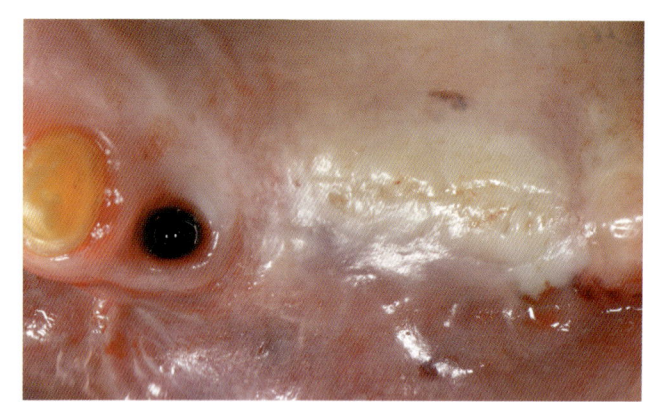

図1　二次手術直前の口腔内所見．

対処した方法

切開線の設定は口蓋側寄りに，また縦切開は 4| 部インプラントから2mm避け，遠心は 6| 部のインプラントから約5mm遠心に設定した（図2）．

歯肉弁は部分層弁にて剥離した（図3）．カバースクリュー直上の骨膜のみ歯肉パンチで除去し，カバースクリューを取り外して，ヒーリングアバットメントを装着した．歯肉弁は根尖側・近心に移動し，吸収性縫合糸にて固定した（図4）．

2週後には，幼若な角化歯肉が創面を覆っているのが確認できた（図5）．

2カ月後の口腔内所見（図6）では，インプラント周囲に十分な角化歯肉があることが確認できる．エックス線像にてインプラントの最終確認を行い（図7），最終補綴物を装着した（図8）．

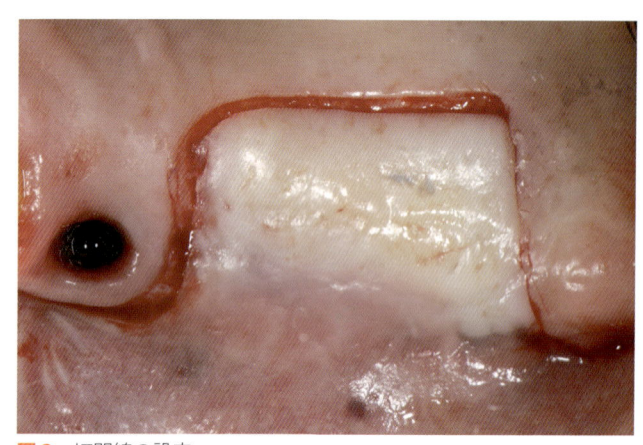

図2　切開線の設定．

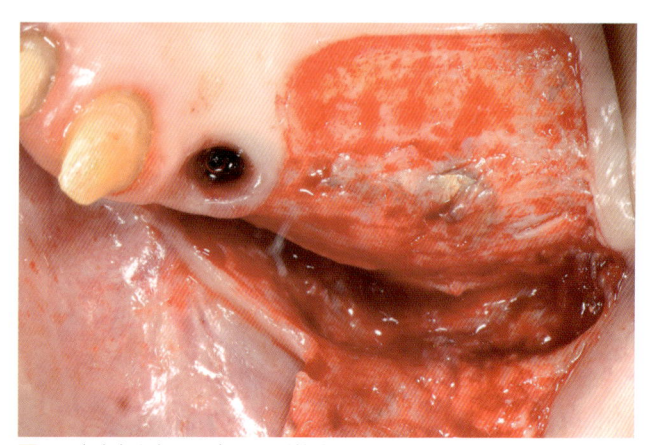

図3　歯肉弁を部分層弁にて剥離する．

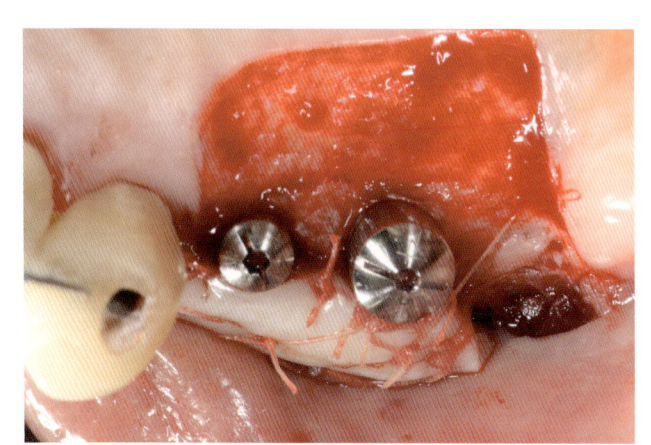

図4 ヒーリングアバットメントを装着し，吸収性縫合糸にて歯肉弁を固定する．

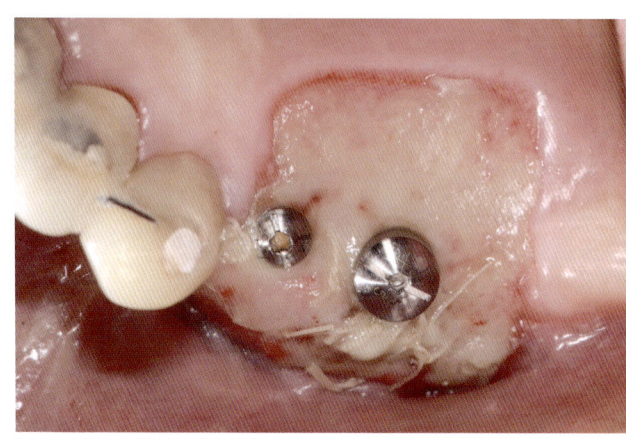

図5 術後2週の口腔内所見．

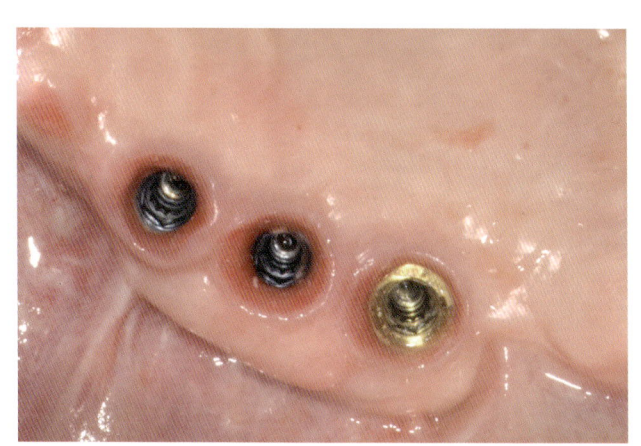

図6 術後2カ月の口腔内所見．

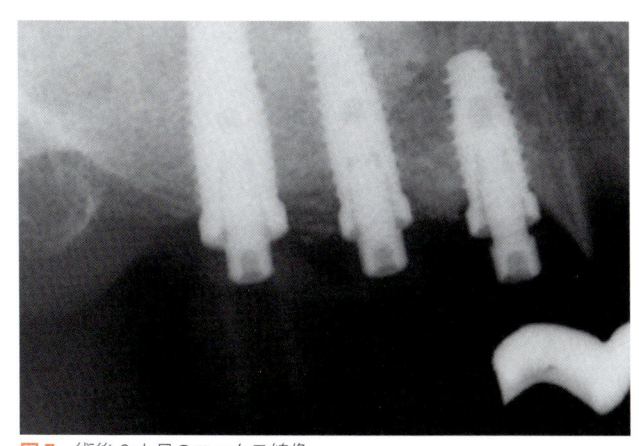

図7 術後2カ月のエックス線像．

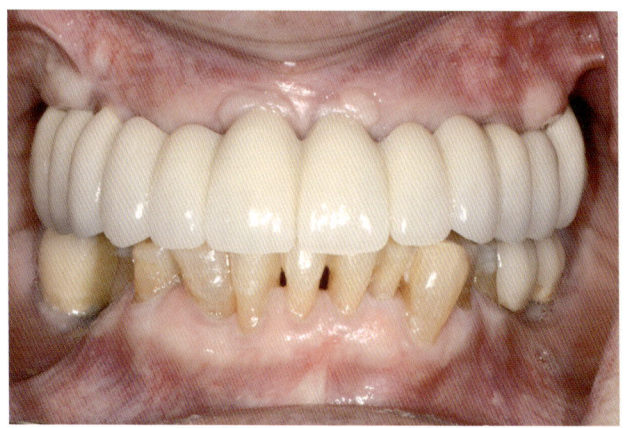

図8 最終補綴物装着後の口腔内正面観．

こんなときどうする？　補綴処置トラブル編

CASE　余剰セメントが除去しきれない

SOLUTION　スクリュー固定の上部構造に変更する

江黒 徹

問題と考察

Case A

図A-1は 5| 部に最終上部構造をセットしたときの状態である．

アバットメントと上部構造の適合を確認すべくデンタルエックス線撮影を行ったところ，余剰セメントの残留が確認された（図A-2）．予後不良因子となる余剰セメントはできるだけ除去すべきであり，周囲歯肉を傷つけながらもエキスカベーターや探針を用いて取り除くようにした．その後のデンタルエックス線撮影においては，残存セメントが確認できなくなってはいるものの，あくまでもデンタル撮影方向からの確認であり，完全になくなっているのかどうかについては確認のすべがないのが実情である（図A-3）．

Case B

本ケースは，上部構造の脱離を主訴に来院された症例である．仮着セメントを用いて，余剰部分は硬化前に洗い流すようにセットしたのだが，遠心部分には，セメントの残存が認められる．カスタムアバットメントを製作したうえで上部構造を装着したことで，セメントスペースが調整できず，かえって歯肉縁下にセメントを押し込むこととなっている（図B-1）．

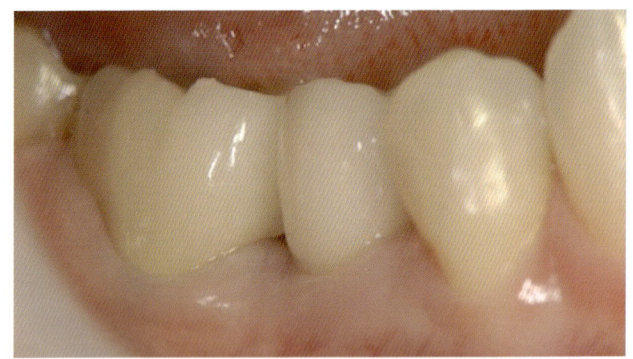

図A-1　5| 部インプラントへの最終上部構造装着後の口腔内所見．

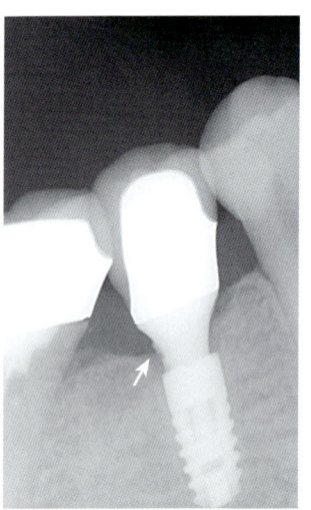

図A-2　5| 部アバットメントの遠心部に余剰セメントが認められた．

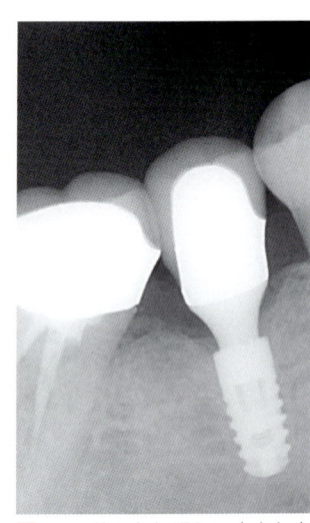

図A-3　約3年経過して大きな変化がないため安定しているものと想像する．

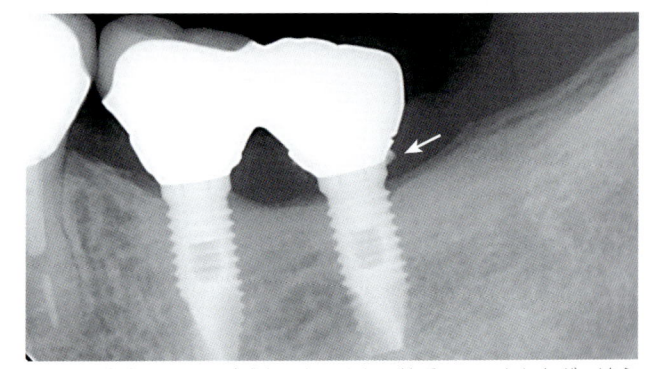

図B-1　余剰セメントが残留しないように慎重にセットしたが，遠心部にセメントの残留が認められる．

考えられる対処方法

インプラントを用いた，より天然歯に近い補綴を求め，審美性が追求されるようになった現在，上部構造とアバットメントの接合部分を歯肉縁下に設定する症例が多く認められる．以前からスクリュー固定かセメント固定かという議論はあったものの，より簡便であるセメント固定を応用する症例が多かった．義歯から解放されることでインプラント治療への要求が十分にみたされていた時代には，上部構造とアバットメントの接合部分を歯肉縁上に設定することで，余剰セメントの問題は回避されていたため，さほど大きな問題ではなかった．審美性を追求することで生じる課題といえよう．

残念ながら，歯肉縁下に入ってしまった余剰セメントは掻き出す以外に方法がない．疼痛を予想できる場合には，浸潤麻酔下において，プラスチックスケーラー等を用いて，できるだけ除去するしか，紹介できないのが現状である．上部構造再製作が可能なのであれば，スクリュー固定に変更することをお勧めする．

Case C

複数のパーツを介在させるスクリュー固定は高い技工精度を必要とし，用いるパーツにかかる材料費や精度を要求するために必要となる技工料金という経済的観点から，特に臨床家からは避けられがちであったのはないだろうか．一方で，"接着"の材料科学や技術が向上し，金属やセラミックに対する接着にも長期安定性が期待できるようになっており，現在では，アバットメントと上部構造をセメンティングし，一塊とした状態でスクリュー固定するという方法が紹介されている（**図 C-1**）．

この方法を複数本の症例に用いる場合，その平行性が要求され，シングルスタンドとする必要が生じる．これらを連結してセットするためには，中間構造物を介して平行補正をする本来のスクリュー固定法を用いる必要がある．高い精度で埋入できるガイドサージェリーが必要なのかもしれない．

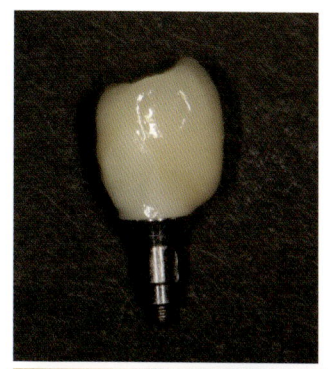

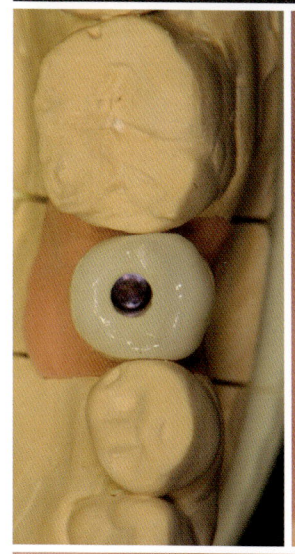

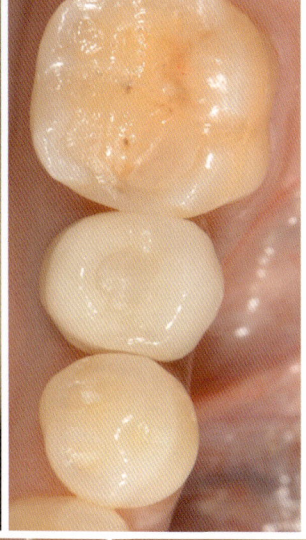

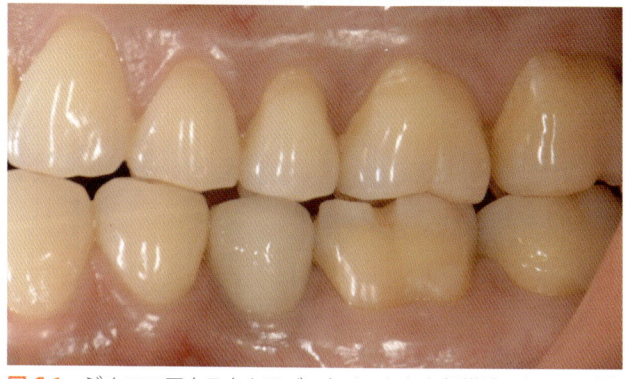

図 C-1 ジルコニアカスタムアバットメントを上部構造フレーム形態に設計し，頰側部分にのみセラミックを焼成して完成した一体型ジルコボンドクラウンをチタンベースにセメンティングし，一塊とした状態でスクリュー固定した．これにより，余剰セメントの問題は解決される．スクリューホールに生じる審美障害もジルコニアを応用することで，ほぼ解消される．

こんなときどうする？　補綴処置トラブル編

CASE　セメントの余剰を少なくするためには

SOLUTION　クラウン内面のコピー（インデックス）を用いて，セメント量をコントロールする

鈴木 貴規

問題と考察

　患者は 31 歳，女性．上顎前歯部の審美不良と $\underline{1|}$ の咬合痛を主訴として来院した（**図1**）．
　診療計画を以下のように立案した．
　$\underline{2|}$：既存のクラウンを除去しセラミッククラウン修復．
　$\underline{1|}$：抜歯後にインプラントと GBR，
　　　ジルコニアアバットメントにセラミッククラウン修復．
　$|\underline{1}$：ラミネートベニア修復．
　インプラント埋入と GBR の手術（**図2**）を行い，5カ月が経過した．
　最終印象後，ジルコニアアバットメントを $\underline{1|}$ 部インプラントに装着した．$\underline{1|2}$ の修復物の装着を先に行い，$|\underline{1}$ のクラウンのコンタクトを確認した（**図3**）．この際，クラウンのマージンが約 3mm 歯肉縁下であることが確認された．

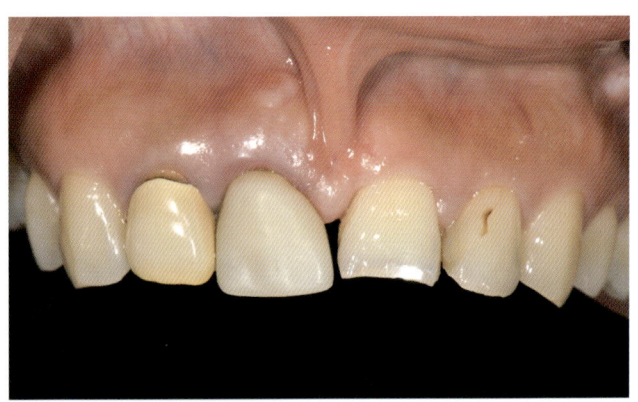

図1　初診時の口腔内所見．

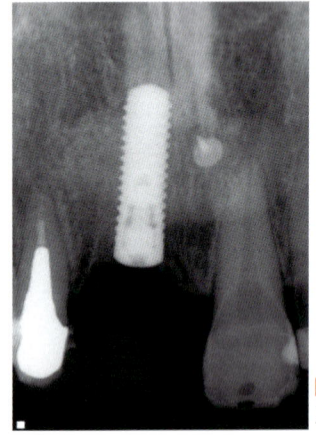

図2　インプラント埋入後のエックス線像．

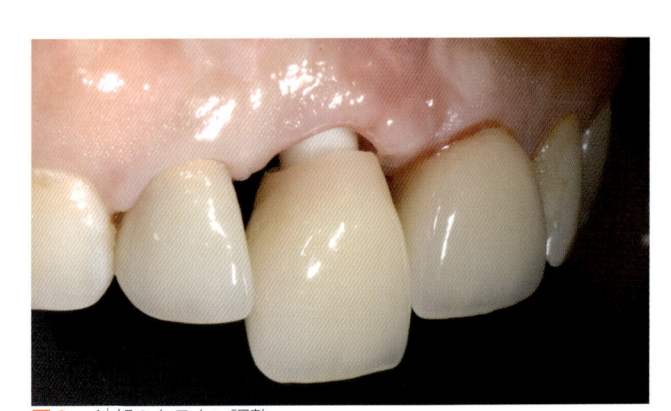

図3　$\underline{1|}$部のクラウン調整．

対処した方法

2mmを超える歯肉縁下のクラウンマージンは，物理的に余剰セメントの除去が不可能であるため，装着前の余剰セメント除去への配慮が必要となる．

そこでシリコーン系バイト材を用いてクラウンの内面のコピーを製作し（図4，5），セメントをクラウン内面に填入してクラウン内面のコピーを装着することで余剰セメントを除去する（図6）．

クラウン内面に一層のセメントが塗布されていることを確認し（図7），クラウンマージン周辺のセメントを取り除いてクラウンをアバットメントに装着する（図8）．この際，探針にて余剰セメントの確認を行ったところ，余剰セメントは検出されなかった．

6カ月後には，周囲の歯肉がクラウンに馴染み，歯間乳頭の回復もみられ，満足のいく結果が得られた（図9）．

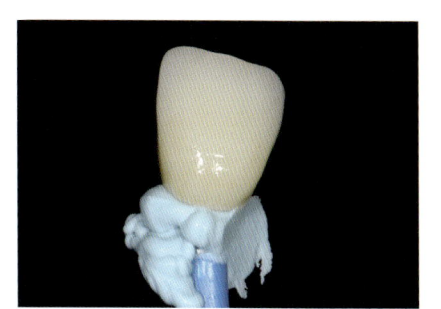

図4 シリコーン系バイト材を用いてクラウン内面のコピーを製作する．

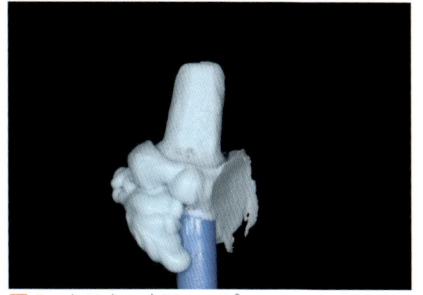

図5 クラウン内面のコピー．

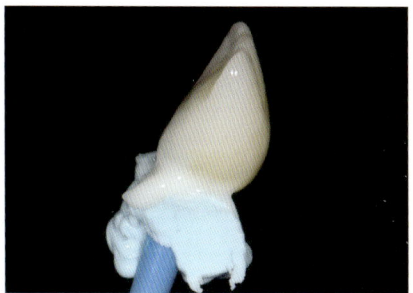

図6 クラウンにセメントを填入後，クラウン内面のコピーを装着し，余剰セメントを取り除く．

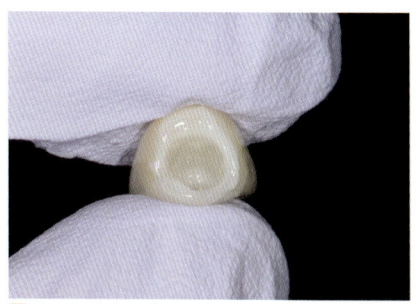

図7 クラウン内面に一層のセメントがあることを確認．

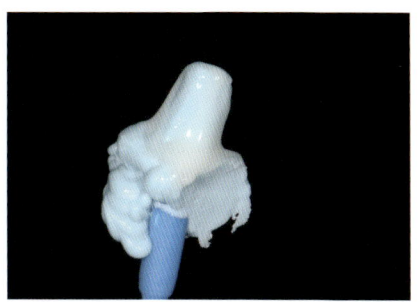

図8 クラウン内面のコピーに付着した余剰セメント．

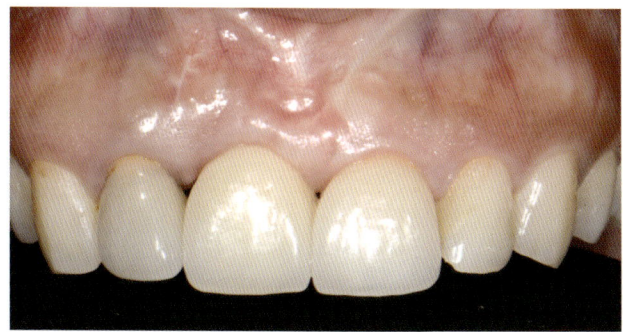

図9 クラウン装着後6カ月の口腔内所見．

こんなときどうする？　補綴処置トラブル編

CASE インプラント頸部の金属露出を防ぐためには

SOLUTION インプラント周囲に十分な支持骨が確保できるように適切な埋入角度と埋入径を選択する

塩田 真

問題と考察

66歳，女性．3⏌欠損の症例である（図1）．5 4⏌部にはすでにインプラント補綴が行われているが，CBCTのクロスセクショナル像から4⏌部頰側インプラント周囲骨の吸収は明らかであり，これに伴って周囲粘膜の退縮が起こりインプラント頸部にアバットメントが露出して金属が見えてしまったと考えられる．（図2）．3⏌部インプラント補綴で同様の事態を生じさせないためにはいかなる処置が必要であろうか．

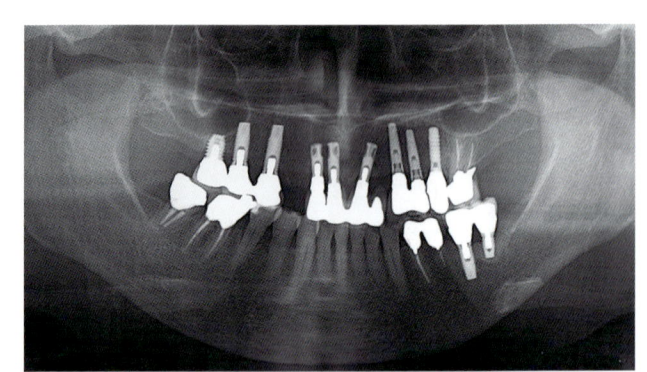

図1　3⏌欠損症例のパノラマエックス線像．

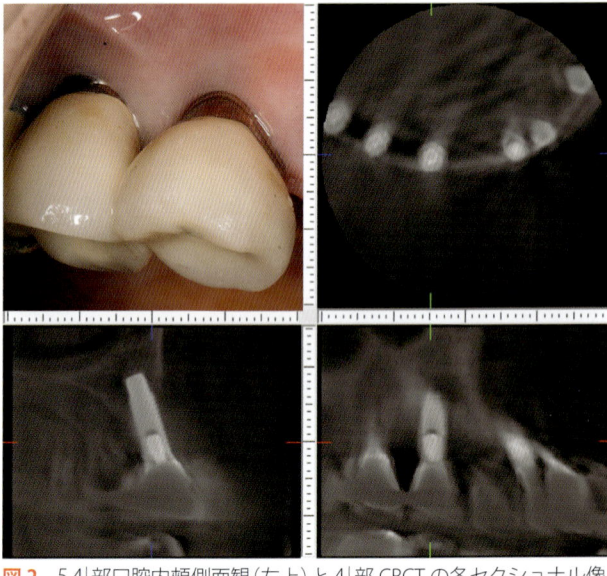

図2　5 4⏌部口腔内頰側面観（左上）と4⏌部CBCTの各セクショナル像．埋入位置が頰側に寄り過ぎていることと埋入方向が頰側傾斜であることがわかる．このために頰側の骨が吸収したと考えられ，5 4⏌部ではインプラント頸部に金属が露出している．

対処した方法

4|部頬側インプラント周囲骨の吸収の原因は，インプラントの埋入位置が頬側に寄り過ぎていたことと埋入方向が頬側傾斜だったことがあげられる．これらを考慮したインプラント埋入位置と埋入方向を設定し，インプラントを埋入した（図3）．さらに上部構造はジルコニアフレームを用いたオールセラミッククラウンとし，インプラント体に直接スクリュー固定するダイレクト構造を採用した（図4～6）．

また，アクセスホールの露出を避けるためにはジルコニアアバットメントにオールセラミッククラウンをセメント固定する方法もある．

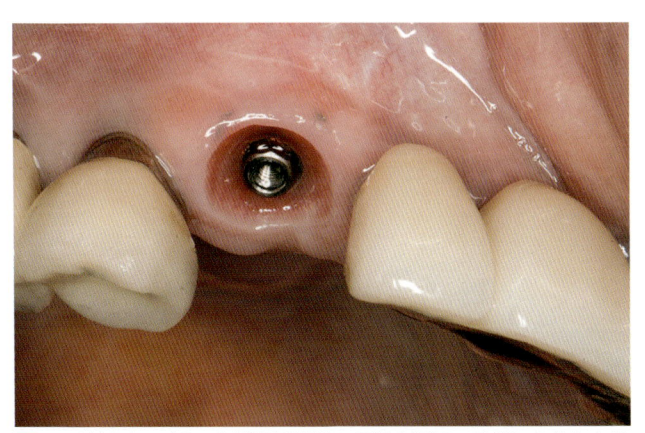

図3 3|部インプラント補綴処置前の口腔内所見．唇側に十分な支持骨を確保するために直径の小さなインプラントを埋入している．

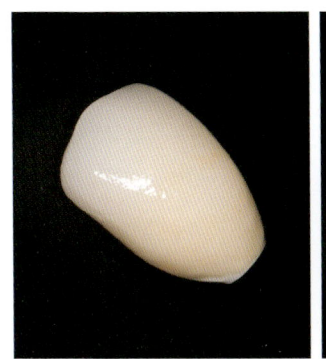

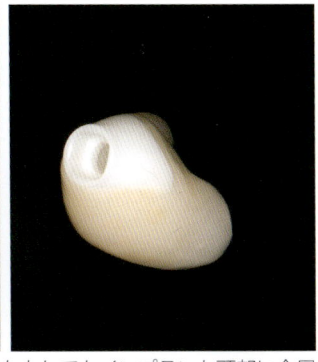

図4 経年的な歯肉退縮が起こったとしてもインプラント頸部に金属色が露出しないように製作したジルコニアフレームのオールセラミッククラウン．インプラントに直接装着するダイレクト構造である．

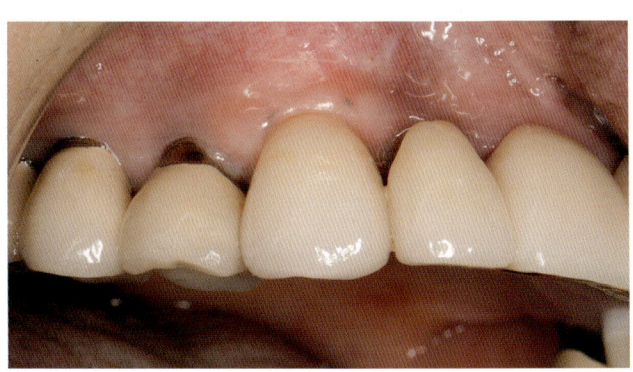

図5 3|インプラントにスクリュー固定したジルコニアフレームのオールセラミッククラウン．54|部インプラント頸部に露出している金属部分は後日再補綴処置を行う予定である．

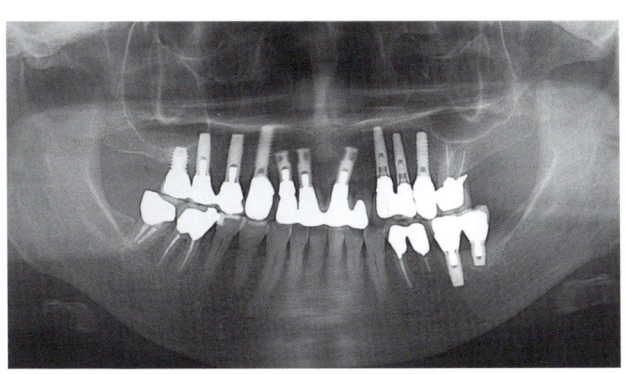

図6 補綴装置装着後のパノラマエックス線像．

こんなときどうする？　補綴処置トラブル編

CASE　隣在歯との歯肉縁の位置が合わず連続性が得られない

SOLUTION　ポーセレンやハイブリッドレジンなどの歯肉色材料を使用して補綴的な対処法も検討する

塩田 真

問題と考察

53歳，男性．|12 欠損の症例である．高度の骨量不足のために腸骨移植を行った後にインプラント埋入手術を行った．しかし，移植骨の吸収に伴ってインプラント周囲顎堤の形態変化が起こり反対側天然歯の歯肉縁との非対称性が顕著となった（図1）．

対処した方法

|12 部唇側への上皮付き結合組織移植によって粘膜形態の連続性を回復するといった外科的な対処法もあるが，本症例では患者はガミースマイルではないこともあり，補綴的な対処法を選択した．メタルボンドクラウンの上部構造に歯肉色ポーセレンを応用して歯肉形態を付与した上部構造で歯肉縁の対称性を回復した（図2, 3）．先述したように患者はローリップラインであり，審美的な問題は生じていない（図4, 5）．近年ではより歯肉に適合した色のポーセレンやハイブリッドレジンが供給されており，合理性をもった対処法といえよう．

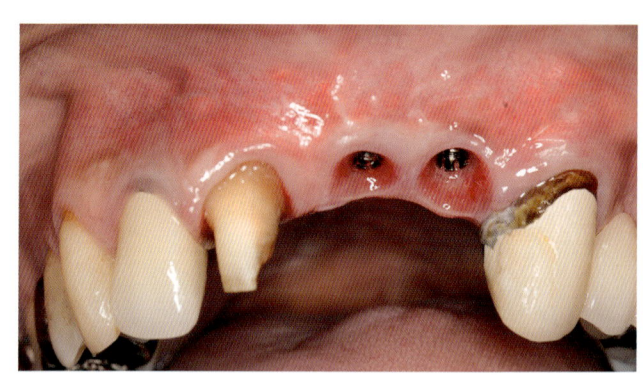

図1　ヒーリングキャップを外したインプラント周囲粘膜．移植骨の吸収に伴いインプラント周囲顎堤に形態変化が起こり反対側天然歯の歯肉縁との非対称性が顕著になった．再度の骨移植や結合組織移植によって顎堤形態を改善する方法と補綴的な処置によって審美的改善を図る方法の二案を提案したところ，患者は補綴的処置を選択した．

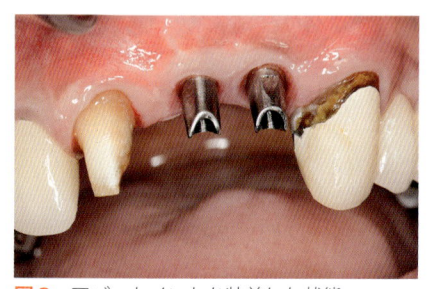

図2　アバットメントを装着した状態．

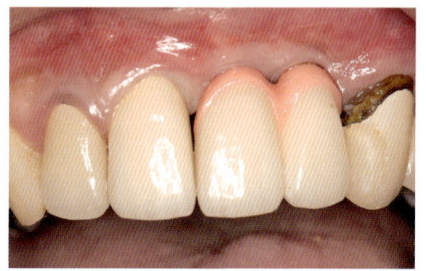

図3　歯肉色ポーセレンを付与したメタルボンドクラウンを装着した．|3 の不良補綴物は|12 部インプラントの周囲粘膜がもう少し安定した段階で再補綴処置を行う予定である．

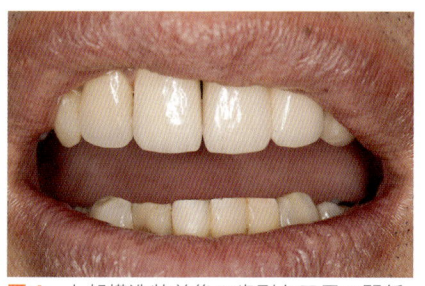

図4　上部構造装着後の歯列と口唇の関係．ローリップラインであるため審美的に問題は生じていない．

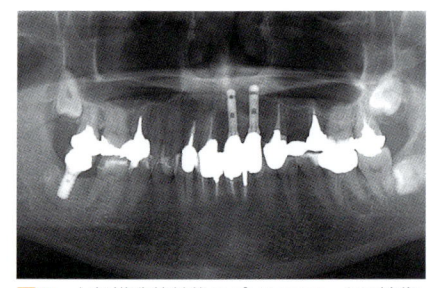

図5　上部構造装着後のパノラマエックス線像．

予後のトラブル編

- インプラント周囲が腫れた
- インプラントの周りから出血する
- ブラッシング時にインプラントの周囲に違和感がある
- インプラント体周囲に骨硬化を伴う骨吸収像が出現してきた
- インプラント補綴部位が動揺してきた
- 仮着した上部構造がはずれない
- セメント固定した上部構造のアバットメントが緩んできた
- 上部構造が破折・脱離した
- インプラント周囲粘膜に違和感がある
- 歯肉ラインが隣接歯とそろわない
- 上部構造が破折・脱離した
- インプラント上部構造のポーセレンが破折した
- アバットメント固定用スクリューが破折した
- アバットメントスクリューが破折した
- 破損したスクリューがインプラント内に残存している
- インプラント体のショルダー部分が破折して中ネジが使えない
- インプラントを支持する唇側骨が裂開しインプラント体が破損した
- インプラント体を撤去する必要性が生じた
- ブレードインプラントが沈下して上部構造が破断を起こした
- ブレードインプラントが動揺して機能できなくなった
- ブレードインプラントと連結した天然歯が破折した
- 経口BP製剤服用患者のインプラントを撤去しても疼痛が軽減しない
- 術後数カ月で異常に腫れてきた

こんなときどうする？　予後のトラブル編

CASE　インプラント周囲が腫れた

SOLUTION　Er：YAGレーザーを用いた歯肉切除
江黒 徹

問題と考察

6⎿7部インプラント周囲粘膜の腫脹を主訴に来院した．
下顎左側インプラントは約4年前に近医にて施術されたもので，数日前から違和感を覚えていたという（図1）．
⎿7部インプラントの周囲粘膜は，発赤・腫脹を認め，わずかに排膿もみられた（図2）．
上部構造は仮着されているとのことだったため，リムーバーを用いて除去した（図3）．

対処した方法

埋入されたインプラント体の位置が，かなり歯肉縁下だったため，Er：YAGレーザーを用いて，歯肉を切除することとした．Dentlite30（HOYA社）に80度カーブチップを装着して，20pps・70mJにセットし，予備照射として非注水にて照射したのち，注水下で照射して歯肉を蒸散・切除した（図4～6）．予備照射を行うことで浸潤麻酔を必要とせず，表面麻酔のみで処置することができた．
7日後には，歯肉はきれいな状態に治癒しており（図7），レーザー治療の特徴である治癒の早さが活かされたものと考えられる（図8）．

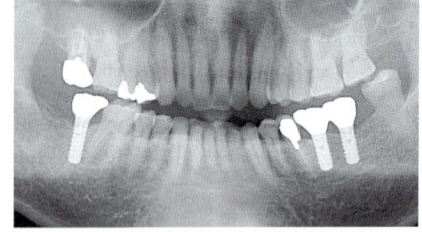

図1　来院時のパノラマエックス線像．

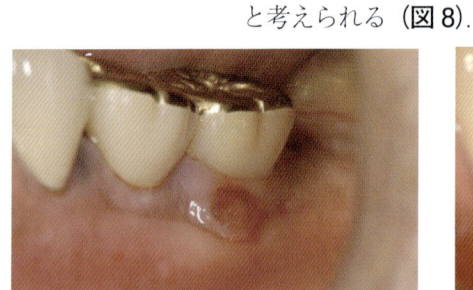

図2　⎿7相当部歯肉が腫脹している．

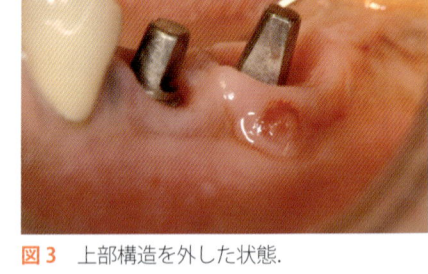

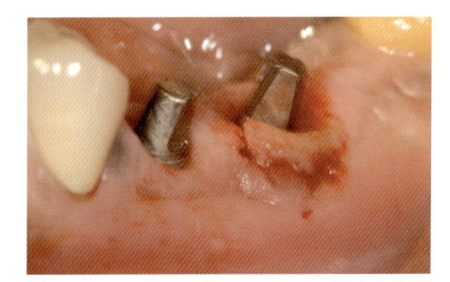

図3　上部構造を外した状態．

図4　Er：YAGレーザーを用いて，歯肉を切除した状態（無麻酔）．

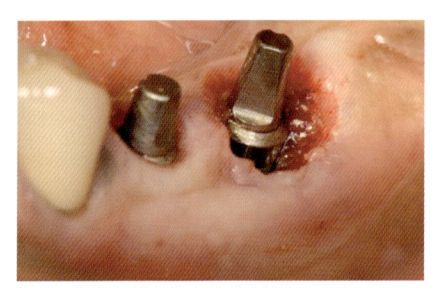

図5　歯肉切除を終了した状態．

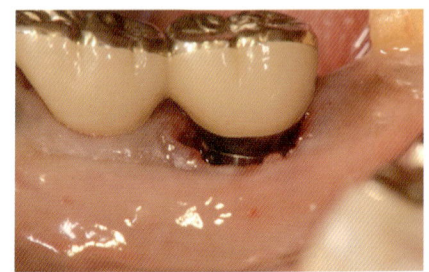

図6　歯肉切除後に上部構造を再装着した．

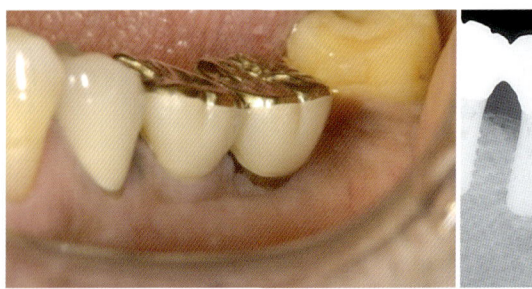

図7　術後7日の状態．"治癒が早い"のはレーザー治療の特徴である．

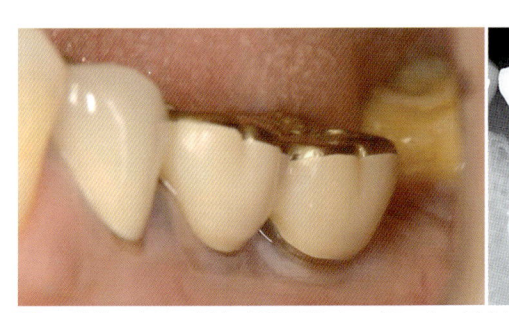

図8　術後6カ月の状態．⎿7相当部インプラントの近心は骨吸収が認められるが，臨床的には安定した状態が維持されている．

こんなときどうする？　予後のトラブル編

CASE インプラントの周りから出血する

SOLUTION 抗菌的光線力学療法（a-PDT）で対応

江黒 徹

問題と考察

4|部に埋入したインプラント周囲組織の違和感を主訴に来院した（図1）.

インプラントは約2年前に治療したものであり，4カ月ごとにメインテナンスしていたが，ここ数週間，体調を崩して十分なブラッシングができなかったという．プロービングにより出血を認めたが，エックス線撮影において，特記すべき吸収像は認められない（図2）.

対処した方法

現在の歯周治療は，機械的治療に抗菌薬等の化学療法を取り入れた機械化学療法が中心であるが，近年，抗菌的光線力学療法（antimicrobial photodynamic therapy：a-PDT）が注目されている（図3，4）. a-PDTは光感受性薬剤に特定の光を照射して励起させることで活性酸素種を産生させる方法で，細菌だけでなくウイルスや真菌にも効果があり，耐性菌の出現やアレルギーなどの副作用がない点で優れている．本症例では患者への十分な説明と同意のうえに，a-PDTを施術したところ，1週間後には違和感が消失した（図5）.

a-PDTは，抗菌薬への依存度を減らせる可能性があり，手技も容易で安全性も高いため，インプラント周囲炎に対する新たなアプローチとして，その可能性に期待したい．侵襲がなく痛みもないので複数回行うことが可能であり，メインテナンス時に行う予防的使用法としても有用性が高いのではないかと考えている．

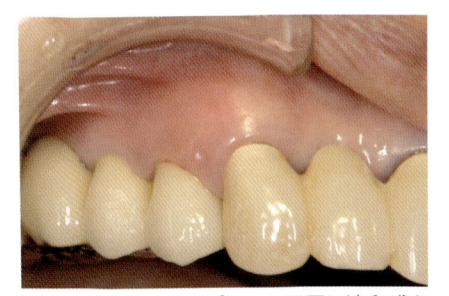

図1　4|部分のインプラント周囲に違和感を覚えて来院した．

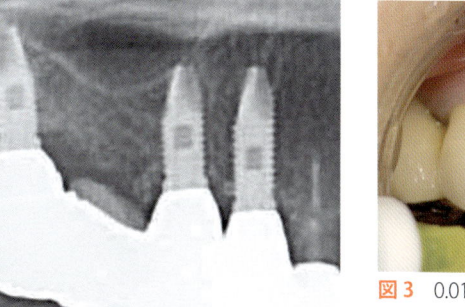

図2　来院時のエックス線像．特記すべき骨吸収像は認められない．

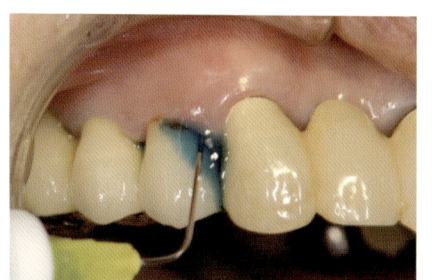

図3　0.01％メチレンブルー含有の光感作触媒を塡入．

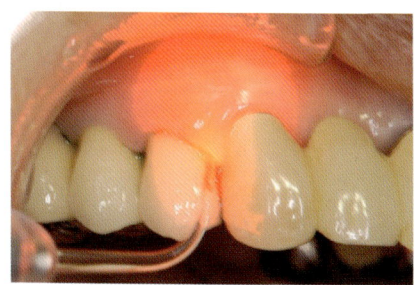

図4　670nmの赤色光を照射中の口腔内所見．

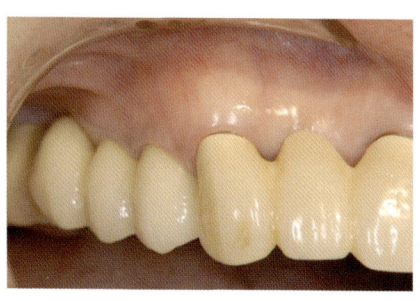

図5　2週間後の口腔内．周囲歯肉の出血は消失し，安定したようにみえる．

こんなときどうする？　予後のトラブル編

CASE	ブラッシング時に インプラントの周囲に違和感がある
SOLUTION 竹島 明道	歯磨剤に含まれる顆粒がインプラント周囲粘膜溝に 迷入している可能性が考えられる

問題と考察

6年前に埋入されたが，主治医の転勤のため，インプラントメインテナンスを引き継いだ．初回メインテナンスでの問診時に，「ブラッシング時にインプラント部位に違和感がある」と訴えがあり診査したところ，インプラント頰側のMGJ付近に小さな潰瘍の所見を認めた（図1）．

パノラマエックス線像（図2）では骨吸収像などの異常所見は認めなかったが，MGJ付近とインプラント周囲のマージンに白色の顆粒を認めた（図3）．

「粉薬を内服していますか？」と問うと「いいえ」．「顆粒入りの歯磨き粉を使用されていませんか？」と問うと「使っています」との返答だった．

近年，微細な顆粒を含んだ歯磨剤が人気を博しており（図4），これらの顆粒がインプラント周囲粘膜溝や歯周疾患に罹患した歯肉溝などに迷入するというケースが増えている．

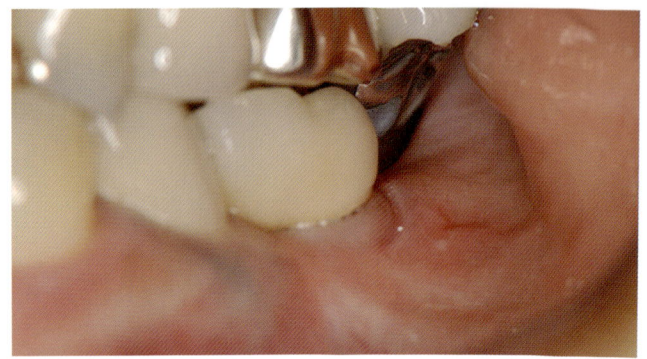

図1　インプラント頰側遠心の軟組織に黄色変化した潰瘍面を認める．

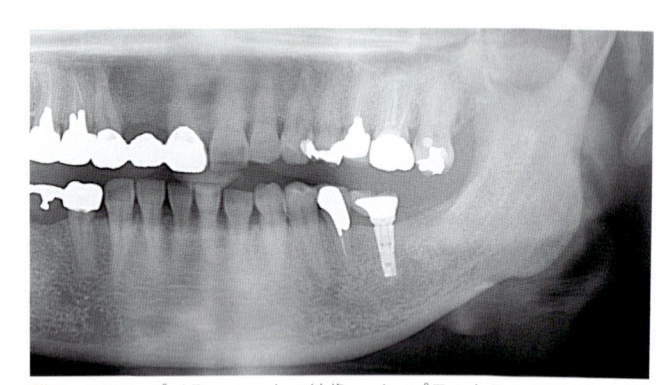

図2　同日のパノラマエックス線像．インプラント周囲に異常は認めない．

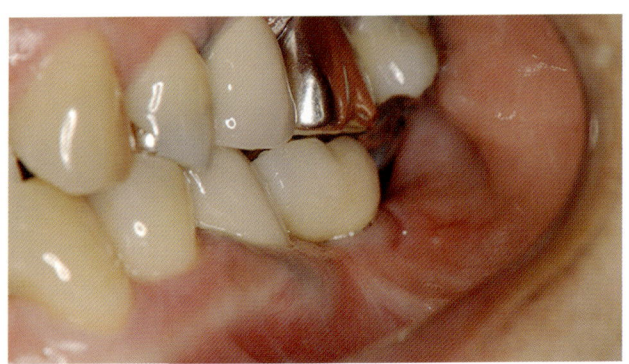

図3　インプラントのマージンにうっすらと顆粒が数粒みえる．また口腔前庭にも孤立した顆粒を認める．

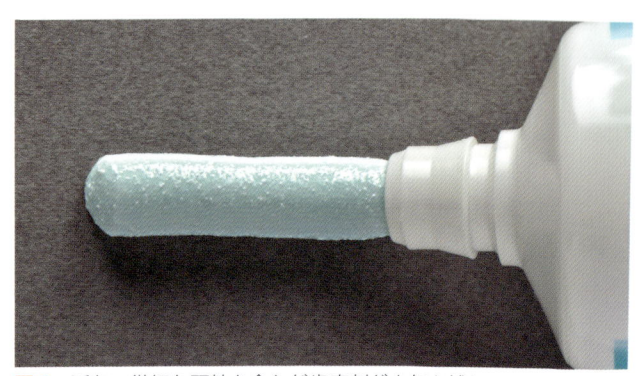

図4　近年，微細な顆粒を含んだ歯磨剤が人気を博している．

対処した方法

　まず，患者に対し，インプラントは天然歯と違い周囲溝の付着が弱く歯磨剤の顆粒が溝内に迷入している可能性について説明し，上部構造を外してチェックすることにした．

　仮着セメントで装着されていた上部構造は幸い容易に撤去可能であったが，アバットメント周囲に白色顆粒が多量に残留していた（図5）．

　そこで，アバットメントもいったん撤去した．するとインプラント体のショルダー部分にまで深く迷入した顆粒を認めた（図6）．

　なかには粘膜内に迷入した顆粒も存在し，探針などで注意深くすべての顆粒を除去し（図7），アバットメントおよび上部構造を再装着した．ここでもセメントは仮着用を用い，今後のトラブルに対処可能にした．

　口内炎との因果関係は不明だが，異物である歯磨剤の顆粒は問題を引き起こしかねないため，患者に説明し，他の歯磨剤への変更をしていただいた．天然歯には再石灰化がみられるが，上部構造には再石灰化は起こらないため，筆者は基本的にインプラント治療を受けた患者には研磨剤のない歯磨剤の使用を勧めているが，特にこのような吸収しない顆粒はインプラント周囲組織に迷入し弊害を招くと考えられた（図8）．

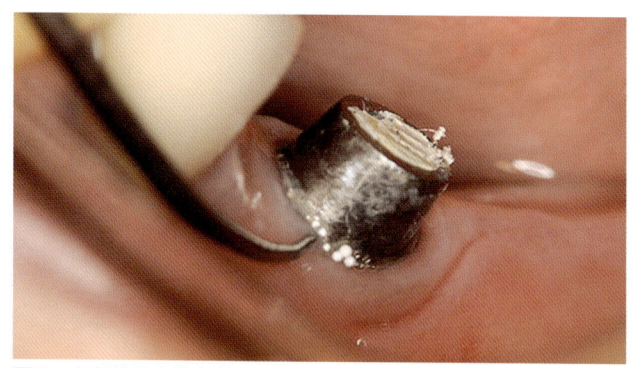

図5　上部構造を撤去するとアバットメント周囲に迷入した多量の顆粒が鮮明に現れた．

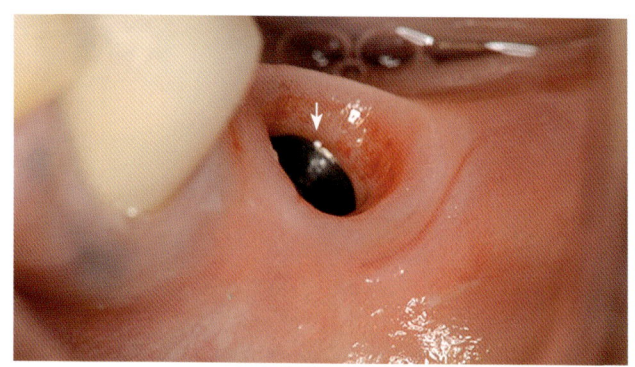

図6　インプラントショルダー付近に迷入した顆粒．ここまで深く迷入するとアバットメントを撤去しなくては確実な除去は困難である．

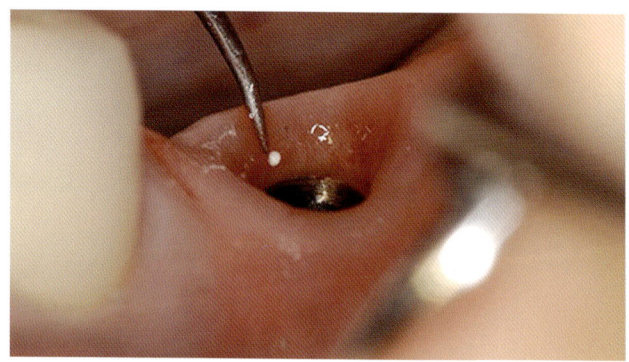

図7　軟組織内に迷入した顆粒を探針で除去．

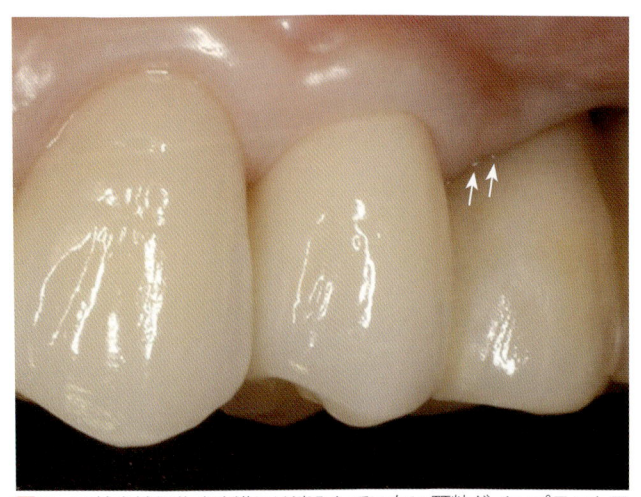

図8　天然歯補綴物歯肉溝には迷入していない顆粒がインプラント周囲には迷入している状態を示したケース．（大阪府開業・先田寛志先生ご提供）

インプラント治療・こんなときどうする？　61

こんなときどうする？　予後のトラブル編

CASE
インプラント体周囲に骨硬化を伴う骨吸収像が出現してきた

SOLUTION
下御領 良二

パラファンクションが原因のケースが多いためナイトガードを装着して経過観察

問題と考察

患者は53歳，女性．2002年2月にSwissPlusインプラント（Zimmer社，直径3.7mm，長径10mm）を，6|7部に通法に従い1回法で埋入し，6月に印象採得を行い，ハイブリッドセラミックの上部構造を仮着セメントにて装着した（図1）．

上部構造装着後の2003年1月のメインテナンス時のエックス線像では，インプラント頸部に異常な骨吸収像は認めず，良好に経過していた（図2）．しかし，2003年8月，ハイブリッドレジン部の破折のため再製作した際，軽度の咬合時痛と舌による頸部の圧痛を訴えた．肉眼的には，同部歯肉の発赤・腫脹等は認めなかったが，エックス線所見において6|部のインプラント頸部に第4スレッドまでの骨吸収像を認めた（図3）．

2005年4月においては，6|部のインプラントは第4スレッドまで，7|部のインプラントは第3スレッドまでの頸部骨吸収像の進行が認められた（図4）．2006年9月時点では，吸収像周囲の骨硬化像が明確化してきた（図5）．

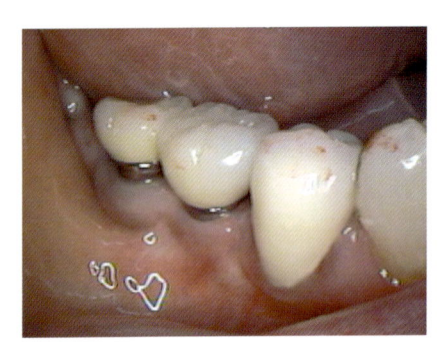

図1　上部構造装着後の口腔内写真．

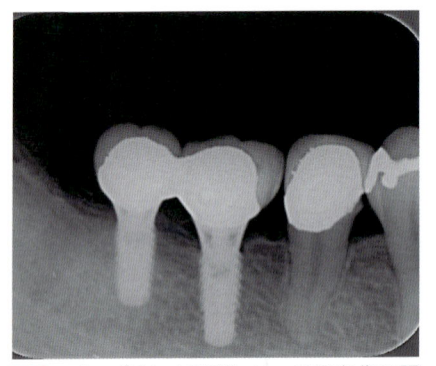

図2　インプラント頸部には，骨吸収像は認めない（2003年1月）．

図3　6|部のインプラント頸部に第4スレッドまでの骨吸収像（2003年8月）．

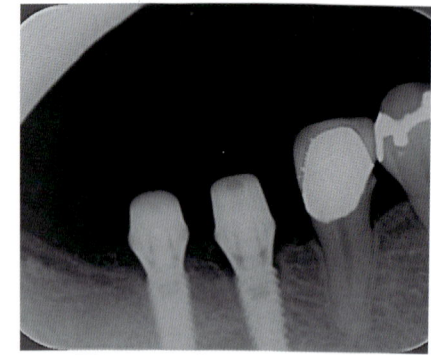

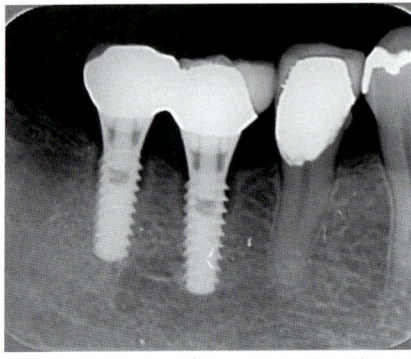

図4　6|部のインプラントは頸部に第4スレッドまで，7|部のインプラントは頸部に第3スレッドまでの頸部骨吸収像の進行が認められた（2005年4月）．

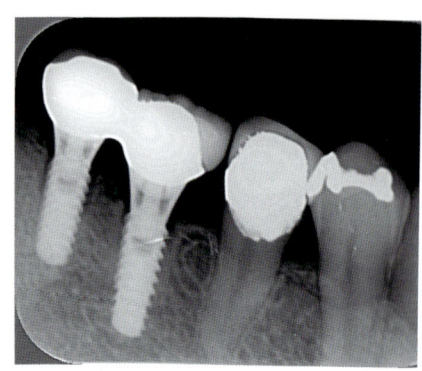

図5　吸収像周囲の骨硬化像が明確化してきた（2006年9月）．

対処した方法

　今回の骨吸収像は，皿状の骨吸収像でなくインプラント長軸に平行な骨硬化を伴う骨吸収像であること，口腔内所見にて感染所見は認められなかったことにより，ブラキシズムによる外傷性の骨吸収像と判断し，ナイトガードを2003年8月に製作した．しかしながら，2005年4月時点まで十分に使用されていなかった．骨吸収が進行していることを説明し，その後使用していただけるようになった．2007年10月時点で，6|部の骨吸収像は回復を認め（**図6**），2010年12月には，7|部の骨吸収像も回復を認めた（**図7**）．

　感染等の所見がなく，インプラント長軸に平行な骨吸収像でその周囲に骨硬化像を認める場合，その原因は咬合力と推測される．その対応としてナイトガードの着用が奏功したと考えられるが，その効果は使用状況に左右されるため，ブラキシズムの為害性とナイトガードの重要性を理解してもらうことが大切である．

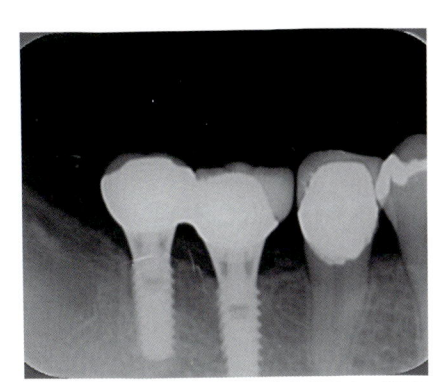

図6 6|部の骨吸収像は回復を認めた（2007年10月）．

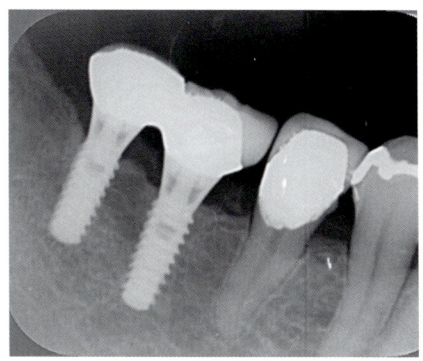

図7 7|部の骨吸収像も回復を認めた（2010年12月）．

こんなときどうする？　予後のトラブル編

CASE インプラント補綴部位が動揺してきた

SOLUTION インプラント体全体の動揺かアバットメントスクリューの緩みかの鑑別診断
村上 弘

問題と考察

インプラントの動揺で来院．他施設で埋入および補綴をしたが，最近，動揺を認めるようになった．近隣の歯科医院を受診したところ，「インプラント体が揺れているので，大学病院でとってもらったほうがよい」といわれ，紹介状を持参して来院した．初診時の口腔内所見では6⏌部の補綴装置の動揺および周囲の粘膜組織に若干の発赤が認められた（図1）．6⏌部の上部構造は咬合面に金属が露出し，回転防止のためか隣在歯にレジンで連結されていた．パノラマエックス線像から，上部構造とインプラント体の接合部にわずかな間隙が認められた（図2）．

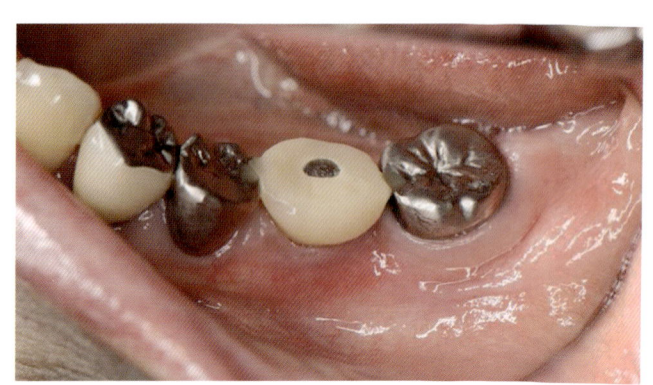

図1　上部構造は咬合面に金属が露出し，隣在歯とレジンで連結されていた．

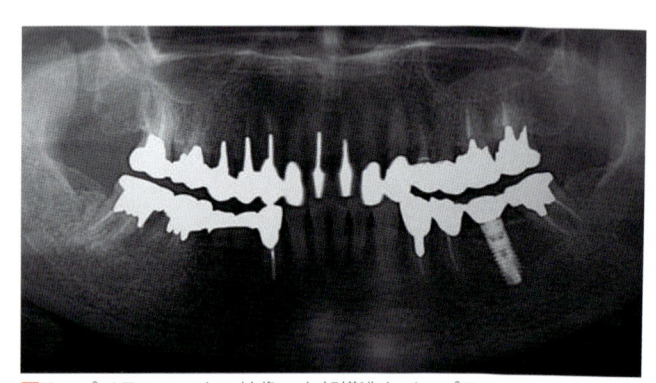

図2　パノラマエックス線像．上部構造とインプラント体の接合部にわずかな間隙が認められる．

対処した方法

クラウンタイプの上部構造が動揺している場合，インプラント体全体が動揺しているか？　あるいはアバットメントスクリューが緩んでいるのか？　2つの状況が考えられ，その鑑別診断が重要である．アバットメントスクリューがしっかりと締まっており，インプラント体が動揺している場合はインプラント体ごと撤去しなければならない．また，アバットメントスクリューの緩みの場合は，インプラント体がそのまま使用できる可能性もある．そこで，その2つを鑑別しなければならない．

①パノラマあるいはデンタルエックス線を撮影し，上部構造とインプラント体間に間隙がみられるか？　あるいはインプラント体周囲に透過像がみられるか否かを画像から診断する（図2）．
②上部構造とインプラント体の接合部付近を親指と人差し指で挟み，歯冠部をピンセットで摘んで，頰舌方向に動かす（図3）．
③親指と人差し指に触れる振動によって鑑別する（触診法）．

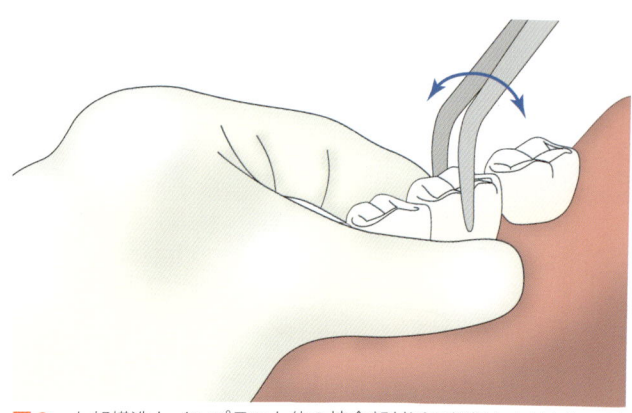

図3　上部構造とインプラント体の接合部付近を親指と人差し指で挟んで，ピンセットで上部構造を揺らし，その動揺状態で鑑別する．

④歯肉部分が動揺せず，歯冠部のみ動揺する場合はアバットメントスクリューの緩みである．その際の動揺モーメントの支点はインプラント接合部になるため振幅が小さくなる．しかし，歯肉部分に動揺振幅を感じる場合は，インプラント体そのものが動揺している可能性が高い．その際，動揺モーメントの支点はインプラント体の先端部になるため，その振幅は大きくなる(図4)．

⑤鑑別診断が終了しても，その後の処置は慎重にすべきである．アバットメントスクリューが緩んでいた場合でも，上部構造の除去の際，クラウン部分が破折することも考えられ，除去後にアバットメントが再締結できるとは限らないからである．締結用のドライバーの適否，スクリューヘッドの潰れなども予測しなければならない．

インプラント体が動揺している場合は，インプラント体ごと撤去となる．この場合，単に撤去すればよい，ということではなく，あらかじめ撤去後の治療計画なども患者と話し合っておかなければならない．これはインプラントの位置や隣在歯の状況によって撤去後の治療計画が大きく変わるからである．

上記を説明した後，リムーバーを用いて，一気に除去した（図5～7）．

クラウンタイプの上部構造が破折することなく除去できたため，患者の年齢，通院事情などを考慮し，再度，再締結と上部構造の再装着を行った．

再装着後，デンタルエックス線を撮影し，接合状態を確認した（図8）．

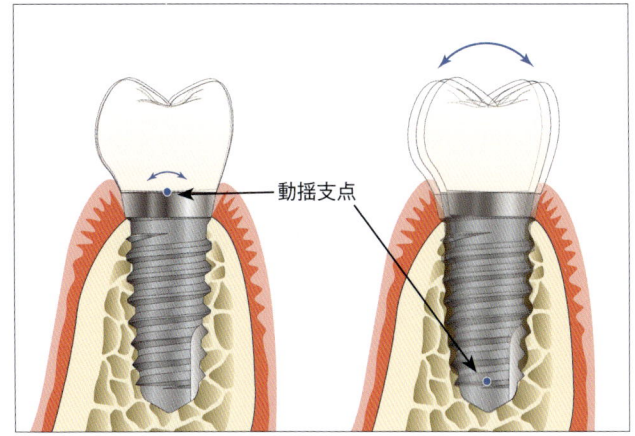

図4 動揺モーメントの支点の位置の違い．

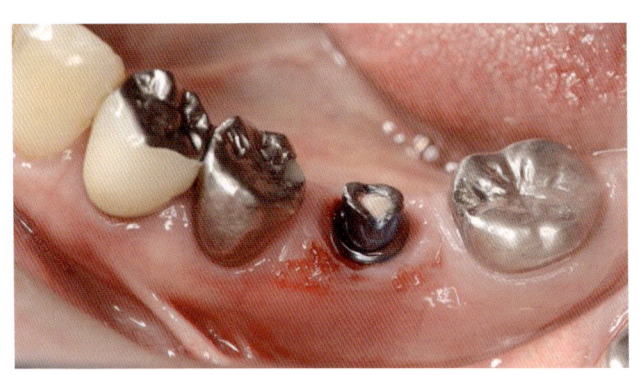

図5 上部構造除去後のアバットメント．

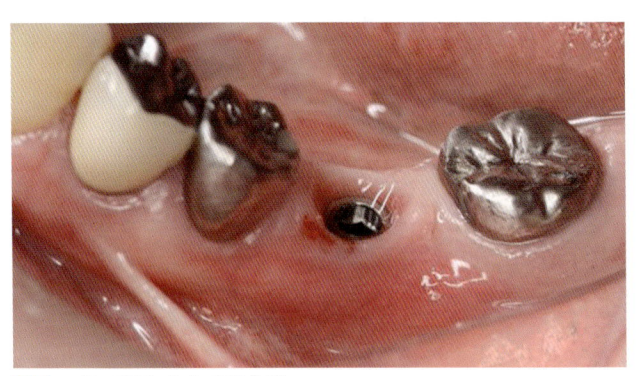

図6 インプラント体の接合部．

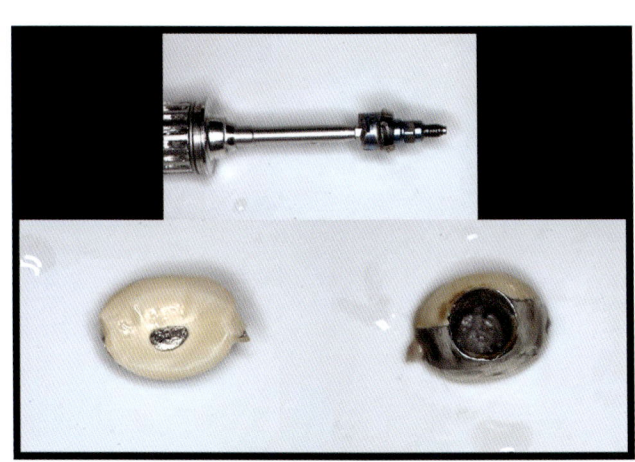

図7 除去したアバットメントと上部構造．

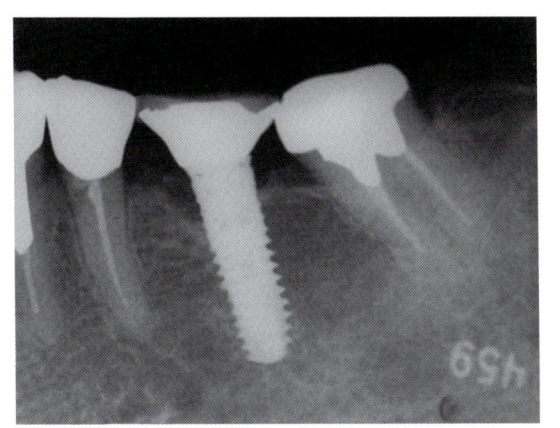

図8 締結状態を確認したデンタルエックス線像．

こんなときどうする？　予後のトラブル編

CASE　仮着した上部構造がはずれない

SOLUTION　上部構造の咬合面に穴を開けてアバットメントのスクリューホールに直接アプローチする

野村 明広

問題と考察

|5 部にインプラントを埋入した症例である．

初めの1年はメインテナンスに応じてくれたが，その後，連絡が途絶えた．

今回，インプラントが少し動揺するような感じがするとのことで来院された．

口腔内を確認してみると上部構造にわずかな動揺があるものの周囲粘膜に異常は認められなかった（図1）．エックス像上でインプラント周囲骨に若干の骨吸収が認められるものの周囲組織に異常は認められなかったので（図2），アバットメントの緩みが原因である可能性が高かった．患者に動揺の原因を説明をし，上部構造を外してアバットメントスクリューの締め直しを行うこととした．上部構造は仮着セメントを使用して装着してあったため，クラウンリムーバーを用いて外してみようと試みたが，外れなかった．

対処した方法

本症例は既製アバットメントを使用していたため，スクリューホール相当部の咬合面に穴を開け，そこからアバットメントスクリューホールに直接アクセスしてアバットメントを固定してあるスクリューを緩め，アバットメントと上部構造を一体として取り外した．取り外した上部構造と周囲粘膜をチェック・メインテナンスしたうえで再度適正なトルクで締結した．咬合面に形成した穴はレジンにて修復した（図3）．

このようなケースでクラウンリムーバーを用いて上部構造を無理に外そうとすると，アバットメントスクリューが破折したり，インテグレーションが破壊されることもあるので，早い段階で咬合面から穴を開ける方法を選択したほうがよい．

患者には，またアバットメントが緩む場合もあること，それを防ぐためにもメインテナンスが重要であることを再度説明した．

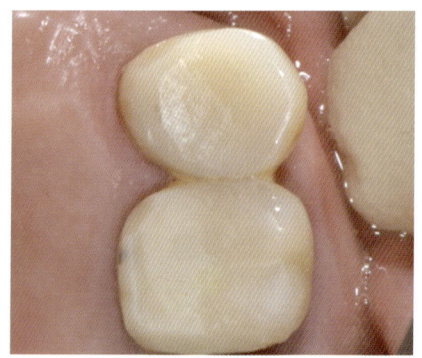

図1 再受診時の上部構造咬合面観．

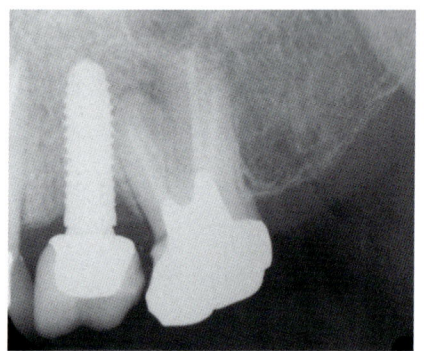

図2 エックス線像上でインプラント周囲骨遠心部に若干の骨吸収が認められた．ただし，周囲粘膜組織に異常は認められなかったので，動揺の原因はアバットメントの緩みである可能性が高かった．

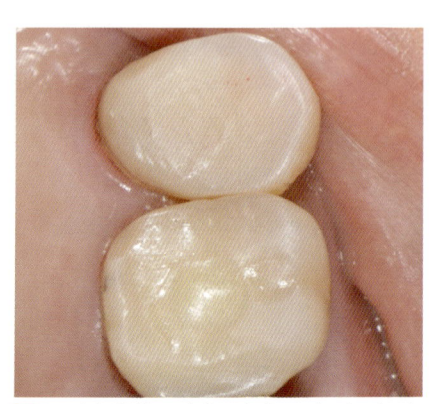

図3 上部構造の咬合面からアバットメントスクリューホールに直接アクセスしてアバットメントを固定してあるスクリューを緩め，アバットメントと上部構造を一体として取り外した．取り外した上部構造は再度適正なトルクで締結した．上部構造咬合面に形成したアクセスホールはレジンを使用して修復している．

カスタムアバットメントを使用した場合は，上部構造に穴を開ける位置の確認として，上部構造を装着するときに口腔内写真を撮影し，ホールの位置情報を残しておくと，大変便利である(**図4**)．また，ネジを緩めてもコネクション形状によってはアバットメントが外れないときもある．メーカーによっては，アバットメントを外すツールもあるので(**図5**)，用意しておくと安心である．

　仮着をすることを前提とする場合は，適合をあまりパッシブフィットにしてしまうと上部構造が外れないことが多い．

　アバットメントの緩みから上部構造のマイクロムーブメントが起こり，そしてアバットメント連結部にマクロギャップが発現し骨吸収が起きてしまう．このようなことを防ぐためにも，定期的なメインテナンスを行い，補綴の各コンポーネントに緩みが起きてないか確認することも大切である．

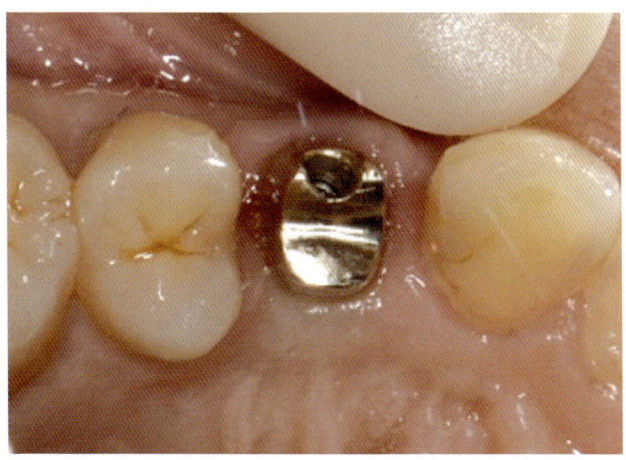

図4 カスタムアバットメントのアクセスホールの位置を記録する目的で撮影した口腔内写真（別症例）．

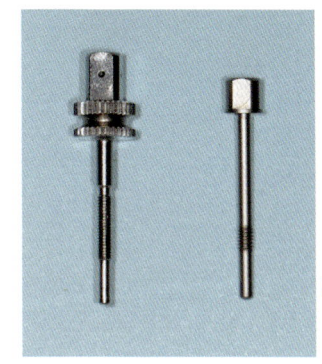

図5 正回転させると，アバットメントが外れるようにネジが切ってある．

こんなときどうする？　予後のトラブル編

CASE	セメント固定した上部構造の アバットメントが緩んできた
SOLUTION 栗山 壯一，簗瀬 武史	上部構造のアバットメントスクリューホール相当部に アプローチ孔を形成して直接スクリューを締める

問題と考察

|2 部に埋入したインプラントの上部構造が動くとのことで来院した．

デンタルエックス線像にて確認したところ，アバットメントスクリューに緩みが認められ，アバットメントとインプラント体は離れている状態であった．ただし，インプラント周囲骨や周囲粘膜に異常は認められなかった（図1）．

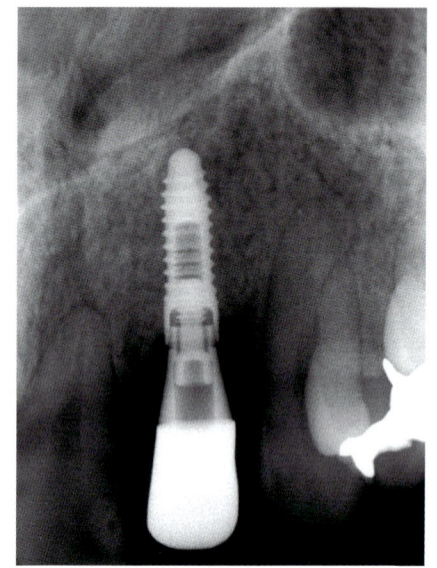

図1 来院時のデンタルエックス線像．アバットメントスクリューに緩みが認められ，アバットメントとインプラント体は離れている状態であった．ただし，インプラント周囲骨や周囲粘膜に異常は認められなかった．

対処した方法

セメント固定によってポーセレン上部構造を装着していたため，アバットメント連結時の口腔内写真を参考に上部構造のアバットメントスクリューホール相当部にアプローチ孔を形成し（図2〜4），同アプローチ孔から直接アバットメントスクリューを締結して適切なトルクで上部構造を再装着した．

形成したアプローチ孔は，オペーク処理を行った後にハイブリッドレジンを用いて審美的に修復した（図5〜7）．

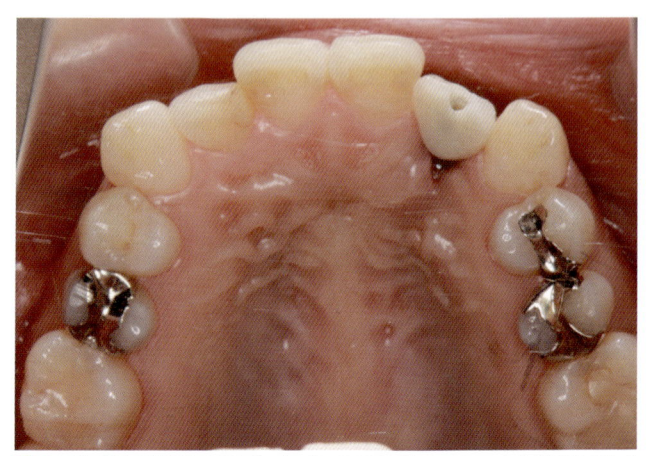

図2 |2 部上部構造のアバットメントスクリューホール相当部に形成されたアプローチ孔．

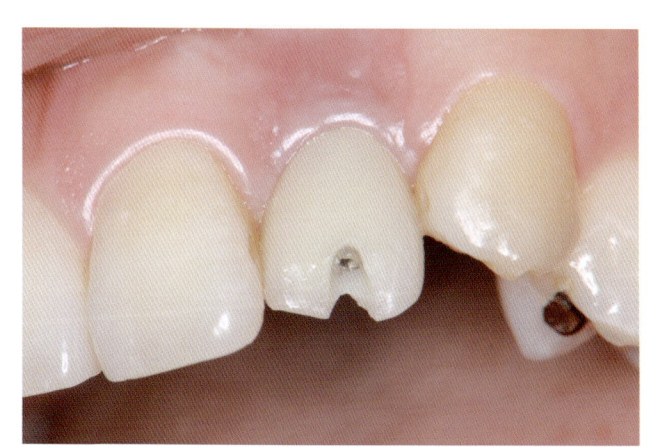

図3 |2 部上部構造のアバットメントスクリューホール相当部に形成されたアプローチ孔の唇側面観.

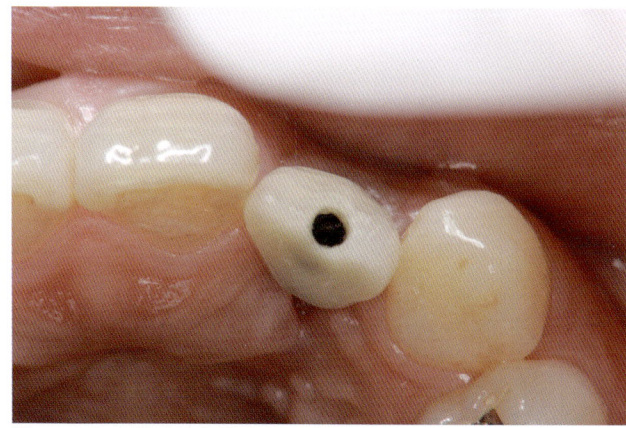

図4 同じく |2 部上部構造のアバットメントスクリューホール相当部に形成されたアプローチ孔の切縁観.

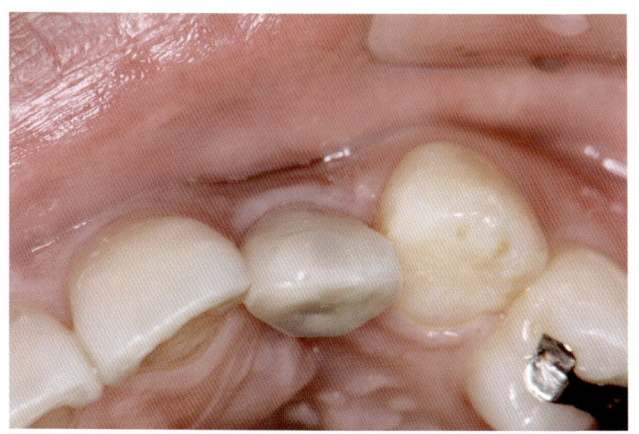

図5 アプローチ孔にオペーク処理を行い,ハイブリッドレジンで修復した.

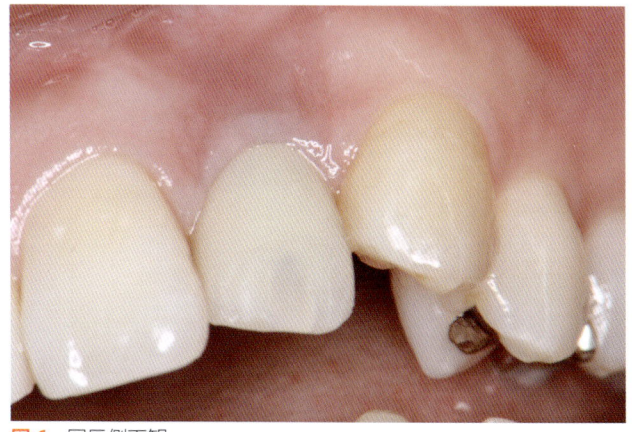

図6 同唇側面観.

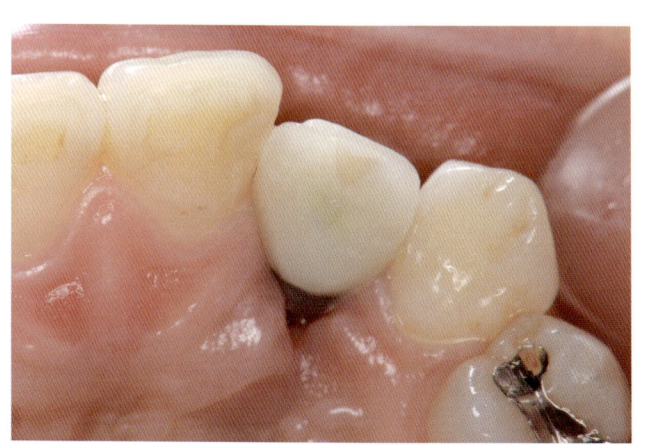

図7 同切縁観.

インプラント治療・こんなときどうする？ 69

こんなときどうする？　予後のトラブル編

CASE 上部構造が破折・脱離した

SOLUTION 上部構造の修理，マテリアルの変更

村上 弘

問題と考察

上部構造の破折で来院．前医にて <u>76|</u> 部，<u>|6</u> 部にインプラントの埋入および補綴処置を行ったが，数回にわたって <u>7|</u> 部上部構造の破折を繰り返していた．来院時の口腔内所見では <u>7|</u> 部の上部構造の頬側，遠心部にポーセレンの破折が見られた（**図1, 2**）．

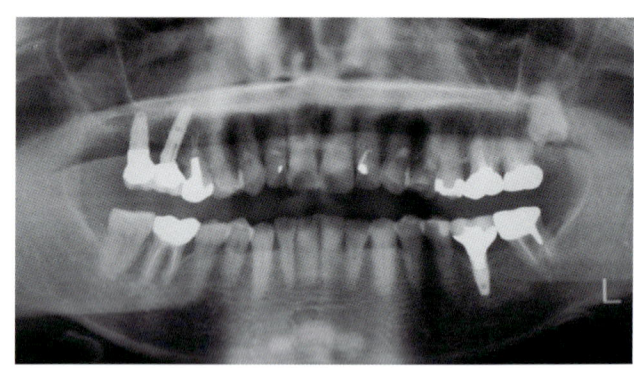

図1　パノラマエックス線像．

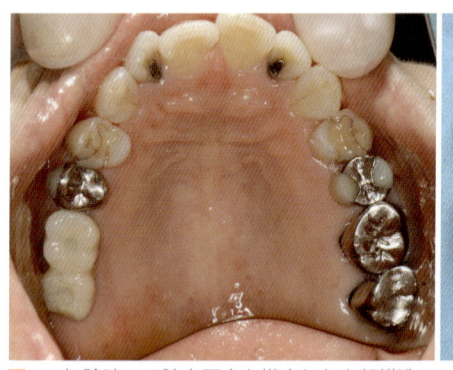

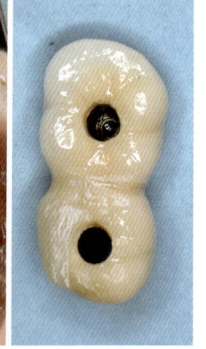

図2　初診時の口腔内写真と撤去した上部構造．

対処した方法

当院でも，硬質レジンによって修復を試みたが，やはり破折を繰り返した．

咬合関係等に大きな問題はなかったが，側方運動時に頬側咬頭に若干の干渉が認められた．また，最後方歯であるため，遠心部に大きな咬合力がかかると判断した．再製作が最もよい方法であるが，患者の経済的な負担もあり，<u>7|</u> 部のみを金属材料に変更することにした．

上部構造を装着したまま，印象採得を行い，除去した上部構造を印象に戻して模型を製作した（**図3**）．

<u>7|</u> 部を支台歯形成し，回転防止溝を付与した後（**図4**），<u>7|</u> 部のワックスアップを行い（**図5**），次にアクセスホールを付与した全部被覆冠（金合金 Type Ⅲ）を製作し（**図6**），セメント合着を行った（**図7**）．

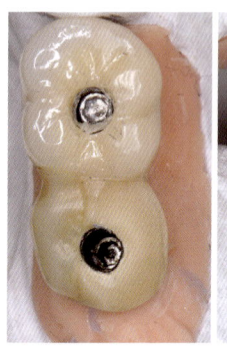

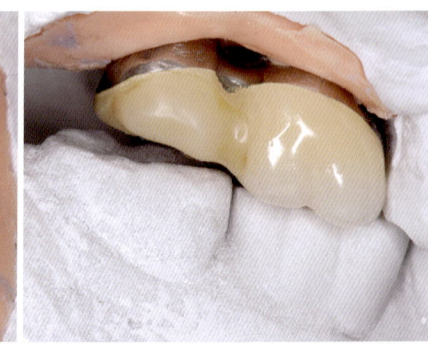

図3　修理用模型．

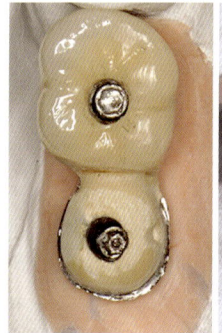

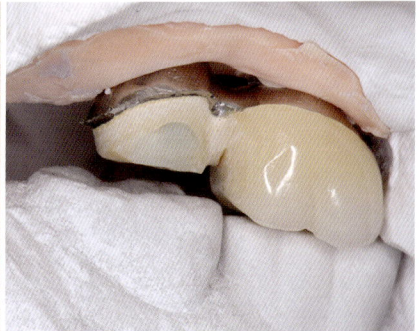

図4　<u>7|</u> 部のカットバック（支台歯形成）と回転防止溝．

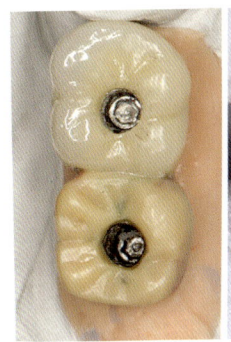

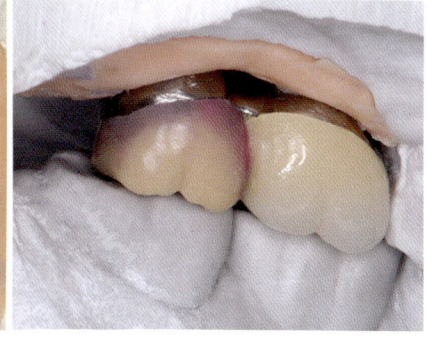

図5 ワックスアップ．

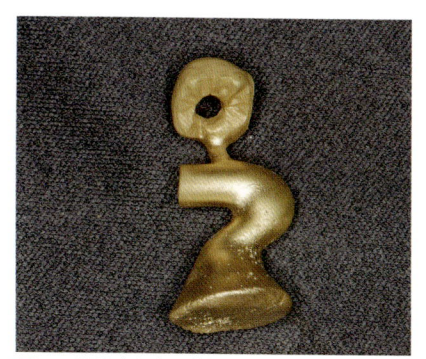

図6 鋳造された 7| 部の全部被覆冠．

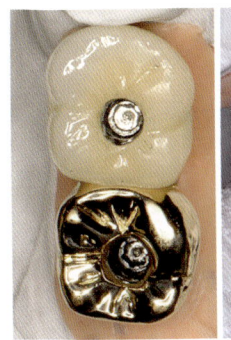

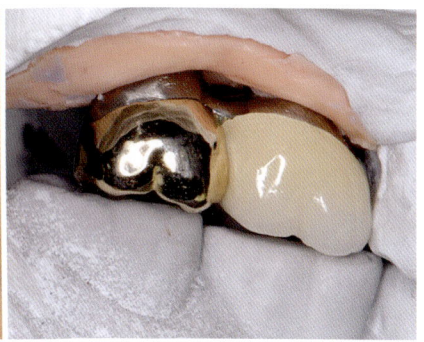

図7 7| 部にセメント合着された全部被覆冠．

　完成した上部構造と装着後の口腔内写真（図8）およびパノラマエックス線像を示す（図9）．
　以後，現在まで経過は良好である．

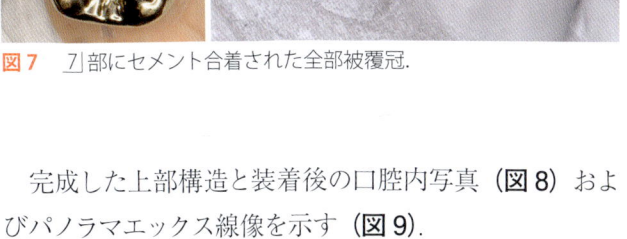

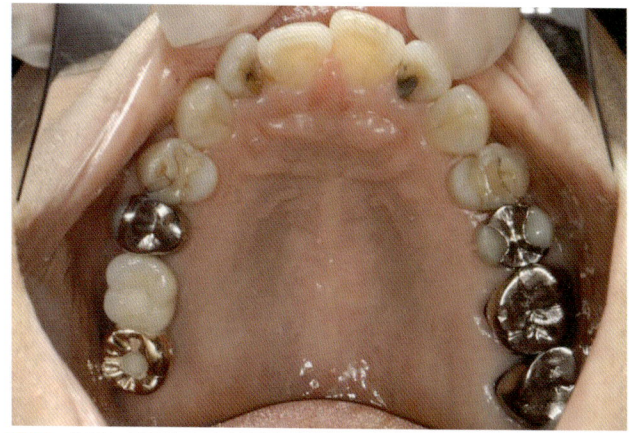

図8 修理・変更した上部構造装着後の口腔内．

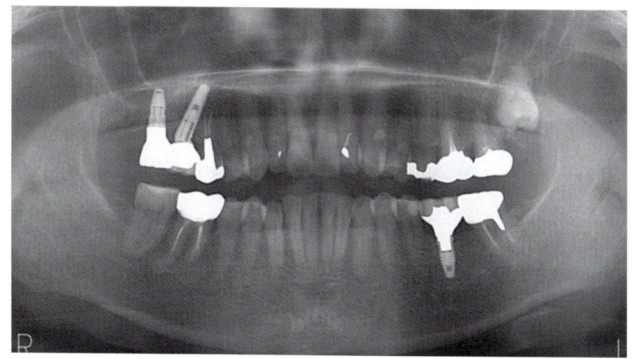

図9 修理・変更した上部構造装着後のパノラマエックス線像．

こんなときどうする？　予後のトラブル編

CASE　インプラント周囲粘膜に違和感がある

SOLUTION　初期のインプラント周囲炎と診断し外科的清掃によって対処

鈴木 貴規

問題と考察

患者は30歳，男性．1年前に6̄部にインプラント埋入の手術を受けた．上部構造装着後，特に問題はなかったものの，約1週間前からインプラント周囲粘膜の違和感を訴え来院した．口腔内所見では排膿がみられ，周囲粘膜の発赤，腫脹もみられた（図1）．

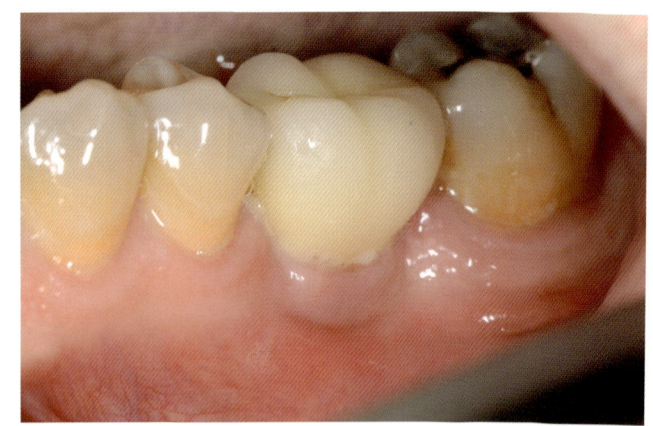

図1　上部構造装着から1年後．上部構造マージンの周囲から排膿がみられる．

対処した方法

エックス線像より，垂直的骨吸収が確認された（図2）．診察の結果，初期のインプラント周囲炎と診断し，外科的清掃を行った．全部層弁で粘膜を剥離したところ，余剰セメントが確認された（図3）．

余剰セメントと肉芽を除去し，プロフィージェット®でインプラント表面を清掃し（図4），テトラサイクリンを塗布して（図5），生理食塩水による清掃後（図6），歯肉弁を6-0ポリプロピレンにて縫合した（図7）．

最近では，より低侵襲な方法として歯肉を剥離せずにインプラント周囲溝から吸収性グリシンパウダーをエアフローできるペリオフロー®も応用されている．

インプラント周囲には余剰セメントを最小限に抑えることがセメント固定タイプの上部構造による修復の鍵となる．

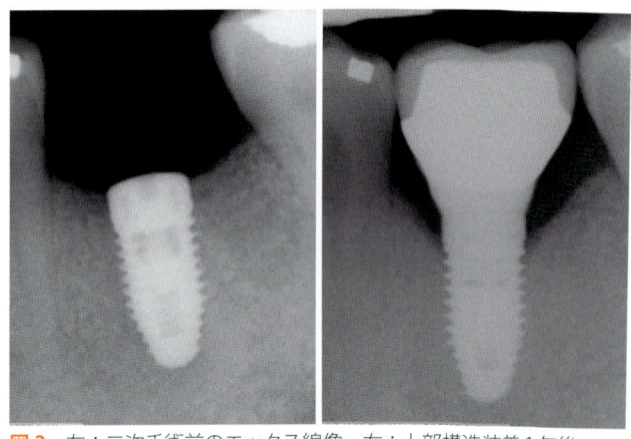

図2　左：二次手術前のエックス線像，右：上部構造装着1年後．

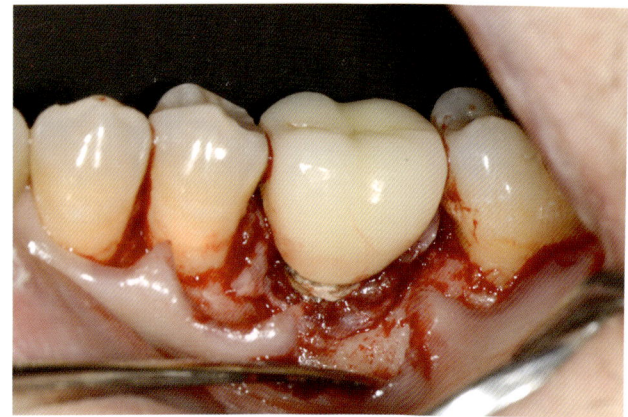

図3　余剰セメントが確認された．

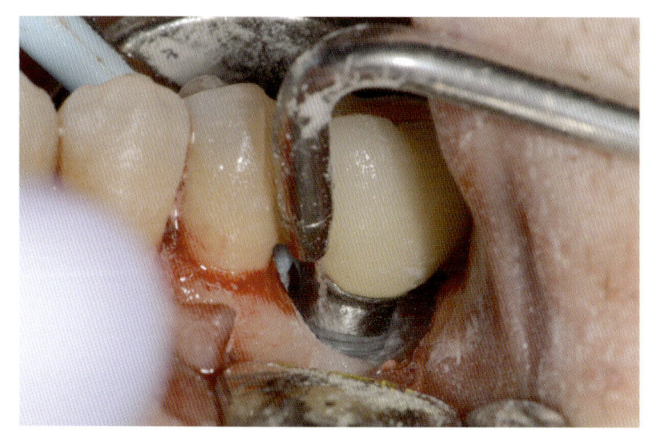

図4　プロフィージェット®による清掃.

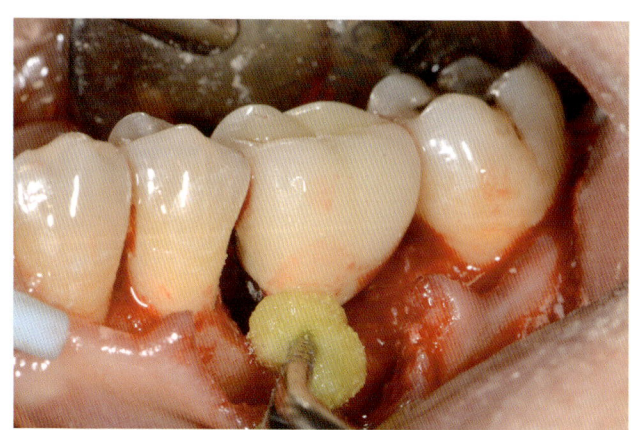

図5　テトラサイクリンの塗布.

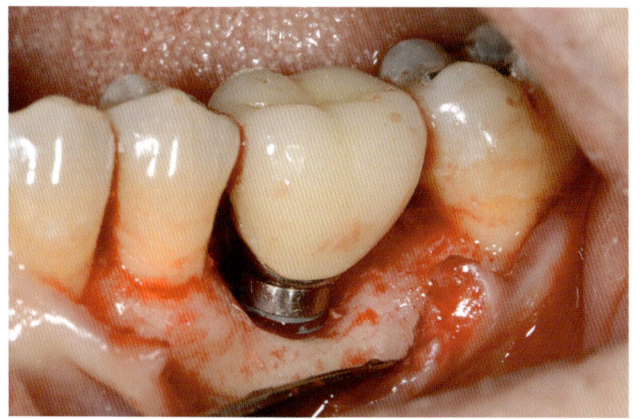

図6　清掃後のインプラント.

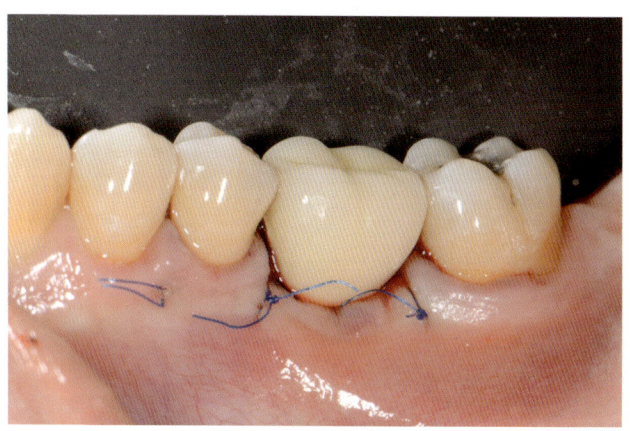

図7　術直後の口腔内所見.

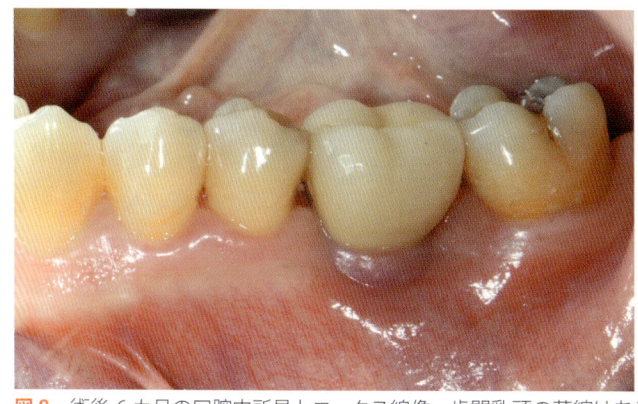

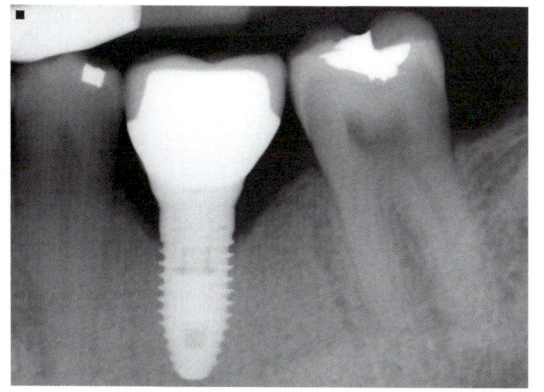

図8　術後6カ月の口腔内所見とエックス線像.歯間乳頭の萎縮はあるものの，以前患者が感じた違和感は解消された.エックス線からも，骨吸収の進行はなく，骨レベルは保たれている.

こんなときどうする？　予後のトラブル編

CASE 歯肉ラインが隣接歯とそろわない

SOLUTION 口蓋粘膜から採取した結合組織を移植し，審美性の回復を図る

加藤 仁夫，安岡 沙織
鈴木 真名

問題と考察

1|部にインプラント治療を行った症例である．1|は歯根破折のため頬側に瘻孔を形成し，抜去した（図1）．頬側骨壁は欠損し，炎症があったため待時埋入とした．抜歯後3カ月にプラットフォーム・シフティングタイプのインプラントを埋入した（図2）．埋入部の骨量は垂直的にも水平的にも欠如していたため，自家骨移植とGBR法を併用したインプラント埋入術を実施した（図3）．半年後の二次手術を経て上部構造を装着した（図4, 5）．

しかし，唇側骨の吸収ならびに歯肉の退縮が進み，インプラント上部構造の歯冠長は延長され，また下部鼓形空隙の閉鎖は得られず，天然歯との歯肉ラインが不揃いになった（図6）．

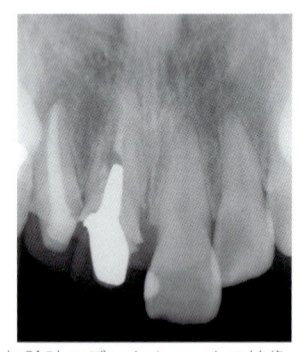

図1　初診時のデンタルエックス線像．1|歯根破折を認める．

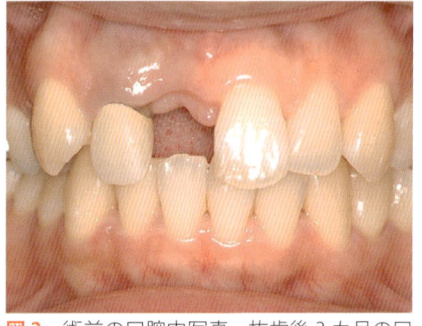

図2　術前の口腔内写真．抜歯後3カ月の口腔内写真．歯槽粘膜の陥凹を認める．

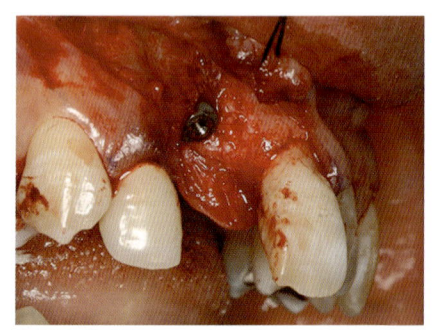

図3　インプラント埋入手術時．歯槽骨は頬舌的，垂直的に吸収している．インプラント体埋入後，自家骨移植によるGBR法を実施した．

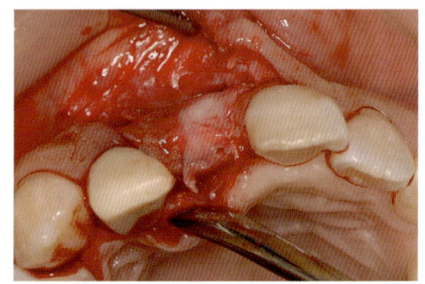

図4　2次手術ならびにメンブレン除去手術．インプラント体を被覆する骨は形成されているが，垂直的な骨量が十分ではない．

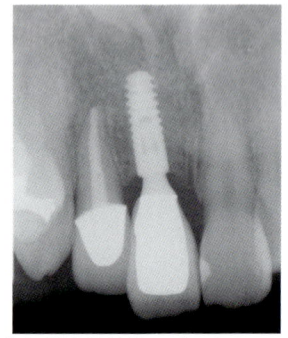

図5　上部構造装着後のデンタルエックス線像．インプラント体周囲の骨は安定した状態を保っている．

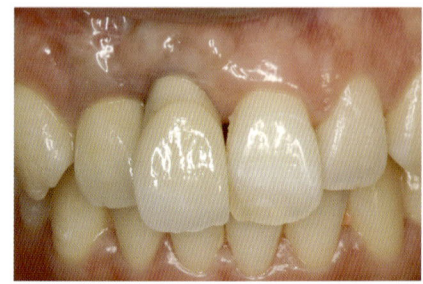

図6　上部構造装着．歯肉退縮により，不適切なエマージェンスプロファイルを余儀なくされた．

対処した方法

審美領域にインプラント治療を行う際，歯肉のbiotype（87頁参照）によって審美性は大きく左右される．特に，thin-scallop typeの場合，thick-flat typeに比べ歯肉は薄く，歯肉退縮などの審美障害を生じる可能性がある．

一般的に，インプラント治療後に生じた歯肉退縮のリカバリー処置は，以下が考えられ，その特徴を記載する．

①インプラント体を撤去し再治療

- インプラント体撤去後の再埋入は，治療前の状態よりもさらなる悪条件からのスタートになることが多い．
- インプラント体の撤去は患者への負担も大きく，可能であればそのまま使用したいと，患者も希望することが多い．

②硬組織の再建

- 骨移植等でのリカバリーは可能と考える．しかし，thin-scallop type の場合，骨移植等の外科処置後に，再度，歯肉退縮を生じる可能性があるため，歯肉の厚みを獲得しておく必要がある．

③軟組織の再建

- thin-scallop type で付着歯肉の幅が狭小している場合，術後の歯肉形態の予測が困難になるため，まず歯肉の厚みを確保し，さらに将来的な硬組織の再建への可能性を得る必要がある．
- 患者への負担が少ない．
- 垂直的歯肉レベルの増大が少量であれば，軟組織の再建のみでリカバリーできることもある．

本症例の場合は thin-scallop type のため，辺縁歯肉の歯冠側移動と歯間乳頭の再生を目的とし，マイクロスコープ下にて口蓋粘膜から採取した結合組織を骨膜と粘膜の間に移植術を行った（図7〜10）．結合組織移植術後，唇側歯肉の厚みは確保され，それに伴い辺縁歯肉および歯冠乳頭の位置も歯冠側へ移動した（図11，12）．

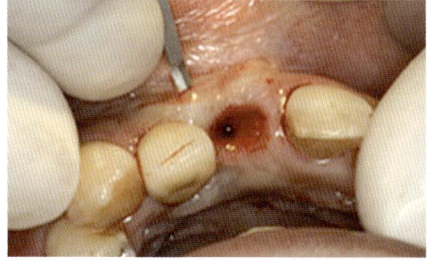

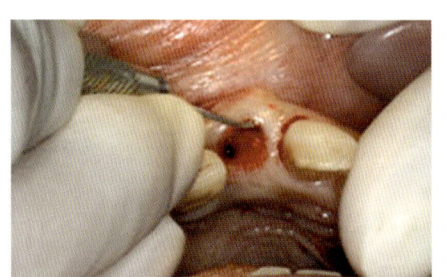

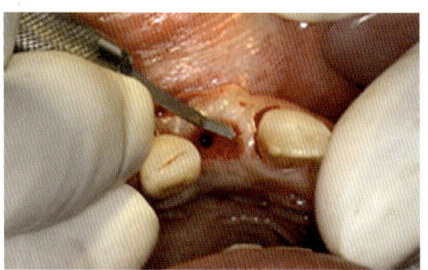

図7　マイクロサージェリー用のメスにて辺縁歯肉に水平切開を加え，辺縁歯肉を歯冠側に移動させる．

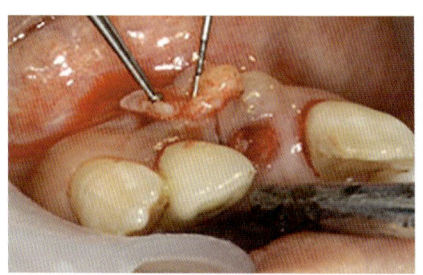

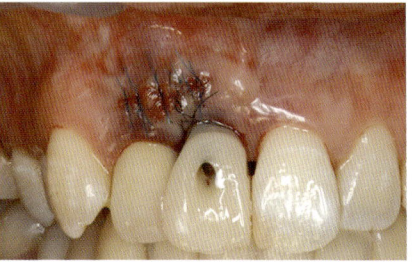

図8　結合組織移植術中．口蓋粘膜から採取した結合組織を剥離した上皮下に填入し，6-0 ナイロン糸にて縫合．

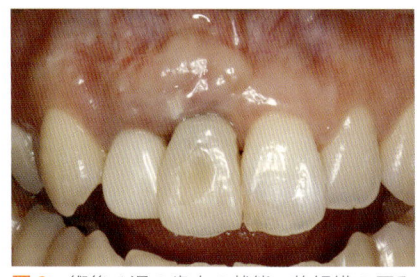

図9　術後6週の歯肉の状態．軟組織の厚みを増すことにより，歯冠側への軟組織の造成が可能になった．

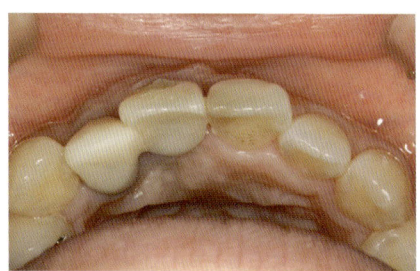

図10　同じく術後6週の口腔内咬合面観．

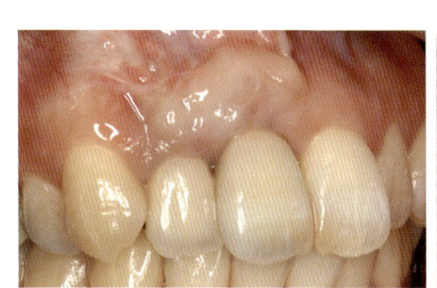

図11　上部構造装着．粘膜が安定したら，上部構造の製作に移行する．

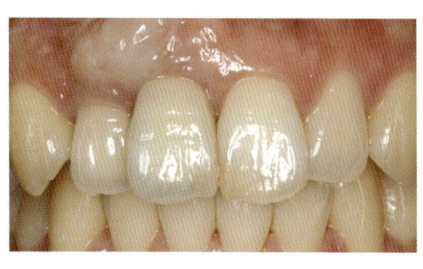

図12　結合組織移植術後3年の口腔内正面観．唇側歯肉の厚みは確保され，それに伴い辺縁歯肉および歯冠乳頭の位置も歯冠側へ移動した．

こんなときどうする？　予後のトラブル編

CASE	上部構造が破折・脱離した
SOLUTION 村上 弘	上部構造の修理，固定様式の変更 （セメント固定からスクリュー固定への変更）

問題と考察

　10年ほど前にカナダ・バンクーバーのデンタルオフィスにて，インプラントの埋入および補綴処置を行ったが，約3ヵ月前，1⏌部のインプラント体が脱落し，3 2 1⏌の上部構造も同時に脱離した．また，同時期に⏋6 部のインプラントが動揺しはじめた．

　前医に相談したところ，上顎については骨移植後インプラント再埋入，下顎もインプラント体を除去し，再埋入と説明された．

　初診時の口腔内所見では，上顎は 2 1⏌欠損，⏋3 部はアバットメントの露出，下顎はクラウンタイプの上部構造が動揺していた（図1，2）．

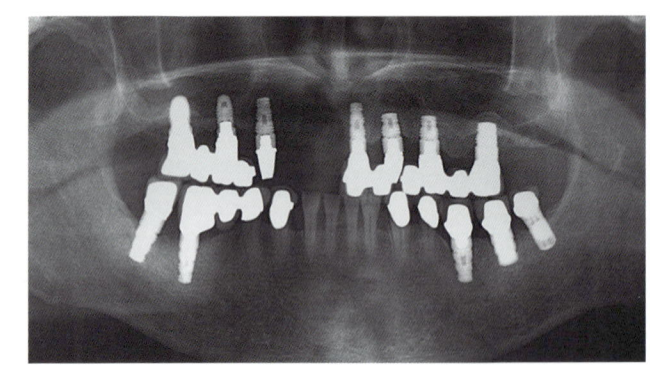

図1　パノラマエックス線像．

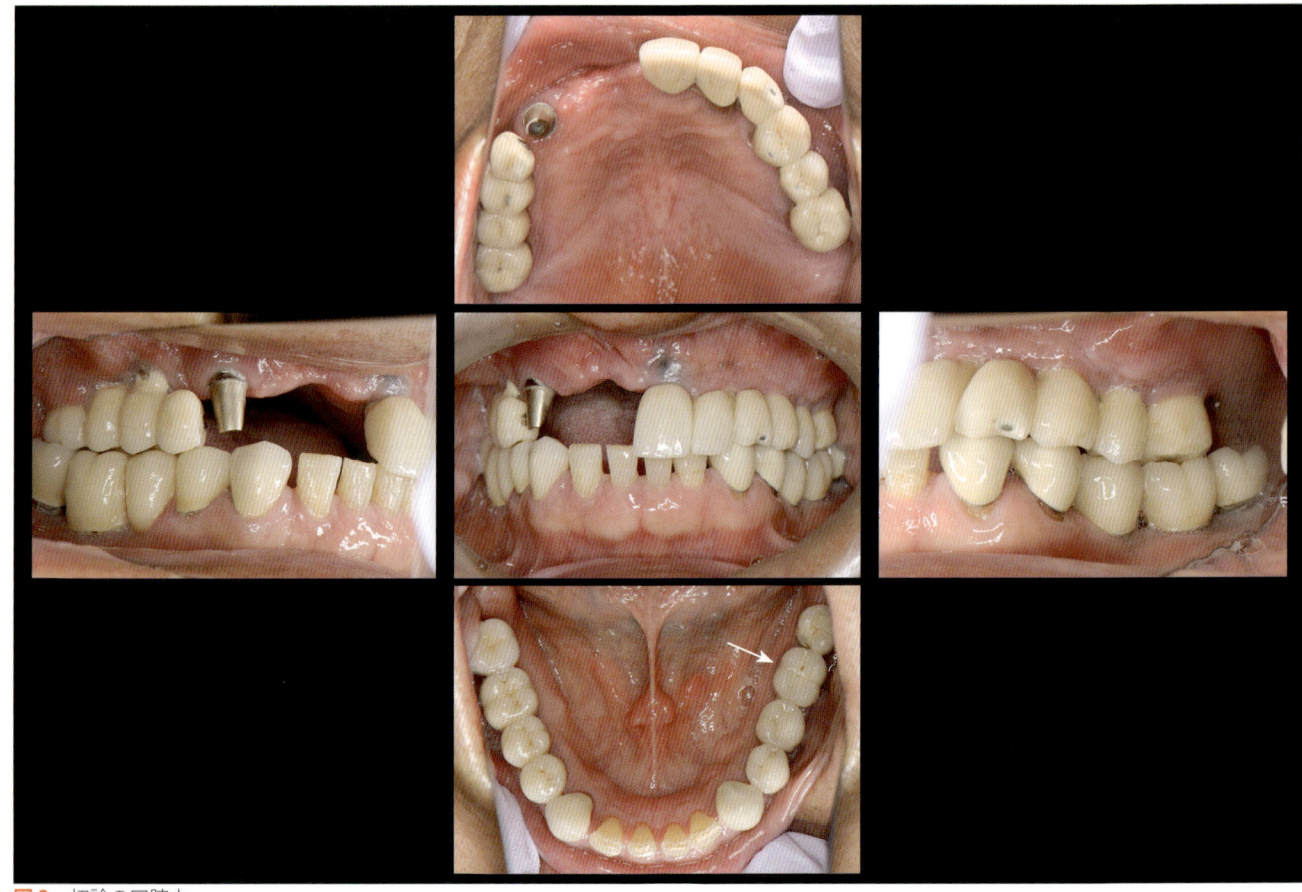

図2　初診の口腔内．
矢印はトラブル部分

対処した方法

上顎はまず，暫間義歯を装着した（**図3**）．

パノラマエックス線像では|3 部は延長ポンティック設計で，さらに|23 間は連結されていなかった．そこで，|34 間で上部構造を切断してポンティック部を除去した（**図4**）．|12 の上部構造を除去後，③21|①②3 のインプラントブリッジを装着した（**図5**）．

|6 部については，セメント固定法では，アバットメントスクリューが緩むと上部構造（クラウンタイプやブリッジタイプ）を撤去しなければならない．その際，上部構造が破折したり，切断・除去しなければならないことも少なくない．本症例では，上部構造を切断・除去後，アバットメントがインプラント体の長軸上にあったため，今後の経過を考慮して，アバットメントに回転防止溝を形成し（**図6**），アクセスホールを付与したクラウンをセメント合着した．セメント固定からスクリュー固定に変更することが可能であった（**図7**）．

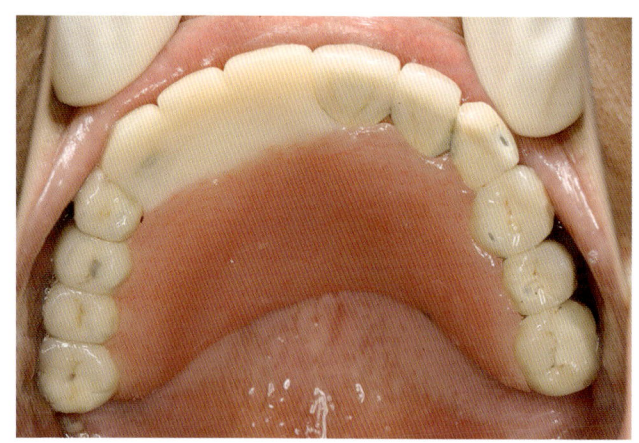

図3 暫間義歯．

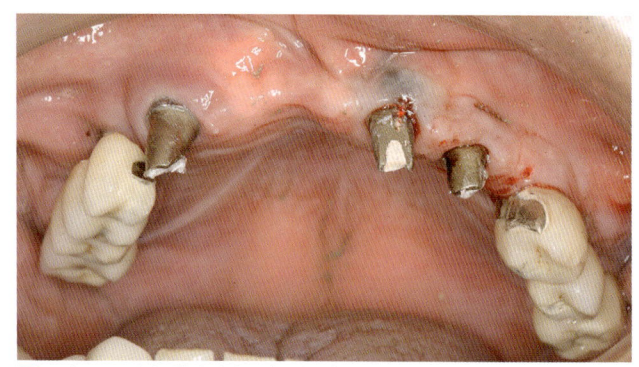

図4 |12 の上部構造除去と|3 部ポンティック部切断．

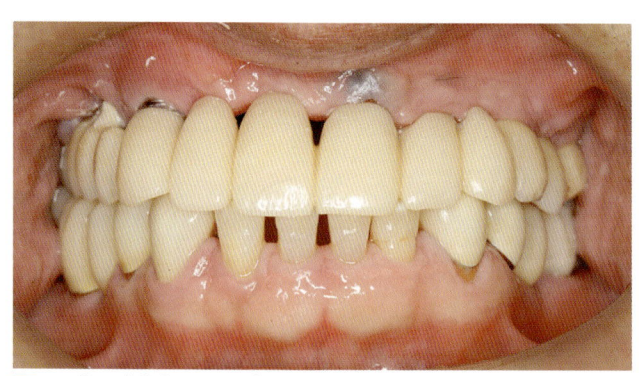

図5 ③21|①②3 インプラントブリッジ装着．

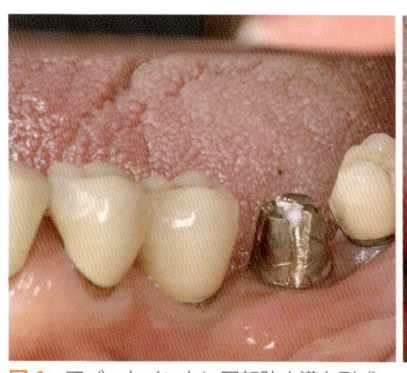

図6 アバットメントに回転防止溝を形成．

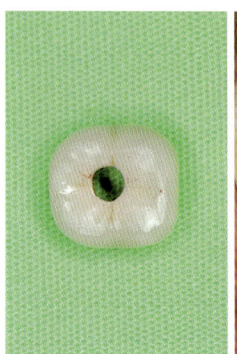

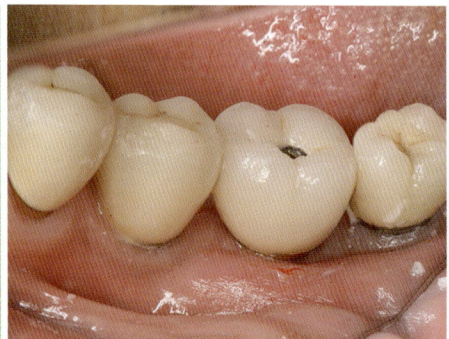

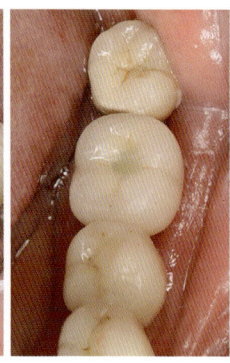

図7 アクセスホールを付与した上部構造をセメント合着した．

こんなときどうする？　予後のトラブル編

CASE
インプラント上部構造の
ポーセレンが破折した

SOLUTION
志賀 泰昭

口腔外でのリペアーで対処する
（ハイブリッドあるいはポーセレンを使用した2例）

問題と考察

　インプラント上部構造においては，天然歯のように歯根膜による緩圧機構の存在しないインプラントに対し，上部構造の材質に緩圧を期待するハイブリッドレジンという選択肢もあるが，いまだ耐摩耗性，硬度等に問題があり，フレームワークにメタルあるいはジルコニアを使用するにしても，審美的要求の高いケースではポーセレンでの修復を余儀なくされることが多いと思われる．しかしながら，経験上どのように精密に咬合診断をし，どのような咬合様式を与えようと，かつ定期検査により咬合をチェックし調整を施しても，100%ポーセレンの破損，破折を防ぐことはできないといっても過言ではない（図1）．

　そのようなリスクに備えて上部構造のスクリュー固定を選択するが，審美的欲求の高い患者ではアクセスホールの存在が審美性を阻害することとなり，最終的にセメント固定の選択を余儀なくされることも多い．

　筆者の採用しているバイコンデンタルインプラントシステムは唯一インプラント体とアバットメントの接合にスクリューを使用しないので，たとえセメント合着された上部構造であっても，上部構造とアバットメントを一塊に外すことができるため（図2, 3），ポーセレンの破折に対するリカバリーにおいて他のインプラントシステムと比較し非常に優位である．

　ただし，他のインプラントシステムであってもカリエスリスクゼロのインプラントであるからこそ，セメント固定式といえども合着用セメントを使用せずに仮着用セメントを使用して仮着の状態を最終装着とすれば，万が一のポーセレン破折時においても口腔外で以降に示すような修理による対処が可能となる．

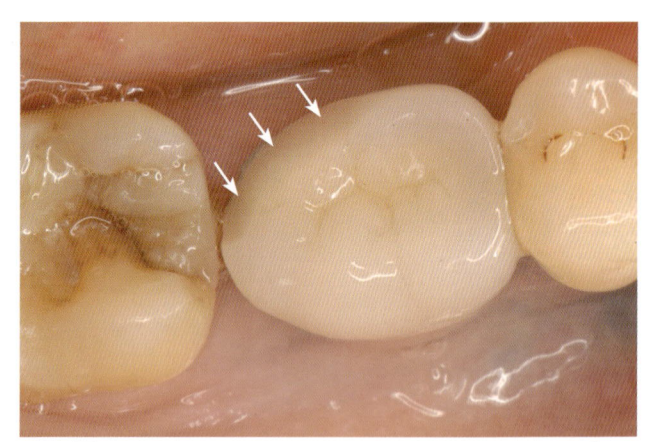

図1　6⏌部上部構造の遠心舌側咬頭から遠心辺縁隆線にかけてポーセレンが破折を起こした．

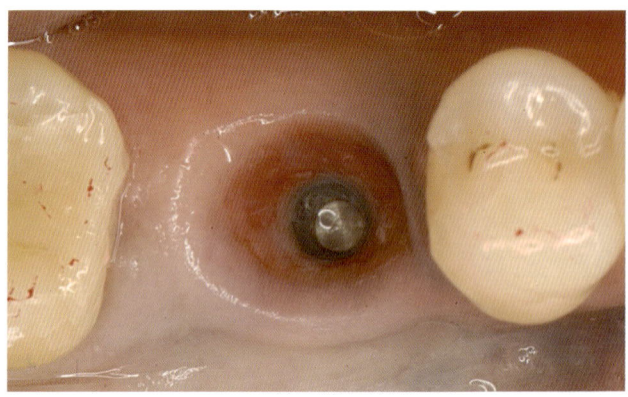

図2　バイコンデンタルインプラントシステムはインプラント体とアバットメントの接合にスクリューを使用しないため，たとえセメント合着された上部構造であっても，上部構造とアバットメントを一塊に外すことができる．

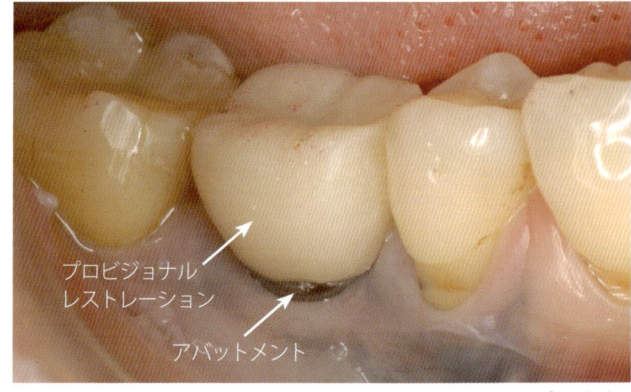

図3　口腔外での修理の間，保管していたアバットメントとプロビジョナルレストレーションに交換が可能である．

対処した方法 ①

ハイブリッドレジンを使用してのリペアー（図4〜13）

バイコンの場合，セメント合着されたPFMをアバットメントごと撤去し，操作しやすいように，アナログに挿入後ヘビーボディータイプのラボ用シリコーンにて作業台を製作する（図4）．処理剤より保護する目的で修整部以外をワックスでカバーし（図5），2.5気圧で修整部位にロカテック™処理を行う．次にシランカップリング処理（図8）を行い，修整部位にハイブリッドレジンを築盛し，真空型重合器で重合の後，形態修整，研磨し修理修整を完成させる（図9〜13）．

図4　アバットメントにセメンティングされたPFMが破折．バイコンの場合は上部構造を破壊せずにアバットメントを撤去することが可能である．

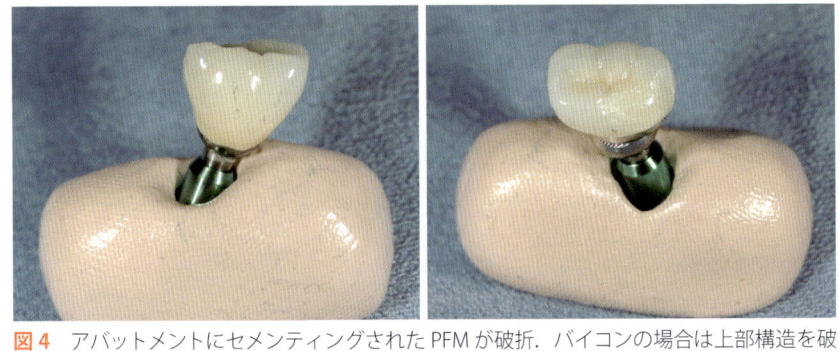

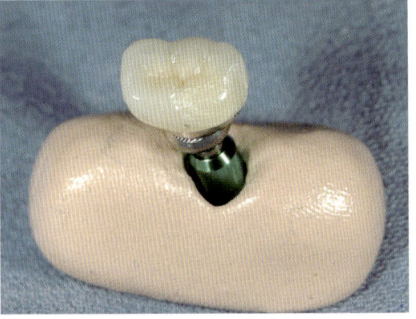

図5　修整部位以外をワックスでカバーする．

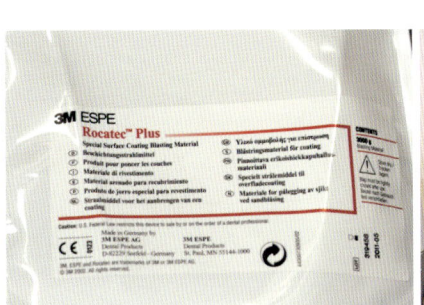

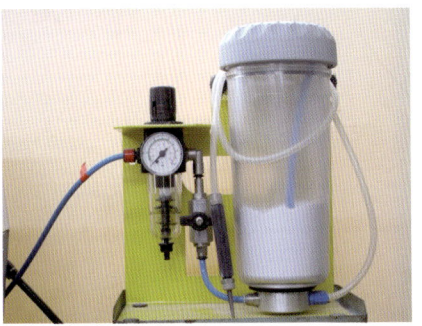

図6　修整部位にロカテック™（口腔内の場合はCo-jet）処理を行う．

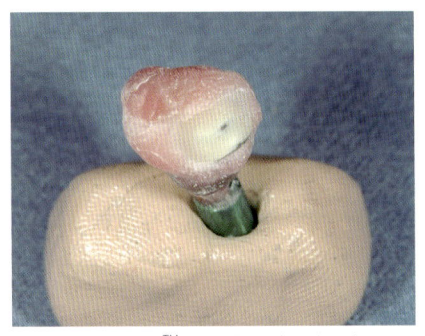

図7　ロカテック™処理済み（2.5気圧）．

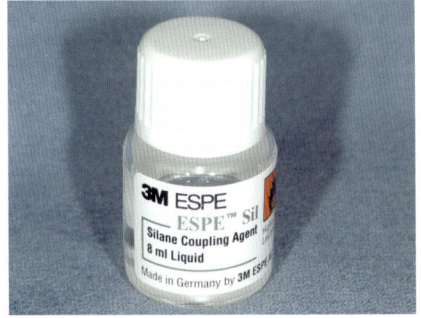

図8　使用したシランカップリング材「エスペ™ ジル」．

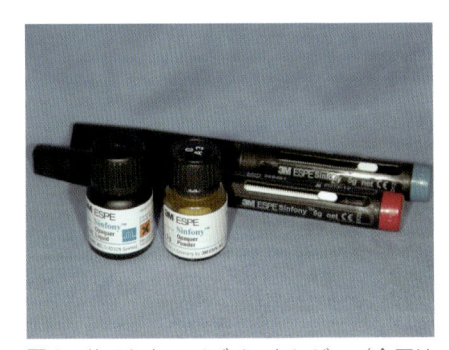

図9　使用したハイブリットレジン（今回は3Mシンフォニー™を使用）．

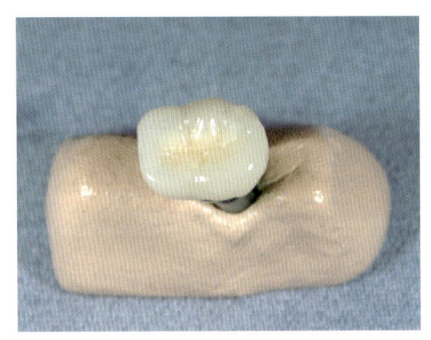

図10　ハイブリットレジンの築盛．

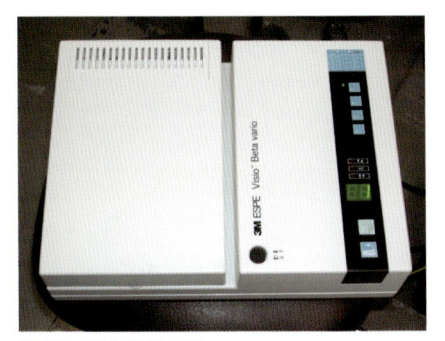

図11　真空型重合器．

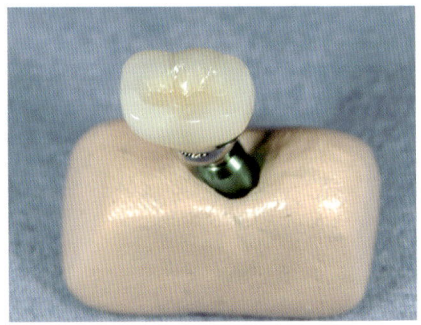

図12　形態修整，研磨完成．

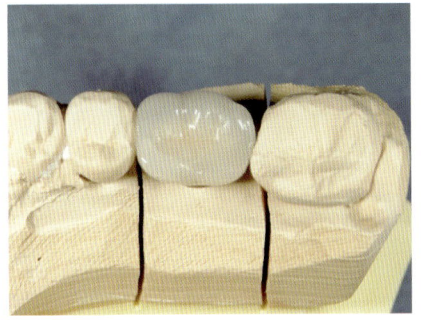

図13　模型上で修整を完成させた上部構造．

インプラント治療・こんなときどうする？　79

こんなときどうする？　予後のトラブル編：インプラント上部構造のポーセレンが破折した

対処した方法 ②

ポーセレンを使用してのリペアー（図14〜28）

　ポーセレンで修理する場合は，アバットメントからPFMを外す必要があるため，300℃位でリングファーネスを用い加熱し，合着セメントを焼却する（図14，15）．PFM内部をアルミナサンドブラストで清掃し，880〜890℃でポーセレンファーネスにて空焼きする（図16）．機能していた咬合面および隣接面の接触面がマイクロクラックにより白く浮くこと（図17）があるので，白く浮いた部分を一層削り（図18），破折面を含めアルミナサンドブラストで表面処理を行う（図19）．その後，通常の追加焼成スケジュールに則ってポーセレンを築盛，焼成，形態修整，グレーズして完成（図20〜23）．縁下のセメント残留を防ぐため，口腔外でアバットメントにセメント合着を行う（図24〜26）．

　対処した方法①も②も同様に，模型上の修整位置を口腔内にトランスファーするためのポジショニングガイド（図27）およびインプラント体の長軸方向にタッピングするためのタッピングガイド（図28）を製作し，修理修整したPFMをセメント合着したアバットメントごと口腔内にてタッピングにより装着する．

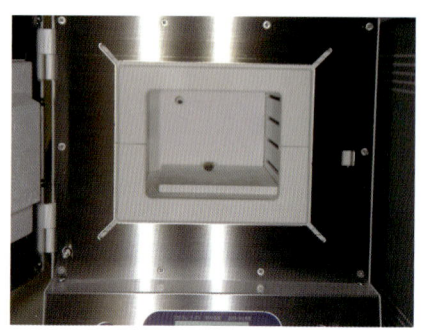

図14　アバットメントからPFMを外すためにリングファーネスにてセメントを焼却する（300℃位）．

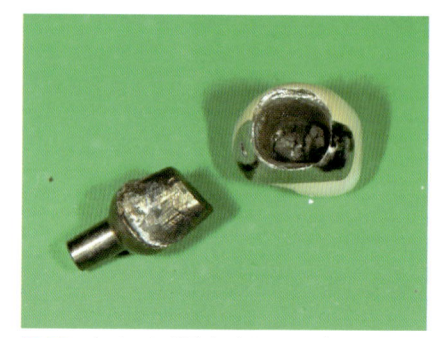

図15　セメントが焼却されてアバットメントとPFMが分離．

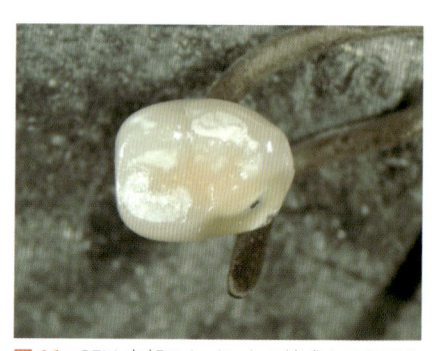

図16　PFM内部のセメントの焼成カスをアルミナサンドで清掃し，ポーセレンファーネスで空焼きする（880〜890℃）．

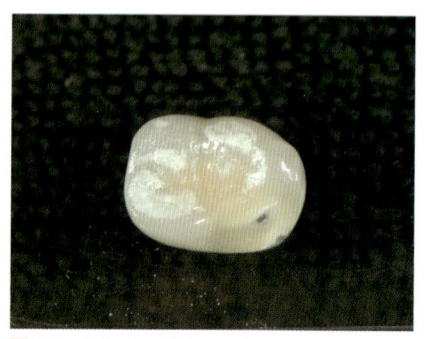

図17　オクルーザルコンタクトや隣接コンタクトが白く浮く．

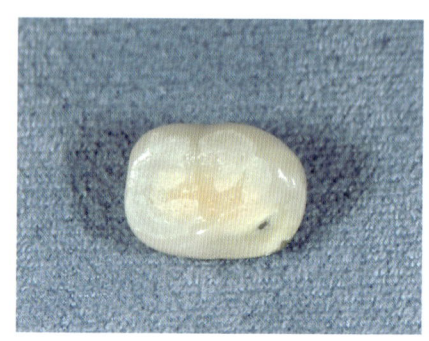

図18　白く浮きでた部分を一層削る．

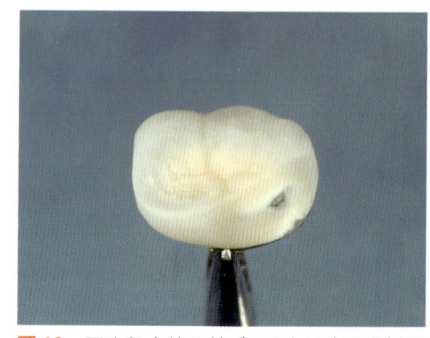

図19　アルミナサンドブラストで表面を処理する．

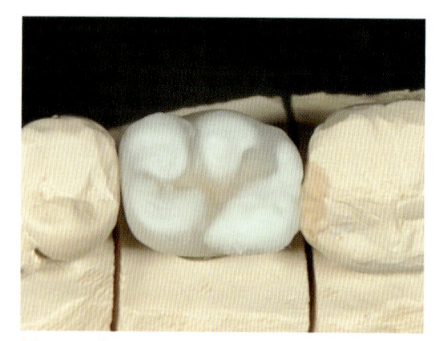

図20　ポーセレンを築盛する．

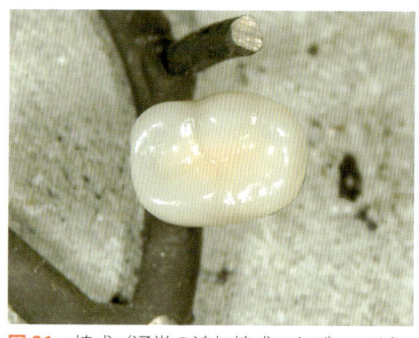

図21　焼成（通常の追加焼成スケジュール）．

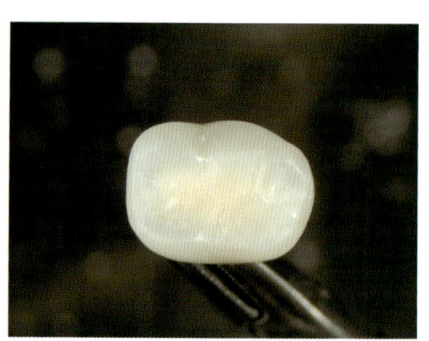

図22　形態修整．

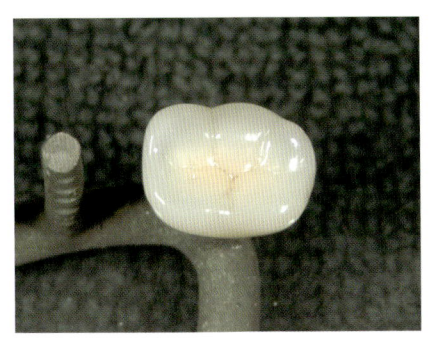

図23 グレーズ完成.

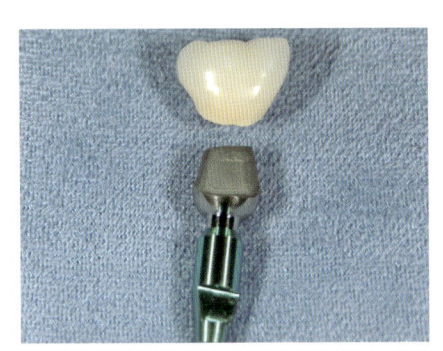

図24 アバットメントへのセメンティング前の状態.

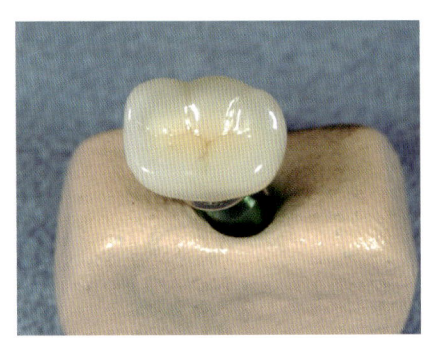

図25 口腔外でのセメント合着が完了.

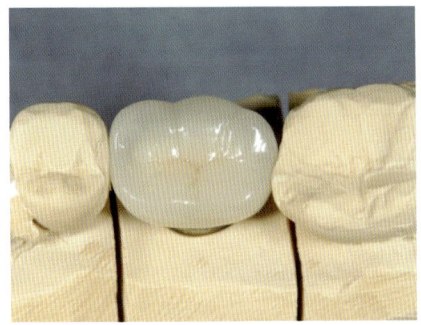

図26 模型上で完成させた状態.

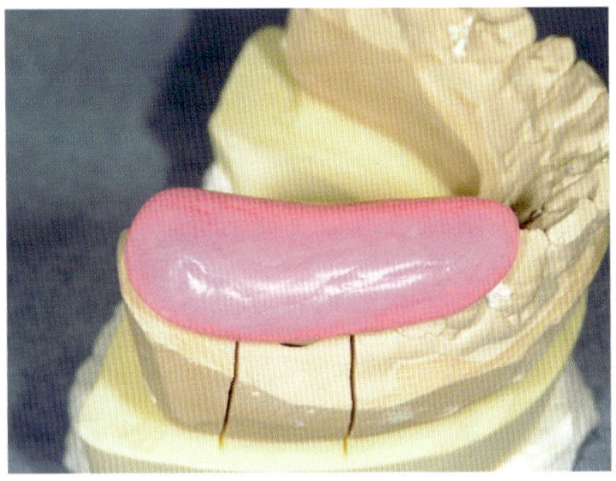

図27 ポジショニングガイドの製作.

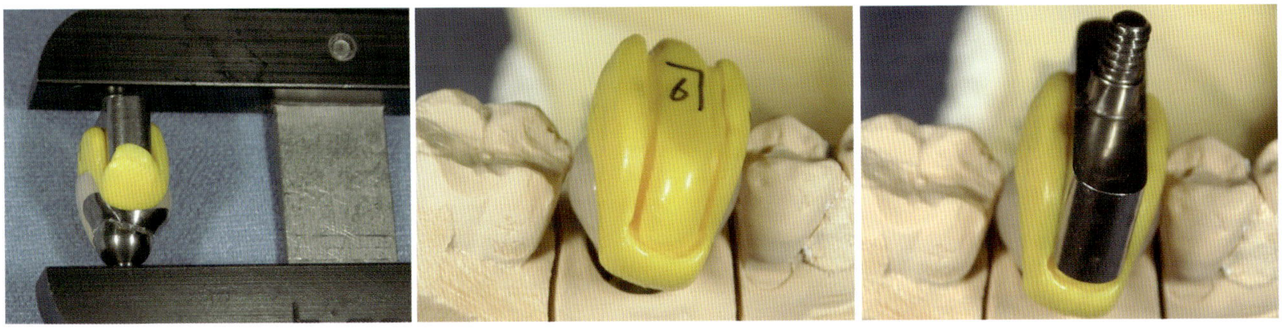

図28 タッピングガイドの製作.

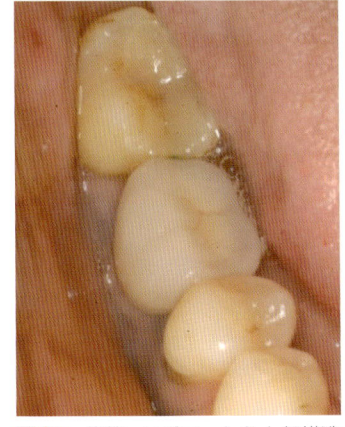

図29 修整・リペアーした上部構造装着後の口腔内所見.

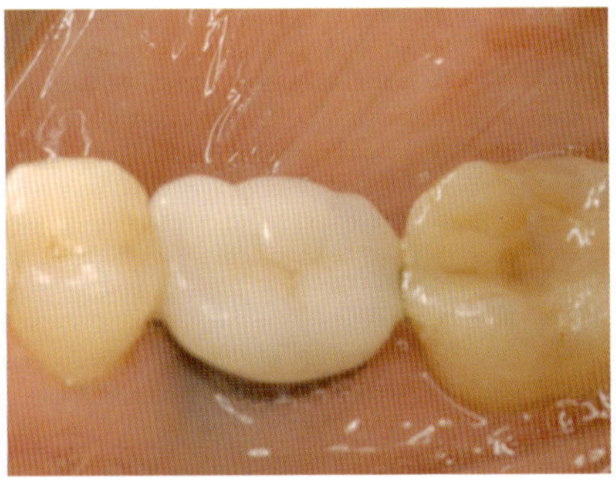

図30 同舌側面観.

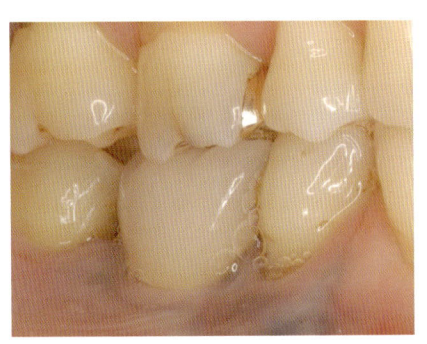

図31 同上部構造の咬合関係を示す.

インプラント治療・こんなときどうする？ 81

こんなときどうする？　予後のトラブル編

CASE
アバットメント固定用スクリューが破折した

SOLUTION
市川 博彰，簗瀬 武史

超音波スケーラーを用いてインプラント体内部に留まった破折スクリューを除去する

問題と考察

全顎的なインプラント治療を行った患者であるが（図1），上顎右側臼歯部の上部構造が脱離したために来院した．

4┃部をカンチレバーとした┃7654部上部構造の5┃部インプラントにアバットメントスクリューの破折が認められた（図2～4）．

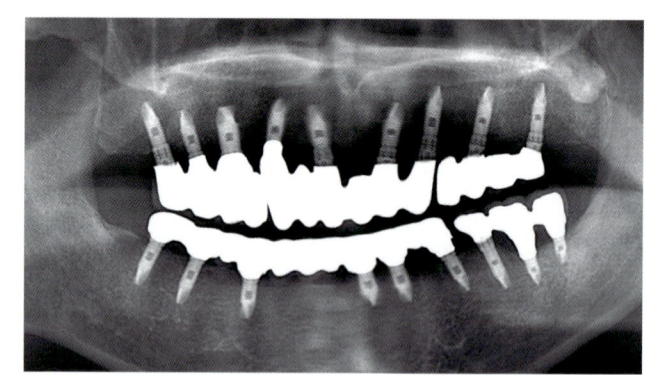

図1　インプラント治療終了時のパノラマエックス線像．

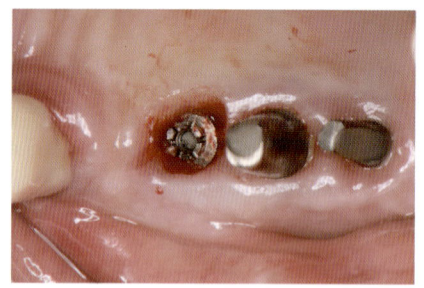

図2　上顎右側臼歯部上部構造脱離時の口腔内所見．5┃部インプラントのアバットメントスクリューが破折していた．

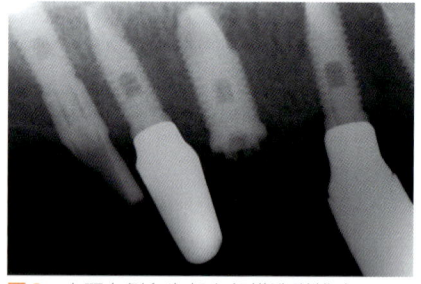

図3　上顎右側臼歯部上部構造脱離時のエックス線像．5┃部インプラントの内部に破折したアバットメントスクリューが残存している．

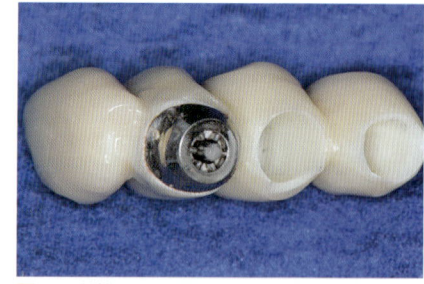

図4　脱離した上顎右側臼歯部上部構造．アバットメント内部にもスクリューヘッド部が残存しているのが認められる．

対処した方法

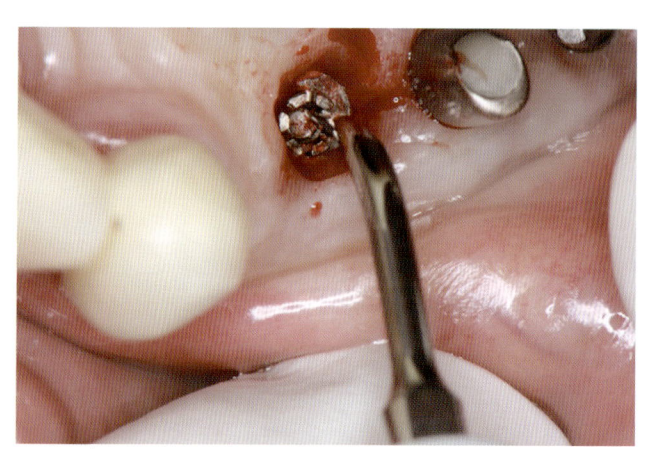

破折して5┃部インプラント内部に残存したスクリューを超音波スケーラーを使用して逆回転方向に緩めて除去した（図5）．破折スクリュー除去後のスクリューホールに対して，新しいアバットメントスクリューを挿入し，ネジ山に破損がないことを確認した（図6，7）．

上部構造はセメント固定を採用していたため，スクリューが破折した5┃部インプラント部はアバットメントと上部構造を分離することが難しかった．そのため，5┃部上部構造の咬合面アバットメントスクリューホール相当部に形成したアプローチ孔から（図8，9），超音波スケーラーのダイヤモンド付きチップを使用してアバットメントスクリューを除去した．

その後，アバットメントスクリューを交換し，┃7654部上部構造を再装着した（図10，11）．

図5　5┃部インプラント内部に残存したスクリューを超音波スケーラーを使用して逆回転方向に緩めて除去した．

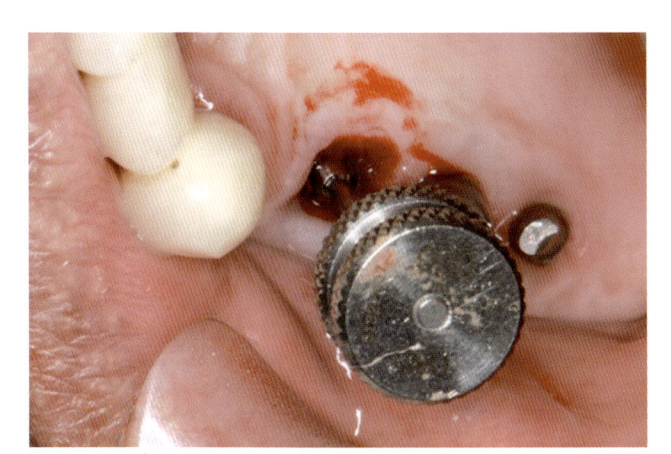

図6 インプラント体のスクリューホールに新しいアバットメントスクリューを挿入し，ネジ山に破損がないことを確認した．

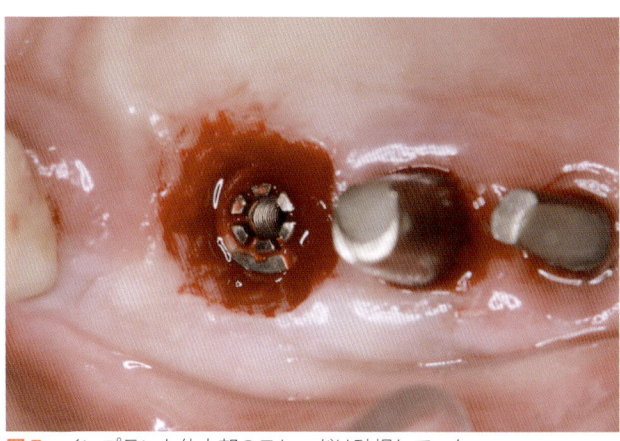

図7 インプラント体内部のスレッドは破損していない．

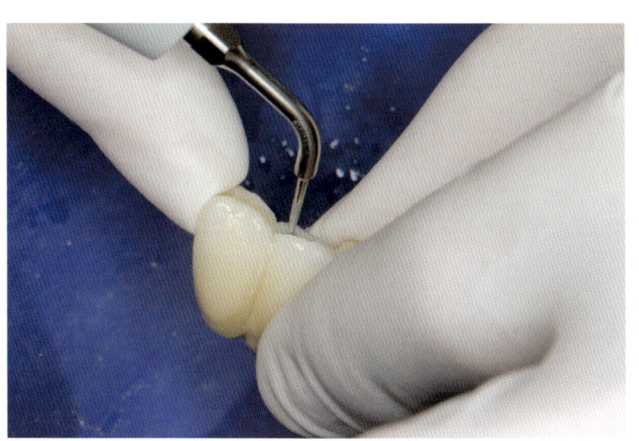

図8 5|部上部構造の咬合面アバットメントスクリューホール相当部に形成したアプローチ孔から超音波スケーラーのダイヤモンド付きチップを使用して，アバットメントスクリューを除去した．

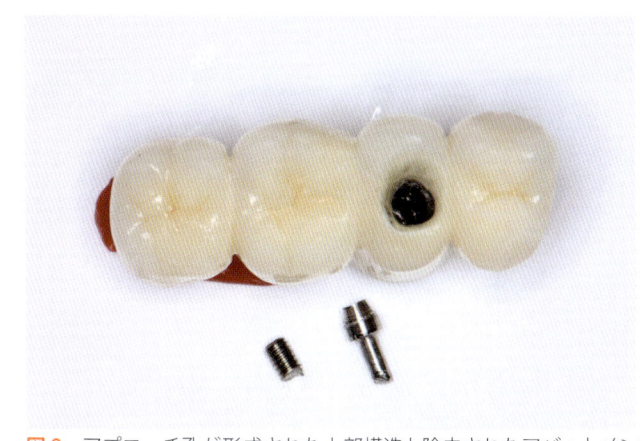

図9 アプローチ孔が形成された上部構造と除去されたアバットメントスクリュー．

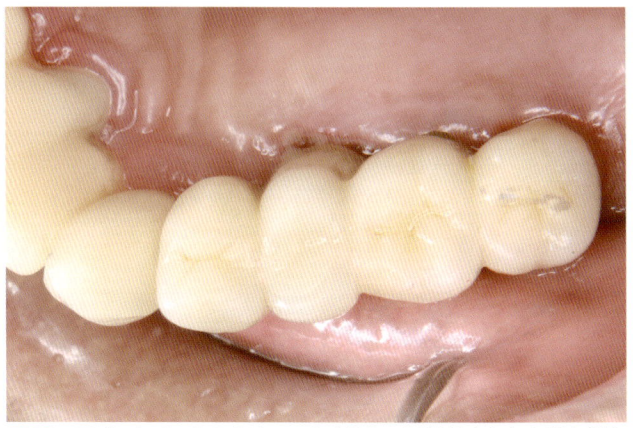

図10 アバットメントスクリューを交換し，再装着された上顎右側臼歯部上部構造．アプローチ孔はハイブリッドレジンを用いて審美的に封鎖した．

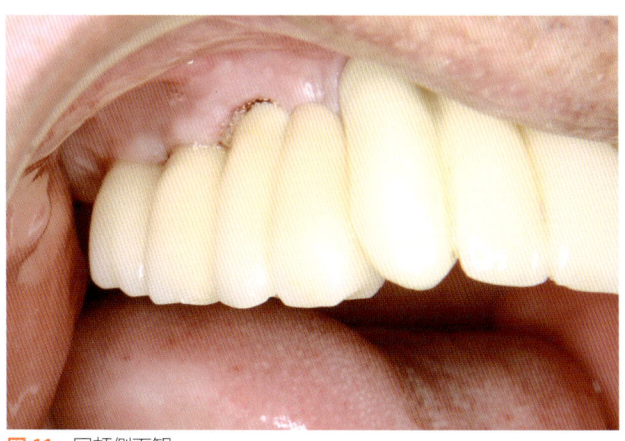

図11 同頬側面観．

インプラント治療・こんなときどうする？　83

こんなときどうする？　予後のトラブル編

CASE アバットメントスクリューが破折した

SOLUTION 既製のリムーバーキットを用いるか，インプラント内部をポスト形成してカスタムアバットメントを製作する

田中 悟

問題と考察

歯科インプラント治療のトラブルはさまざまであるが，上部構造を装着した後に起こるトラブルのなかではアバットメントスクリューの破折が比較的に多くみられる．メインテナンス中にアバットメントの破折が観察された症例を通して，その原因と対処法を考察する．

<u>765</u>欠損部に上顎洞へのクレスタルアプローチを併用してインプラントを埋入した症例である．

埋入後約5カ月間の治癒期間を経て，ソリッドアバットメントを<u>5</u>部は約35Ncm，<u>76</u>部は約30Ncmの締め付けトルクで締結し，上部構造をセメント合着した．上部構造は<u>765</u>連結の硬質レジン前装金属冠とした（図1,2）．

約6年後上部構造が脱落し，脱落した上部構造物を観察すると3本のソリッドヘッドアバットメントのスクリュー部分が破折していた（図3）．

図1　上部構造装着後の口腔内写真．

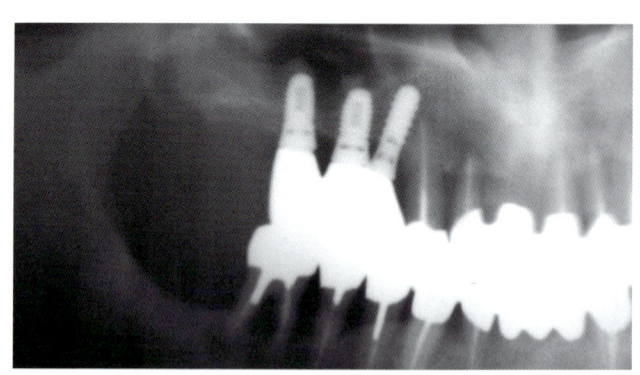

図2　上部構造装着後のパノラマエックス線像．

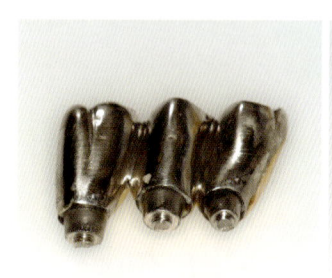

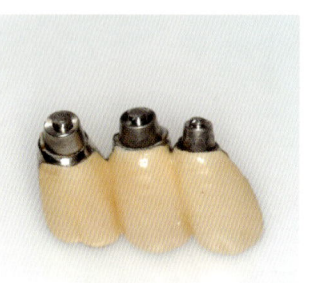

図3　上部構造の脱落とアバットメントスクリューの破折．

対処した方法

破折したスクリューの内<u>65</u>の2本はやや緩みを生じており，超音波スケーラーとNeo screw remover kit®（フォレスト・ワン社）（図4）を併用することで容易に除去できた．

除去後は新しいソリッドアバットメントを35Ncmの締め付けトルクで装着した．

<u>7</u>部については破折したスクリューが除去不可能であったので，エアタービンにダイヤモンドポイントを装着

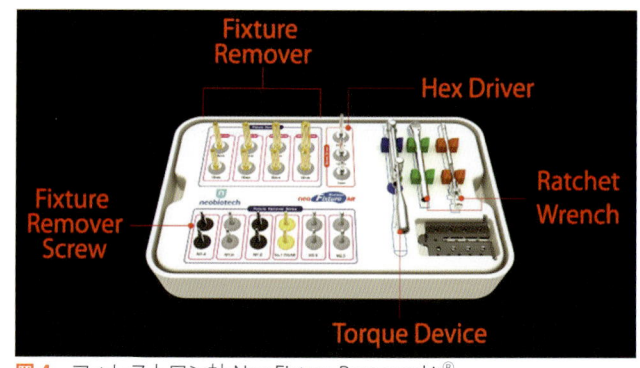

図4　フォレストワン社 Neo Fixture Remover kit®．

して破折スクリューを慎重に削除後（図5），シリコーン印象材を用いてカスタムアバットメント製作のための印象採得を行った．カスタムアバットメントとしての鋳造体は12％金銀パラジウム合金で製作して（図6），オルソマイト・スーパーボンド®（サンメディカル社）を用いてインプラント体に合着した（図7）．その後，上部構造を製作し仮着セメントで装着した（図8）．

本症例のアバットメントスクリューが破折した原因については，7̲6̲|部において上顎洞までの距離が少なくアバットメント装着時にインプラント体の回転を恐れて締め付けトルクが不足していたことが考えられる．

次頁 COLUMN を参照．

> **COLUMN** 破折したアバットメントスクリューを，やむを得ず切削しなくてはならない場合に，回転方向や使用するハンドピースの選択はどうする？

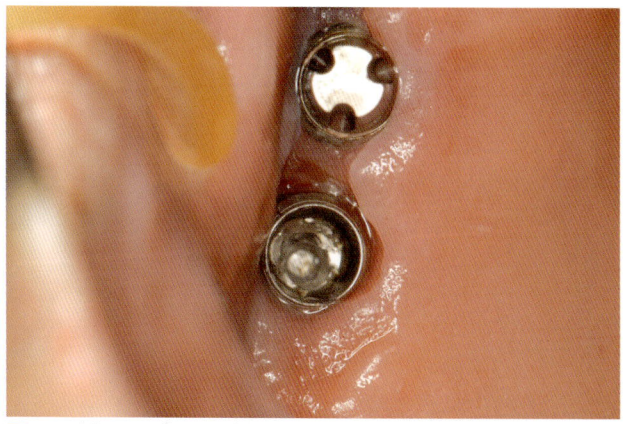

図5 7̲|部インプラント内に残留したアバットメントスクリューをダイヤモンドポイントで慎重に削除した．

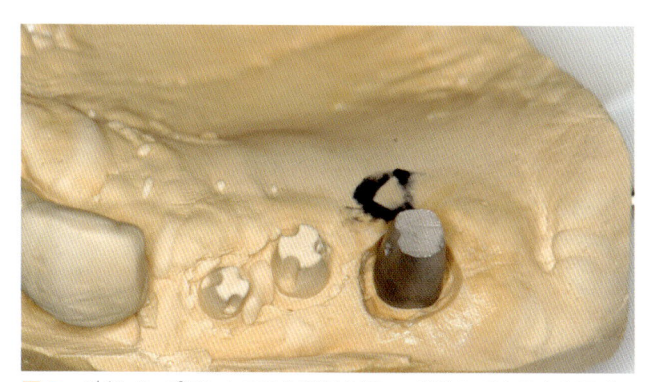

図6 7̲|部インプラントの印象採得を行い，鋳造にてカスタムアバットメントを製作した．

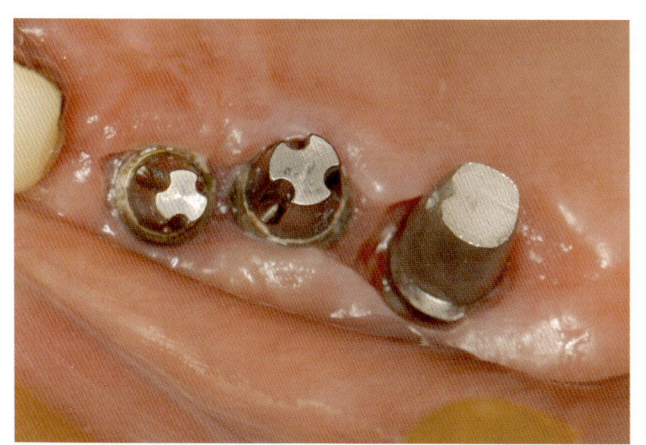

図7 製作したカスタムアバットメントを口腔内に装着した．

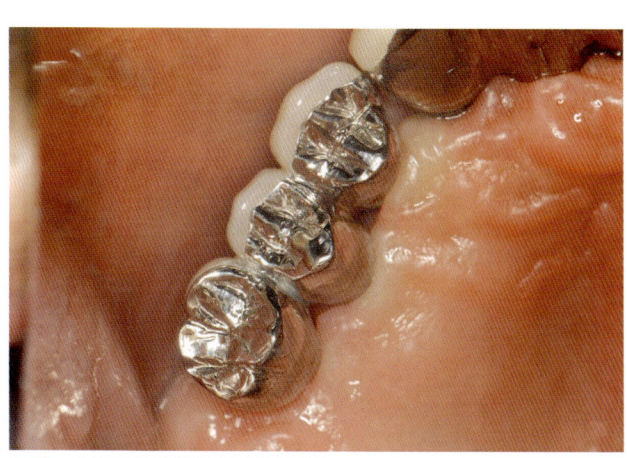

図8 上部構造装着後の口腔内写真．

破折したアバットメントスクリューを，やむを得ず切削しなくてはならない場合に，回転方向や使用するハンドピースの選択はどうする？

竹島明道

切削の目的によって考え方が変わる

撤去ツールの嵌合を得るため

撤去が目的なので，さらなるかみ込みを防ぐため撤去方向（逆回転）の回転が必要である．そのため，逆回転操作のできないエアタービンではなく，マイクロモーター逆回転での切削が望ましい．各撤去用ツール専用のスチールバーなどが指定されている場合もあり，それぞれに合わせた回転数を提供できるハンドピースを使用するが，破折面に陥凹を形成するだけなら5倍速コントラアングルハンドピースに金属切削用スチールバーの組み合わせが作業効率に優れている．

撤去を半ば諦め，貫通させて，タップを再形成するため

専用のタップ形成ドリルを使用するため，まずはスクリューを貫通させる必要がある．その際，フリーハンドではスクリューの中央に正確にホールを形成することは困難であり，専用のガイドスリーブなどを用いつつ，指定のドリルを指定の回転数で使用する．その際，まだ（偶然に）撤去できる可能性もはらんでいるため指定ドリルが正回転専用でなければ，やはり逆回転操作が望ましい．

貫通後のタップ形成時は，タップの使用プロトコールを順守して行う．

撤去を完全に諦め，インプラント体のスクリューホールごと形成して，新たな自家製アバットメントを利用するため

この場合，もはや撤去を完全に諦めており，インプラント体にポスト形成をするようなものなので，回転の正逆は問わない．また，純チタンあるいはチタン合金製のインプラント体を切削するため，発熱に留意して十分な注水下において，チタン切削バーなどを使用する．この場合，道具の是非よりも，術者の手馴れた道具選択のほうが重視されるため，エアタービンなどが好まれることが多い．

インプラント体の内部構造によって考え方が変わる

アバットメントスクリューより下方にスペースが十分にある場合

もし，インプラント体の内部形状と破折スクリューの関係において，そのままスクリューを進行方向に回転させれば下方のスペースに落とし込むことで新たなアバットメントの使用が可能になると考えられる場合，積極的にスクリューを正回転で押し込むこともあり得る．その場合には正回転でエアタービンあるいはマイクロモーターを用いるが，切削バーにはかなりの長さが必要であることに留意せねばならない．

あるいは，このようなタイプのインプラント体では破折スクリューを大きく切削しなくても，その上方に新たなアバットメントスクリューを締結するきっかけとなる部分があれば，そのアバットメントスクリューをねじ込むことで破折スクリューごと進行させることが可能な場合もある．

アバットメントスクリューより下方にスペースがさほどない場合

この場合，スクリューを進行方向に進めてしまうと，破折スクリューがインプラント体内において内壁と底部の両方にかみ込むことになるうえ，スクリューを貫通させる場合にはインプラント体をも削らなくてはならず，さらには貫通した感覚を得ることが困難である．そのため，やはり逆回転が肝要であり，マイクロモーターを逆回転操作で使用することが望ましい．

歯肉のバイオタイプ (gingival form)

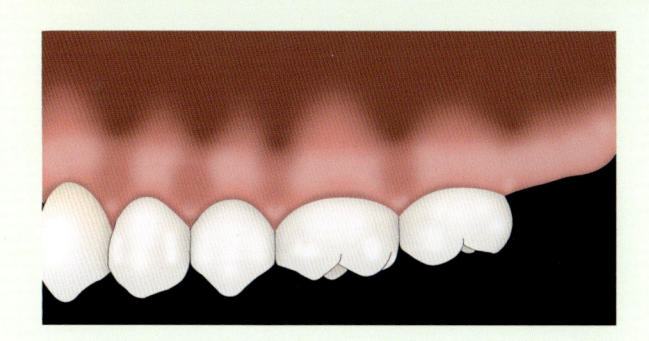

thick-flat
①歯頸部の凸面は境目がはっきりわかる．
②隣在歯のコンタクトエリアは歯肉エリアに存在する（短い歯間乳頭が存在する）．
③コンタクトエリアが広い．
・線維性の歯肉→病変が隠れていることが多い
・歯肉が変化しにくい

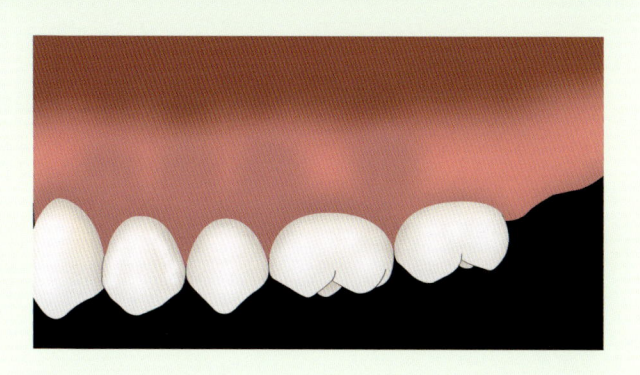

thin-scallop
①歯頸部の凸面は微妙で，歯のフラットな部分の立ち上がりを見つけるのはきわめて難しい．
②隣在歯のコンタクトエリアは歯冠側方向にある（長い歯間乳頭が存在する）．
③コンタクトエリアが狭い．
・歯肉・歯槽骨が薄く弱々しい
・歯肉の変化が起こりやすい

Weisgold（1981）：Coronal forms of the full crown restoration より改変

こんなときどうする？　予後のトラブル編

CASE 破損したスクリューがインプラント内に残存している

SOLUTION 溝口 尚
メーカー指定のツールを使用してインプラント体内部のスレッドスクリューを再形成する

問題と考察

|7 部に1995年，ITI充実スクリュータイプインプラントを埋入しOctaアバットメント，ゴールドキャップ角形を使用しメタルボンドタイプの上部構造物をオクルーザルスクリューにて固定した．

2012年12月，Octaアバットメントが破折しインプラント内にスクリューの一部が残存した状態で来院した（図1～3）．

対処した方法

残存しているスクリューに対して探針などを用いて反時計回りに撤去を試みたが，撤去不可能であったためストローマンサービスセット(図4)の各コンポーネント(図5①～④) を使用し撤去することとした．また撤去の際，場合によってはかなりの時間と処置中に振動が加わることを患者へ事前に説明した．

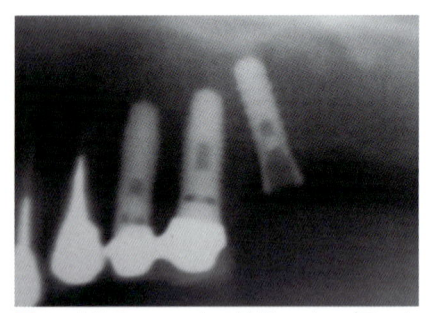

図1 来院時のエックス線像．インプラント内に破折したスクリューの一部が認められる．

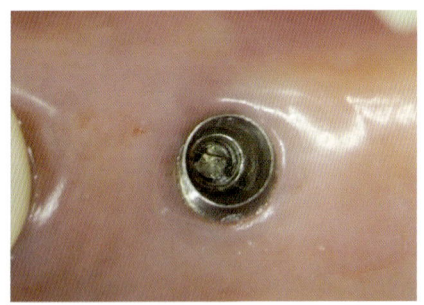

図2 来院時の口腔内所見．

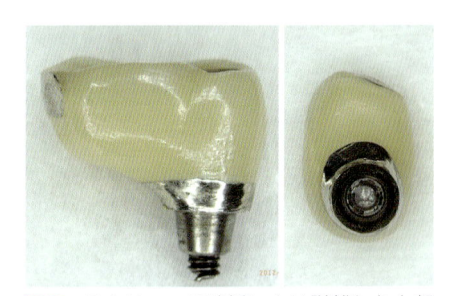

図3 スクリューの破折により脱離した上部構造．

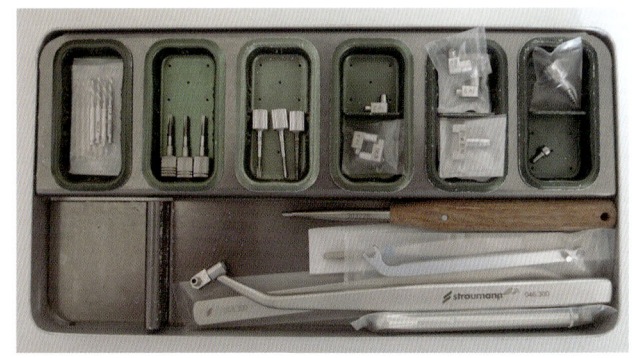

図4 ストローマンサービスセット．

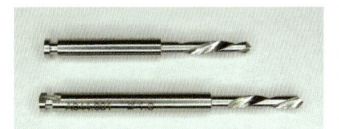

図5-① ドリル．破損した補綴コンポーネントにドリルホールを形成するために使用する直径1.6mmのドリル．左回転の刃が切られており，通常のハンドピースを逆回転で使用する．

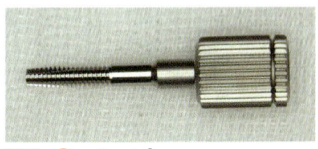

図5-② タップ．ドリルホール形成後，新しいスレッドを作成するためにタップガイドとともに使用する．直径の異なる3個1組のセットで用意される．

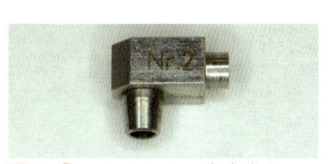

図5-③ センタリングデバイス．ドリルガイドやタップガイドの総称．ドリルやタップなどを使用する際，インプラントショルダーやのコーン部に設置する．

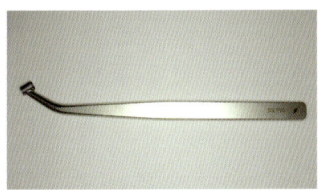

図5-④ ドリルガイドホルダー．ドリルガイドやタップガイドを保持する．

臨床応用

① ドリルガイド No.1 をしっかりとインプラントコーンに固定する（図6）．
② ツイストドリル（直径1.6mm）をドリルガイド No.1 に挿入し，反時計方向に600rpm以下のスピード（図7）で，ドリルストップに到達するまでドリリングする．この際，十分な注水冷却を行い，インプラントから出る切削屑を継続して取り除く（図8）．
③ ドリルストップ到達前に，ドリルの切削性能に支障が生じた場合はすぐに新品と交換する（図9，10）．
④ ドリルストップに到達したら，ツイストドリルとドリルガイドを取り外す（図11）．
⑤ タップガイド No.2 をしっかりとインプラントコーンに固定する（図12）．
⑥ 1-1，1-2，1-3，2-1，2-2，2-3の順番でタップM2を使用する（図13）．タップの回転方法は1/2回転時計方向に切り進めたのち1/4回転戻す．それを停止位置に到達するまで繰り返す．その際，切削屑のつまりを防ぐためにタップの先にワセリンを塗布する．それぞれのタップを交換するごとにインプラント内部の残渣を洗浄する．
⑦ インプラント内部のスレッド再形成が完了．クレストモジュール観（図14）もエックス線像（図15）的にも良好である．
⑧ 通法に従ってアバットメントを装着し印象後上部構造物を装着した（図16，17）．経過は良好である．

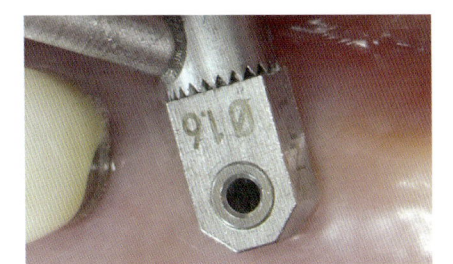

図6　ドリルガイドをインプラントに固定する．
図7　ツイストドリルによる切削は反時計回転で600rpm以下のスピードに設定する． 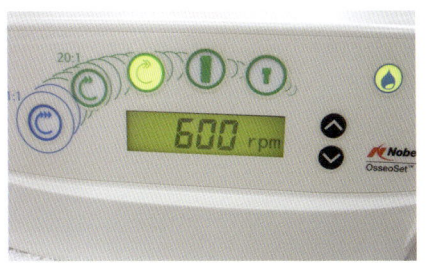
図8　ツイストドリルによる切削は十分な注水冷却を行い，切削屑を継続的に除去する． 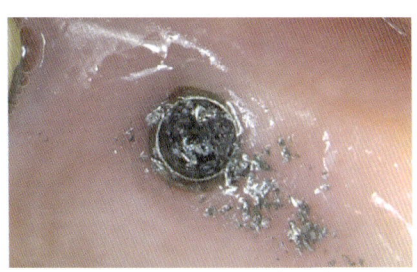
図9　ツイストドリルは切削時に破折する場合もある． 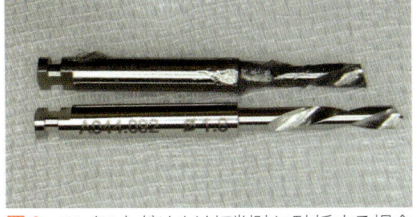
図10　破折したツイストドリルの尖端部． 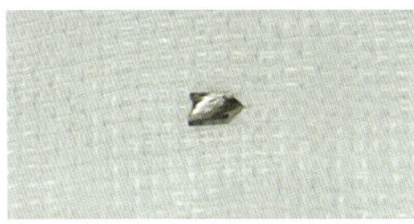
図11　ドリルストップまで切削した状態． 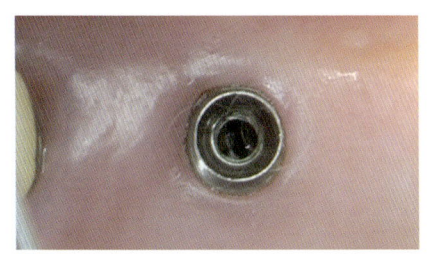
図12　タップガイドをインプラントに固定する． 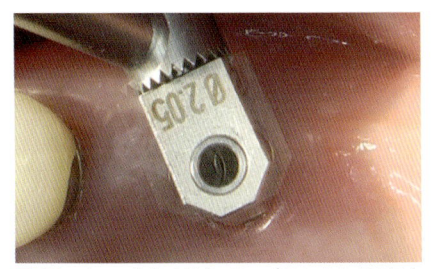
図13　タップを使用してインプラント内部に新たなスレッドを形成する． 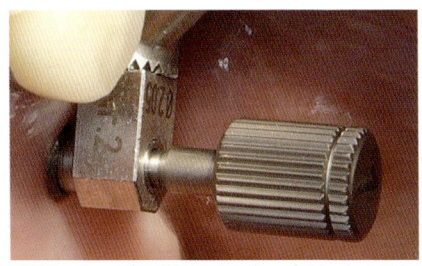
図14　スレッドの再形成が完了した状態． 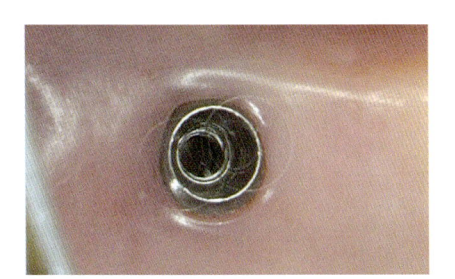
図15　スレッド再形成後のエックス線像． 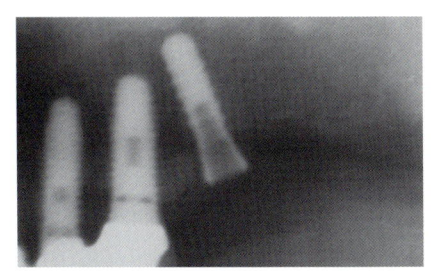
図16　再補綴処置後の上部構造咬合面観． 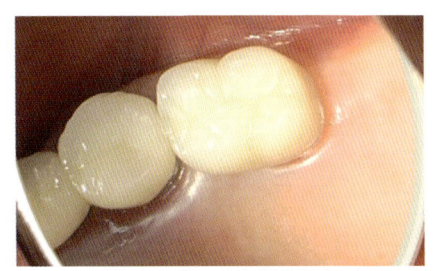
図17　再補綴処置後の上部構造口蓋側面観．

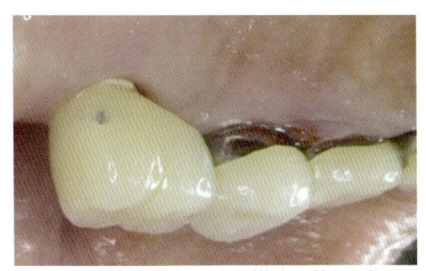

こんなときどうする？　予後のトラブル編

CASE インプラント体のショルダー部分が破折して中ネジが使えない

SOLUTION エレベーターを使用してインプラント体を除去

村上 弘

問題と考察

初診時の口腔内所見では，インプラント上部構造とアバットメントは脱落しており，インプラント体の頬側部のショルダー部分が破折していた（図1，2）．

インプラント体のショルダー部が破損しているため，保存不可能と判断した．

対処した方法

インプラント体の撤去法には，メーカー等が推奨している方法以外にもエレベーター等を使用する方法がある．

エレベーターを使用する方法は，ストローマンのスタンダードタイプのようにインプラント体よりショルダー部分が大きい場合（図3-ⓐ），まず，ショルダー部分をダイヤモンドバーにて，削合する（図3-ⓑ，ⓒ）．その後，ゼックリヤ（メルファー）などの長いバーを使用して，インプラント体と骨の間に4カ所程度の溝を入れる（図3-ⓓ，ⓔ）．この溝にエレベーターを挿入して，ゆっくり前後左右に力を加えて，インプラント体と骨を剥がす（図3-ⓕ）．

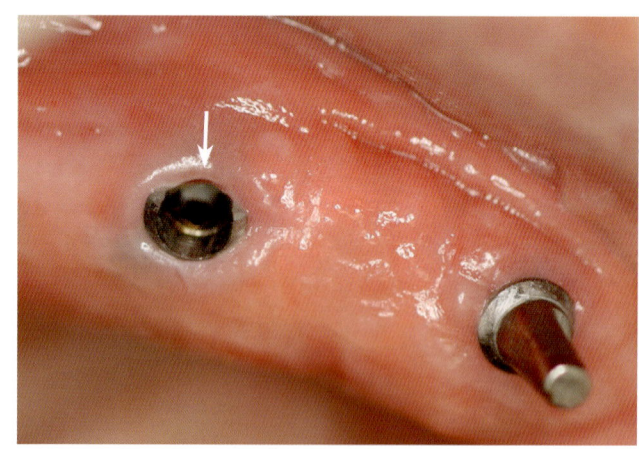

図1　初診時の口腔内（矢印は破折部）．

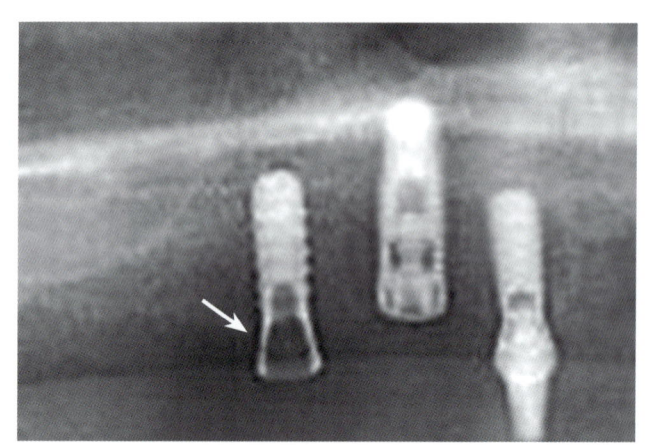

図2　初診時のエックス線像（矢印は破折部）．

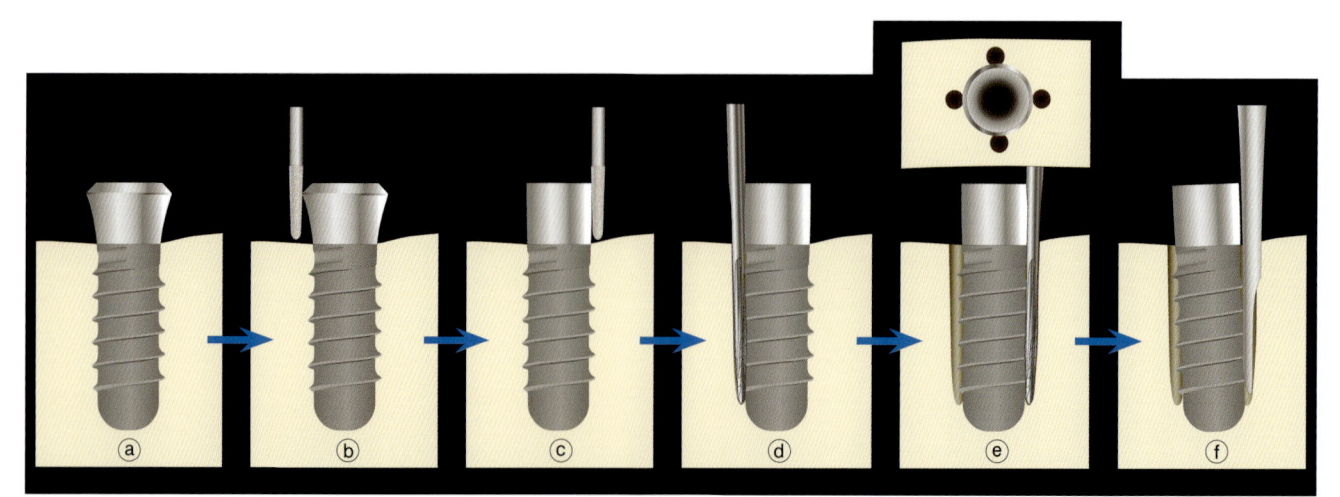

図3　エレベーターを使用する抜去法．

インプラント体が動揺するようになったら，プライヤーなどを使用して，インプラント体を逆回転をさせながら撤去する．無理に行うと，インプラント体周囲の歯槽骨骨折を起こす可能性があるため，慎重に行うことが重要である．

トレフィンバーを使用する方法
　インプラント体に破折等がなく，中ネジを使用できる状態であれば，メーカー等が推奨している方法として，各メーカーから提供されている撤去用インスツルメントを使用することができる．
　図4はストローマン社製の撤去用インスツルメントである．これはトレフィンバータイプだが，専用のガイディングシリンダーがあるので比較的安全に少量の骨削除でインプラント体の除去ができる．これを使用する場合は，図3-ⓐ～ⓒのようにダイヤモンドバー等にてインプラントショルダー部分を削合してからガイディングシリンダー・トレフィンバーを使用する（図5，6）．

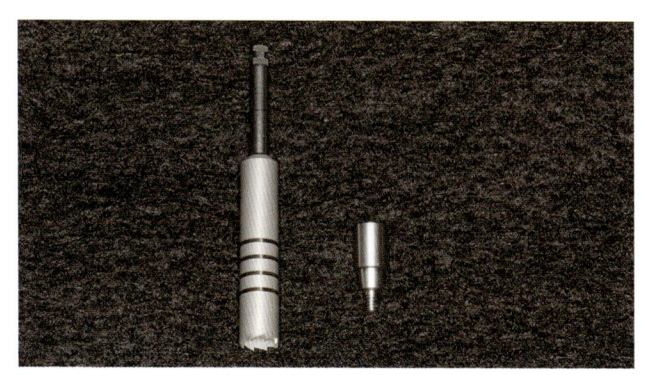

図4　ストローマン社撤去用インスツルメント．

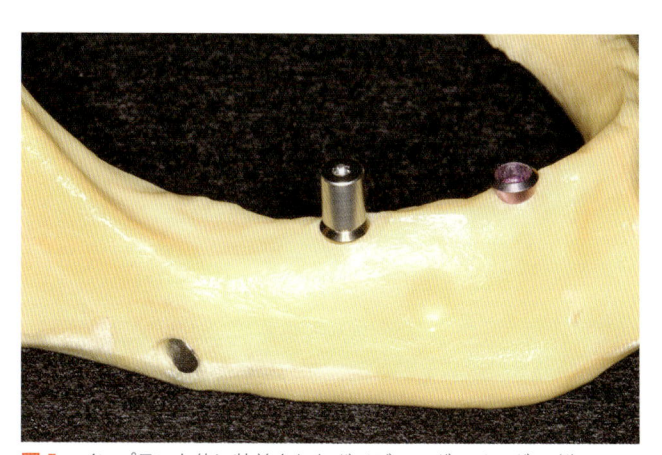

図5　インプラント体に装着されたガイディングシリンダー（先にショルダー部分の削合が必要）．

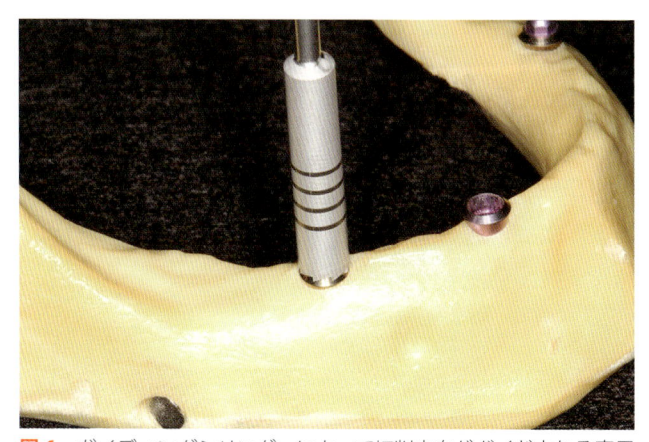

図6　ガイディングシリンダーによって切削方向がガイドされる専用トレフィンバー．ショルダー部分を削合しないとトレフィンバーの直径と合わず使用できない．

こんなときどうする？　予後のトラブル編

CASE インプラントを支持する唇側骨が裂開しインプラント体が破損した

SOLUTION　林 揚春
ピエゾ式超音波機器を用いて破損したインプラント体を撤去し，同時に新しいインプラント体を再埋入する

問題と考察

他院で治療を受けた|3 部のインプラントに違和感を覚え来院された．CT 像からはインプラント体が明らかに唇側に傾斜して埋入されており，唇側骨板が喪失しているのが認められた（図1）．

上部構造に動揺が認められたため，上部構造を外してみたところ，アバットメントスクリューが破折し，インプラント体も破損していた（図2）．

対処した方法

破損したインプラント体は再利用できないため撤去した．唇・頬側骨に裂開を起こしたチタン系インプラントを撤去する場合は，ピエゾ式超音波機器を用いることでインプラント周囲骨の破壊を最小限に抑えることができる（図3〜6）．

破損インプラント体撤去後は，口蓋側寄りの適切なインプラントポジションに再度ドリリングを行い（図7），HA インプラントを再埋入した（図8，9）．再埋入に際しては，唇側の骨裂開部に骨補填材（β-TCP）を填入したのみで（図10），侵襲の大きな骨造成処置などは行っていない（図11〜13）．インプラントの埋入ポジションと埋入方向を変更するだけで，唇側骨板を再形成させることが可能であり，歯肉縁の位置も歯冠側に移動させることが可能となる（図14〜16）．

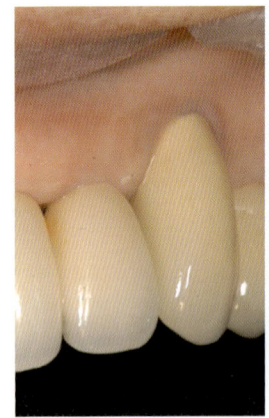

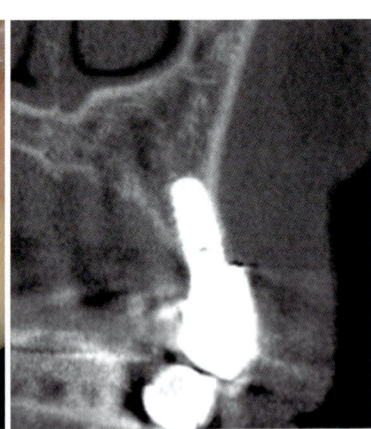

図1　来院時の口腔内所見（左）と CT 像（右）．唇側に傾斜した埋入ポジションによって，唇側骨板は消失し，唇側歯肉も退縮している．

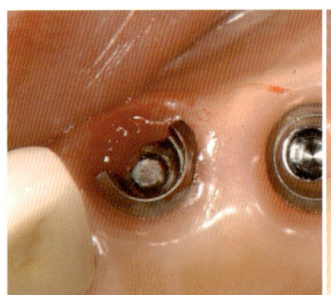

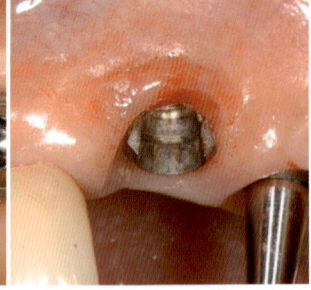

図2　上部構造を外してみたところ，アバットメントスクリューが破折し，インプラント体も破損していた．

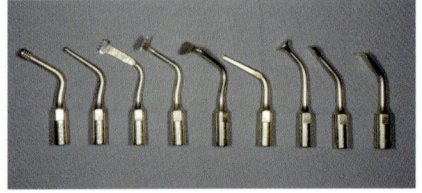

図3　インプラント体の撤去に使用したピエゾ式超音波機器のチップ各種．

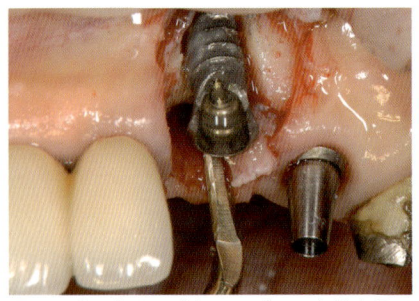

図4　ピエゾチップをインプラント体と骨の界面に挿入するようにして撤去する．

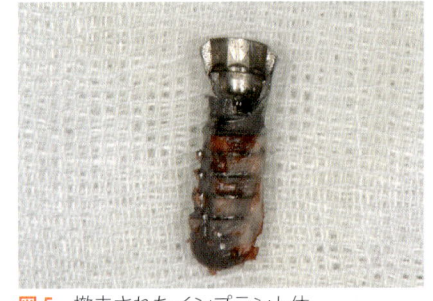

図5　撤去されたインプラント体．

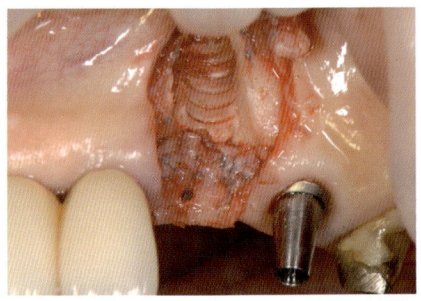

図6　撤去後のインプラント周囲骨の状態．スレッド痕が残っているのが認められる．

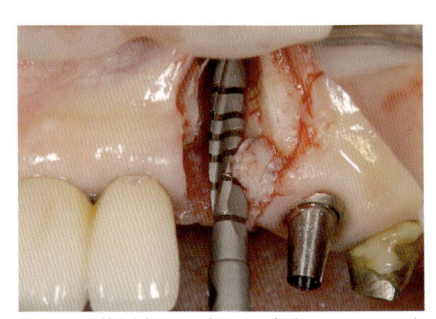

図7 口蓋側寄りの適切なポジションに再度ドリリングを行った．

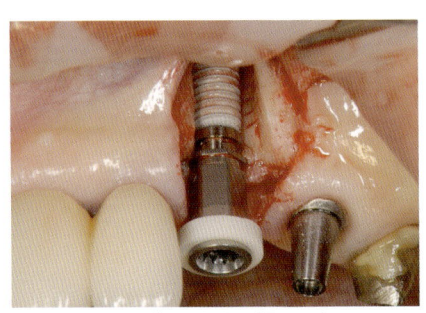

図8 HAインプラントを再埋入した．

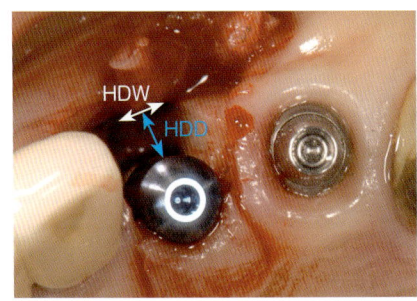

図9 唇舌的な埋入ポジションを示す．唇側骨の裂開部は近遠心的な裂開幅（HDW）よりも唇舌的奥行き（HDD）が大きくなる位置に埋入することで，唇側骨板は再生されやすい．

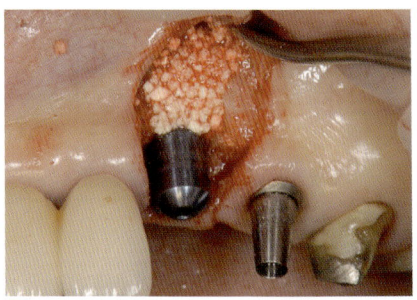

図10 唇側骨裂開部に骨補填材（β-TCP）を填入した．

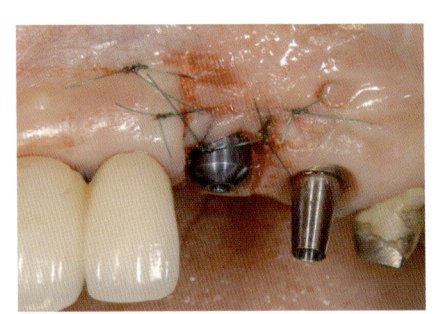

図11 縫合終了時の口腔内所見．

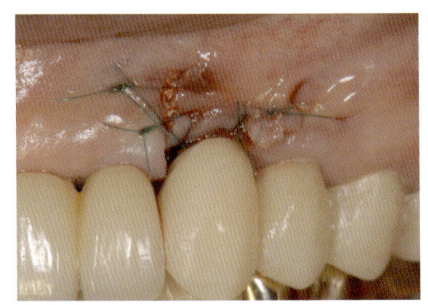

図12 術直後の口腔内所見．

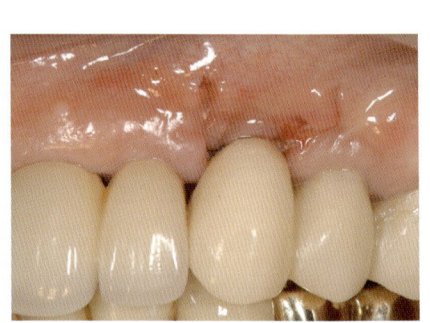

図13 術後1週の口腔内所見．

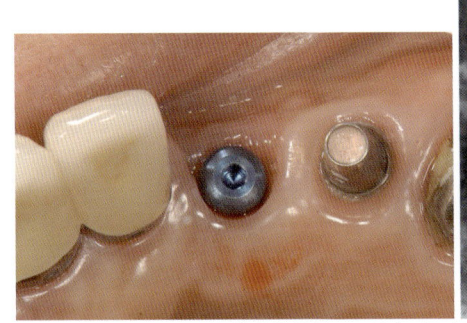

図14 術後16週の上部構造装着前の口腔内所見(左)とCT像(右)．唇側骨板の形成が認められる．

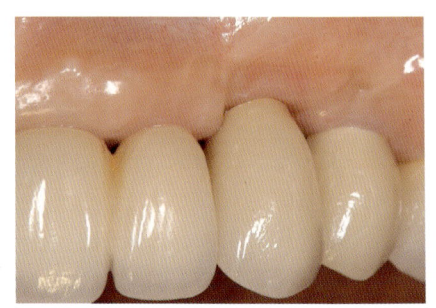

図15 術後16週の上部構造装着後の口腔内所見．インプラントの埋入ポジションと埋入方向を変更するだけで，歯肉縁の位置を歯冠側に移動させることができた．

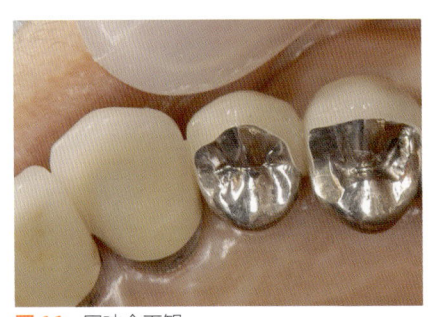

図16 同咬合面観．

こんなときどうする？　予後のトラブル編

CASE　インプラント体を撤去する必要性が生じた

SOLUTION　インプラント体撤去専用ツールを使って撤去

加藤 大輔，村上 弘

問題と考察

他医院で埋入された上顎左側臼歯部のインプラント体が上顎洞に穿孔しており，CT像では左側上顎洞全体に不透過像が認められた（図1, 2）．ただし，特記すべき全身疾患はなかった．

上顎洞炎発症の原因が上顎洞に穿孔したインプラント体と考えられるため，同インプラント体は保存不可能と診断した．

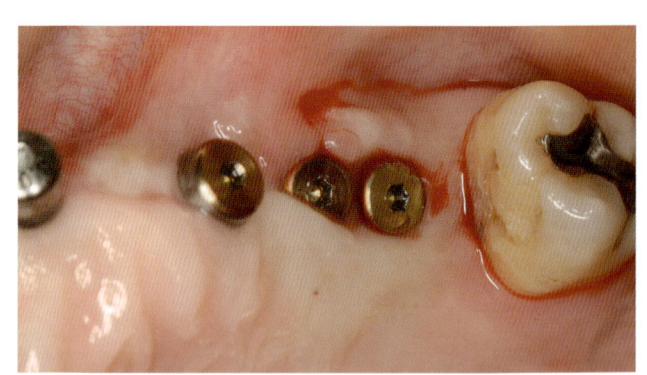

図1　初診時の口腔内．

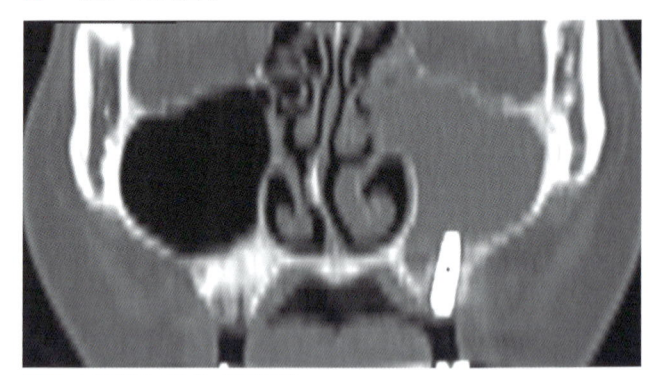

図2　初診時のCT像（冠状断）．

対処した方法

インプラント体の撤去にはこれまでトレフィンバーでの周囲骨の削除による方法が一般的であったが，埋入されていたインプラントの外周約1〜2mmほど撤去窩が大きくなる．骨喪失が多くなることになり，隣在する天然歯やインプラント，神経組織などを傷つける可能性も増加する．トレフィンバー以外でのインプラント体の撤去方法としては，各インプラントメーカーやサードパーティー製のリトリーバルキットが販売されている（図3, 4）．

本ケースではノーベルバイオケア社リトリーバルツー

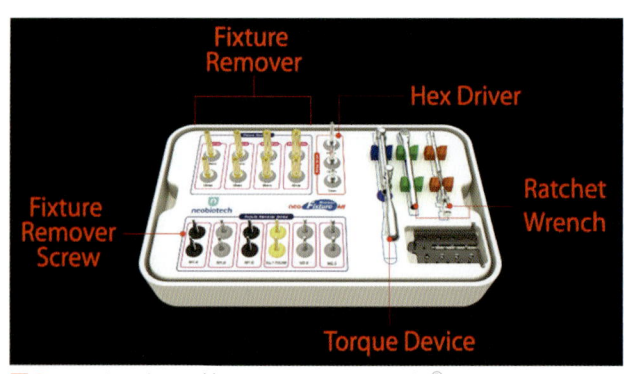

図3　フォレストワン社 Neo Fixture Remover kit®．

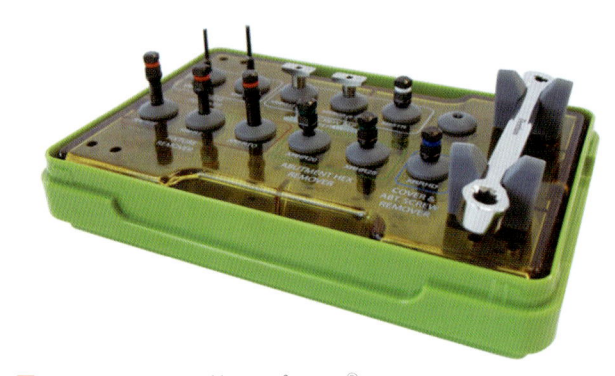

図4　マイクロテック社ヘルプキット®．

94　インプラント治療・こんなときどうする？

ル（図5）によって，インプラント体の逆回転による撤去を試みた．このリトリーバルツールはインプラント体に挿入されるスクリュー部分が逆ネジになっている．したがって，逆回転をさせるとインプラント体にさらに食い込む仕組みである．この方法はインプラント体を逆回転によって撤去するものなので，周囲骨に対しては比較的低侵襲といえよう（図6, 7）．

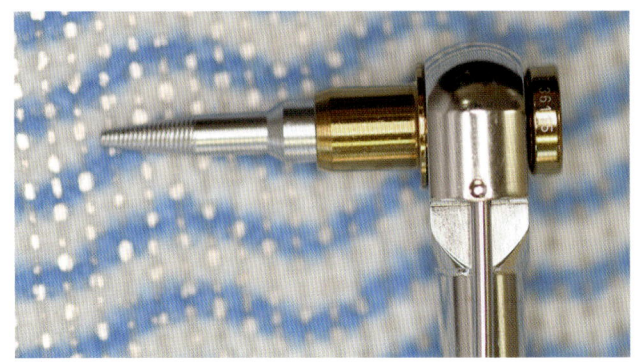

図5 ノーベルバイオケア社リトリーバルツール．

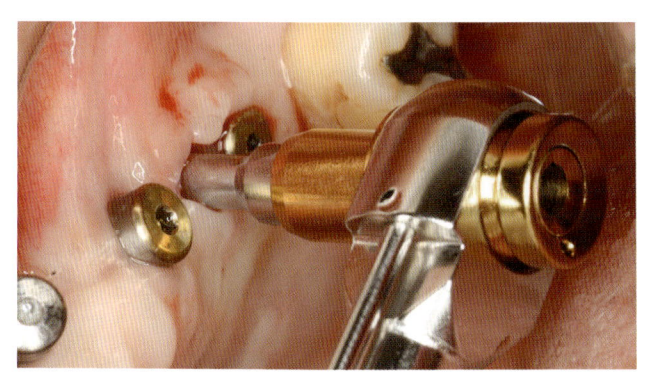

図6 逆回転でインプラント体を撤去する．

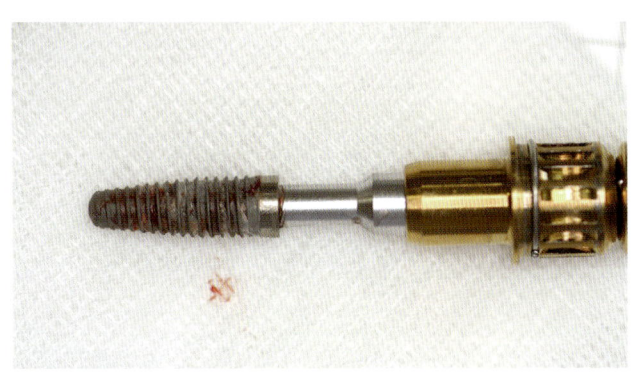

図7 撤去したインプラント体．

インプラント治療・こんなときどうする？ 95

こんなときどうする？　予後のトラブル編

CASE ブレードインプラントが沈下して上部構造が破断を起こした

SOLUTION ブレードインプラントを撤去してルートフォームインプラントにて再欠損補綴を行う

築瀬 武史

問題と考察

1988年に 76| 遊離端欠損に対してブレードタイプのサファイヤインプラントを埋入し，54| 天然歯と連結した補綴処置を行った症例である（図1）．しかし，術後2002年でブレードインプラントと連結した 5| が欠損したために，5| 部をポンティックとしたブリッジにて対応したところ，76| 部ブレードインプラントが骨内沈下を起こし，2007年に上部構造が破断した（図2～4）．

CBCT像にて確認したところ，ブレードインプラントは全体的に線維性結合組織によって被包されており，下顎管に近接する位置まで沈下していた（図5）．

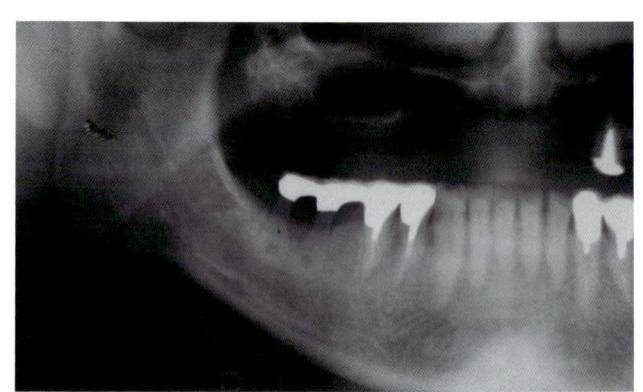

図1　ブレードインプラントによる補綴処置完了時のパノラマエックス線像．

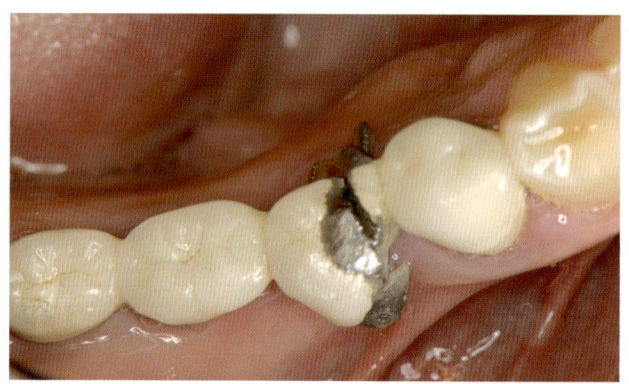

図2　上部構造のポンティックである 5| 部の近心付近から破断を起こした．

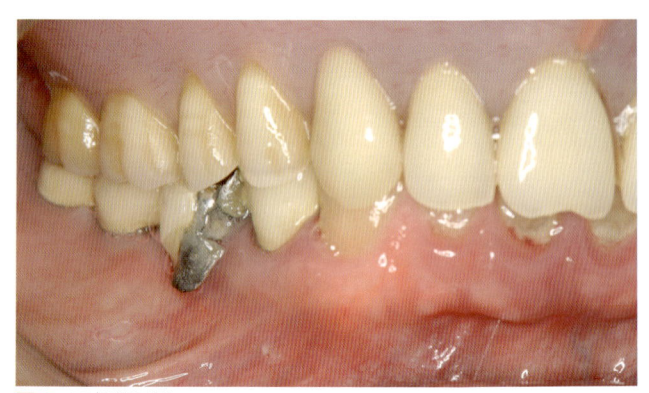

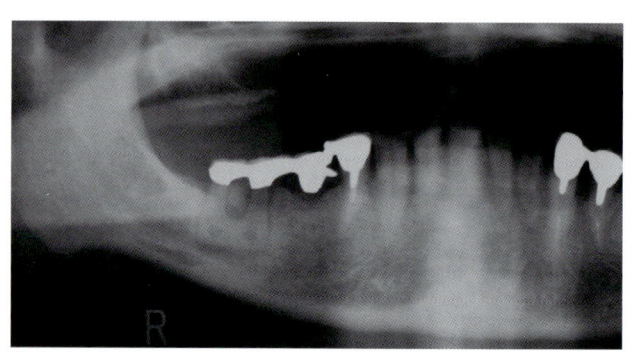

図3　同頬側面観．

図4　同パノラマエックス線像．天然歯と連結していたブレードインプラントに沈下が認められた．

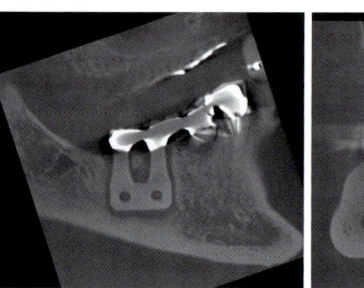

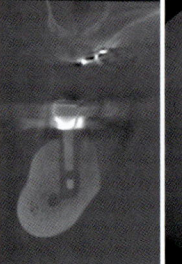

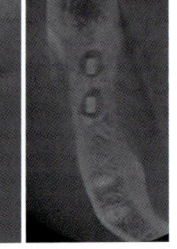

図5　同CT像．ブレードインプラントの沈下は下顎管付近にまで達しており，周囲は線維性結合組織で被包されている．

対処した方法

　このように不良肉芽による被包化が進行したブレードインプラントの撤去は容易ではない．被包化されたインプラント周囲骨は肉芽が骨内まで根を張っているような状態であり，さらに骨内に形成された囊胞の周囲にみられるような骨硬化も起こっていることが多い．

　本ケースでは，まずブレードインプラントのヘッド間に存在する骨を削除し，慎重にブレードインプラントを撤去した後に，不良肉芽を徹底的に掻爬した骨面に対してディコルティケーションを行い骨の治癒を待つこととした．ただし，ポンティック部に相当する $\overline{5|}$ 部は成熟骨であったため，ブレードインプラントの撤去と同時に 2007 年 11 月にルートフォームインプラントを埋入した．

　約 10 カ月の骨治癒期間を経て（図 6），$\overline{76|}$ 部にインプラントを埋入し（図 7），さらに埋入から 3 カ月後に $\overline{765|}$ 部の連結上部構造を装着した（図 8 〜 11）．

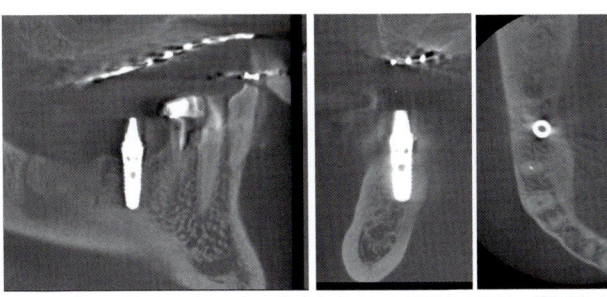

図 6　ブレードインプラントの撤去から 10 カ月後の CT 像．$\overline{5|}$ 部にはすでにインプラントが埋入されている．

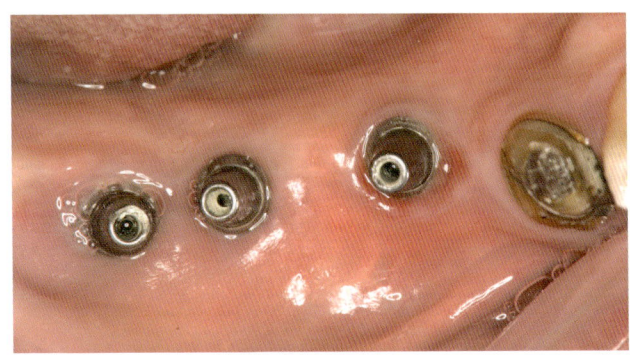

図 7　$\overline{765|}$ 部に埋入されたインプラント．

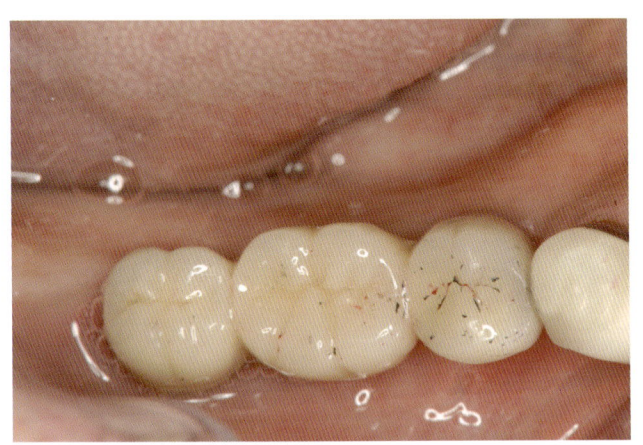

図 8　$\overline{765|}$ 部インプラントに装着された上部構造．

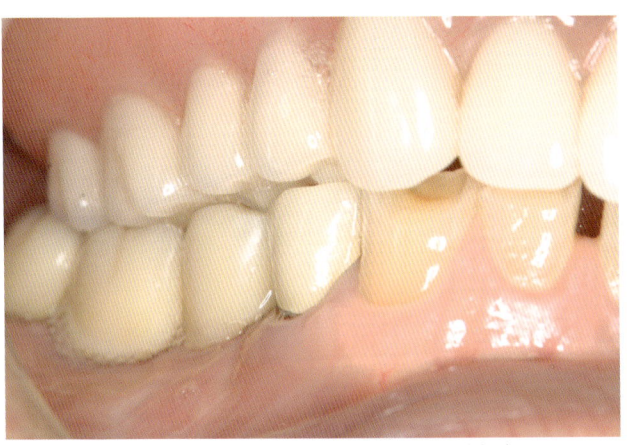

図 9　$\overline{765|}$ 部インプラントへの上部構造装着後の頬側面観．

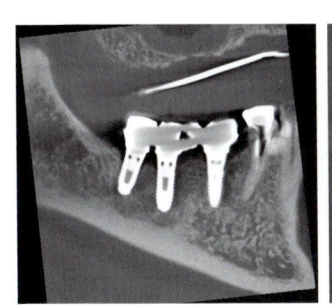

図 10　上部構造装着後の CT 像．

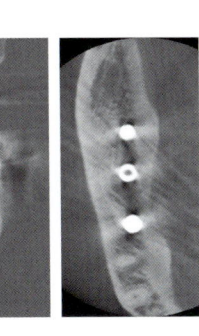

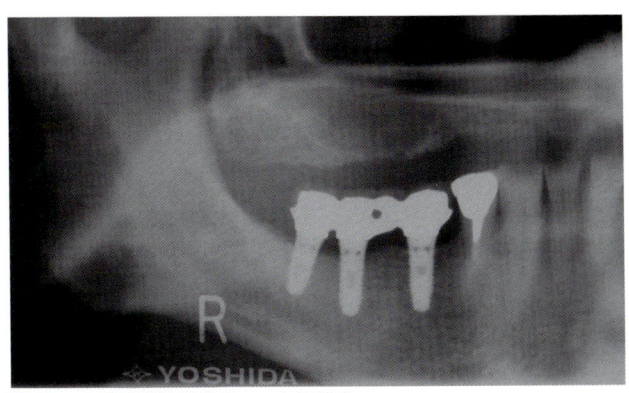

図 11　上部構造装着後のエックス線像．

こんなときどうする？　予後のトラブル編

CASE ブレードインプラントが動揺して機能できなくなった

SOLUTION ブレードインプラントを撤去してルートフォームインプラントにて再欠損補綴を行う

奥森 直人

問題と考察

1991年4月に下顎左右臼歯部欠損にインプラント補綴を希望し当院に来院した．

当時，インプラントマテリアルとしてハイドロキシアパタイトコーティング・インプラントのブレードタイプ（スミシコン）を臨床応用した（図1）．

その後数年は，3～6カ月ごとのメインテナンスのため来院し続け，良好な状態であったが，一旦通院が途絶え，2005年8月に咀嚼時の左側臼歯部での痛みを主訴に来院した．

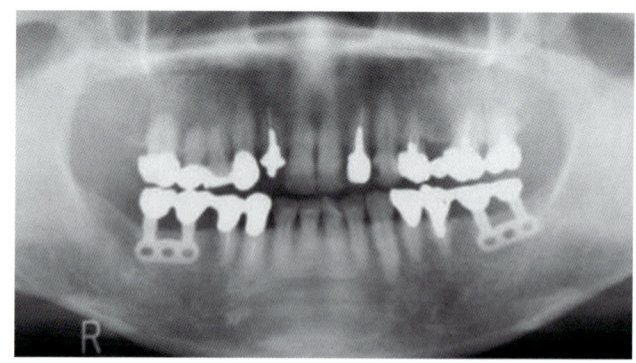

図1　ブレードインプラントによる下顎臼歯部補綴処置完了時のパノラマエックス線像．

対処した方法

口腔内所見として歯肉に発赤・腫脹がみられ，インプラント部に連結した補綴物は若干動揺していた．5̄におけるプロービングデプスは頬側・近心側は生理的範囲であったが，舌側・遠心側に9mm以上の深い部分があった（図2）．

急性症状を消炎後，天然歯とインプラントを連結した補綴物を除去したところ，5̄に歯根破折を認めたため抜歯を行った．抜歯窩へはアテロコラーゲン（テルプラグ®）を填塞し，ソケットプリザベーションを図った．

その後，インプラントには補綴物を装着しないで抜歯窩の治癒を待ったが，インプラント体の動揺もあり，エックス線所見からも右側インプラント周囲の骨状態と異なり骨吸収像が認められるため，抜歯後約3カ月で左側インプラントを撤去することとなった．

撤去方法は，まずインプラントヘッド間，続けて近遠心の骨を削り，抜歯鉗子を用いて撤去した（図3）．

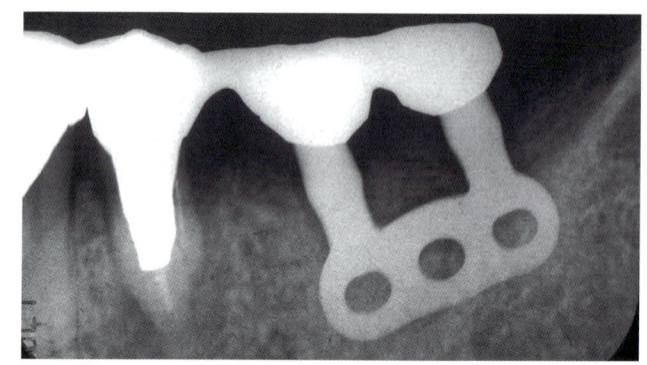

図2　5̄におけるプロービングデプスは頬側・近心側は生理的範囲であったが，舌側・遠心側に9mm以上の深い部分が認められた．

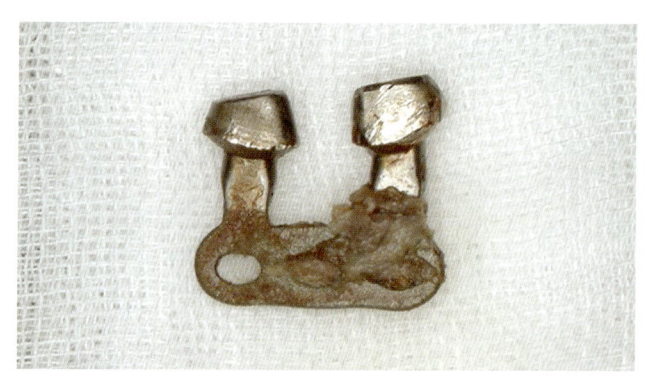

図3　撤去されたブレードインプラント．

撤去後は，結合組織を完全に掻爬して再度インプラントを埋入できるようにアテロコラーゲン（テルプラグ®）を撤去窩に挿入し骨のリカバリーに努めた（図4）．
　撤去窩への骨形成が認められた段階で，アストラテックインプラントを埋入し（図5），再度ブリッジワークにて上部構造を装着した（図6，7）．

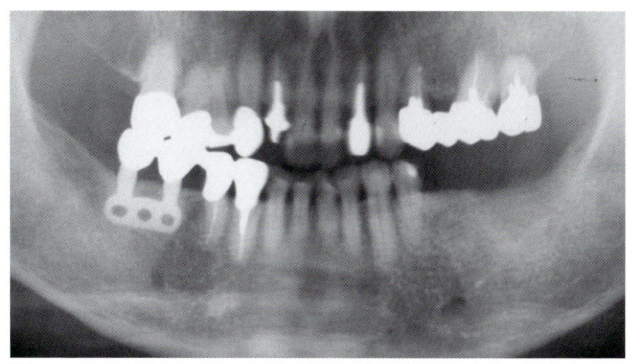

図4　ブレードインプラント撤去後は，結合組織を完全に掻爬して再度インプラントを埋入できるようにアテロコラーゲン（テルプラグ®）を撤去窩に挿入し骨のリカバリーに努めた．

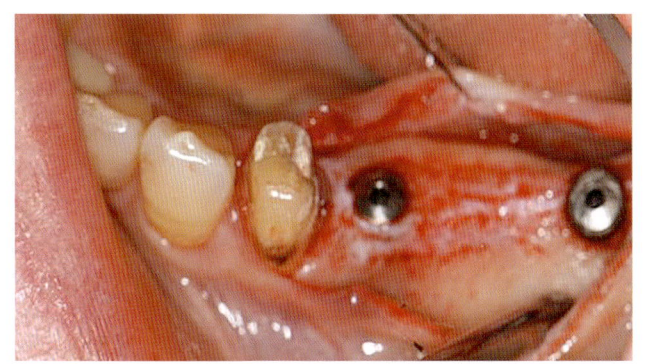

図5　撤去窩への骨形成が認められた段階で，アストラテックインプラントを埋入した．

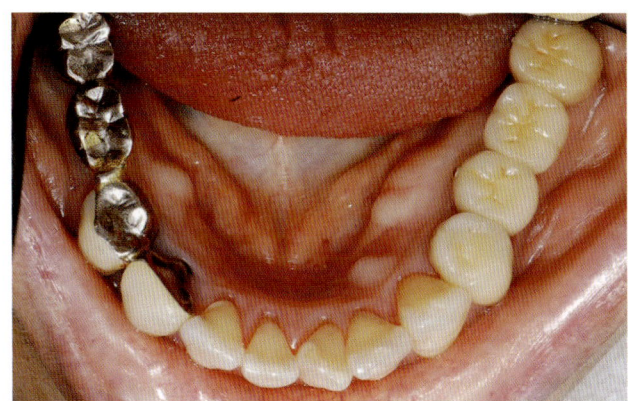

図6　下顎左側臼歯部上部構造装着後の口腔内咬合面観．

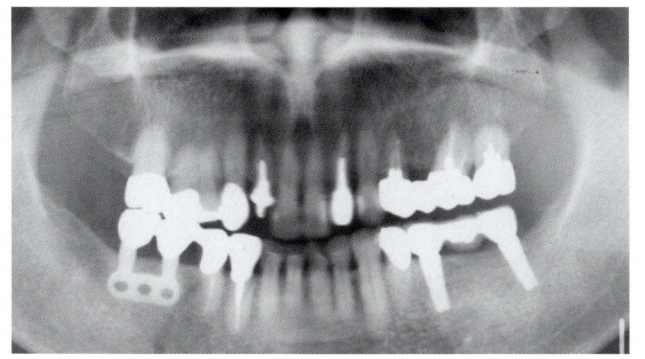

図7　下顎左側臼歯部上部構造装着後のパノラマエックス線像．

撤去によって神経損傷を引き起こす危険性が高いケース

　図Aに示すのは，下顎管に接しているブレードインプラントによって自発痛が生じたケースである．ブレードインプラントは骨内で沈下することもあり，撤去前には必ずCTによる診断を推奨する．このように下顎管に接しているケースは撤去によって神経損傷や知覚鈍麻を引き起こす可能性が高いので，高次医療機関に紹介するべきである．

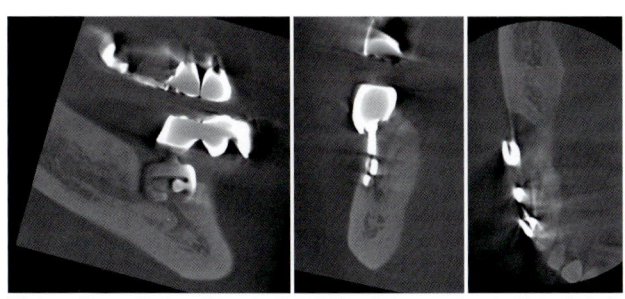

図A　ブレードインプラントが下顎管に接していることがCT像から認められる．

こんなときどうする？　予後のトラブル編

CASE　ブレードインプラントと連結した天然歯が破折した

SOLUTION　残存したブレードインプラントを利用した再補綴処置の提示例

村上 弘

問題と考察

3|の動揺で来院．初診時の口腔内所見では，3|が両隣在歯に接着固定されていたため，パノラマエックス線撮影をしたところ，654|部にブレードインプラントが埋入され，連結された3|が歯根破折していた．また，このブレードインプラントは7|にも連結されていた．

ブレードインプラントは20年ほど前に埋入，7-3|の連結上部構造を装着したが，3カ月ほど前，3|の動揺を覚え近隣の歯科医院を受診．3|周囲をレジン固定され，当院へ紹介された（図1～3）．

全身的既往歴はなく，歯根破折を起こした3|は保存不可能と診断し，抜歯を行った（図4，5）．

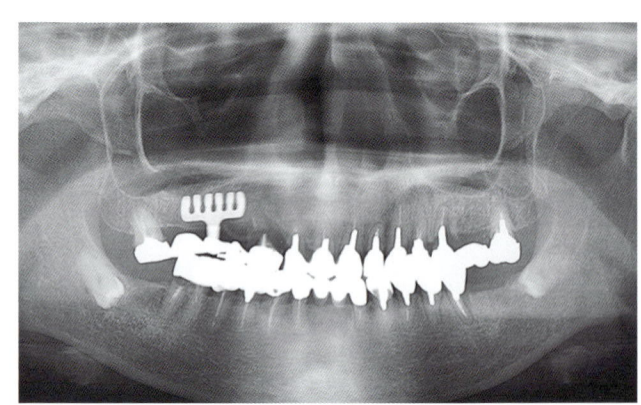

図1　初診時のパノラマエックス線像．インプラントと連結された3|に歯根破折が認められた．

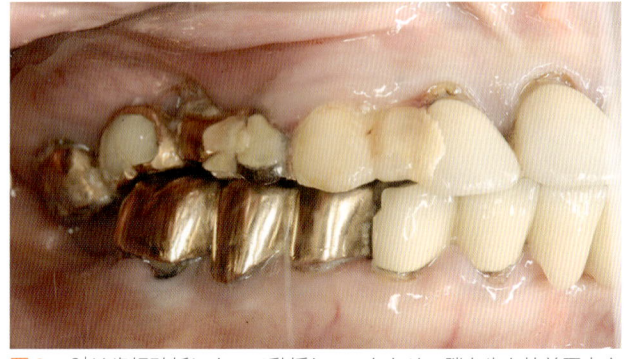

図2　3|は歯根破折によって動揺していたため，隣在歯と接着固定されていた．

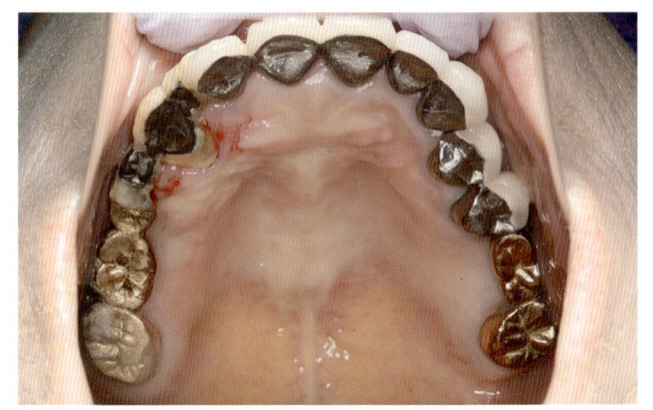

図3　同口腔内上顎咬合面観．

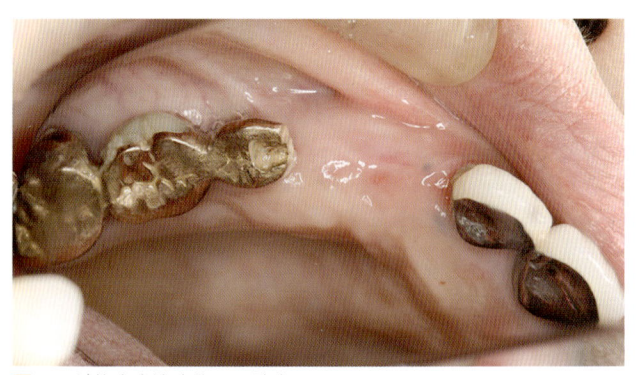

図4　3|抜歯窩治癒後の口腔内．

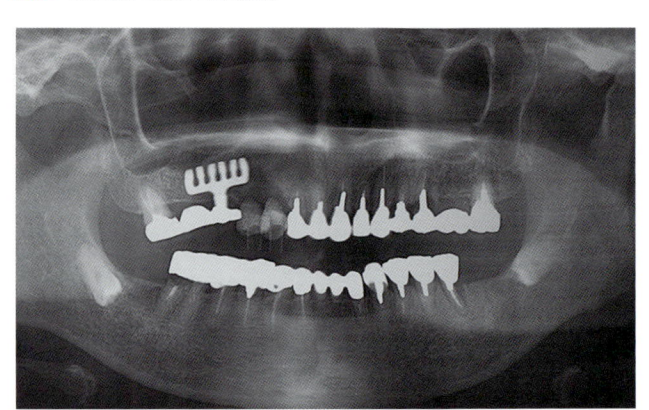

図5　3|抜歯窩治癒後のパノラマエックス線像．3|部インプラント埋入に際してCTステントを装着して撮影した．

対処した方法

対処法としては，ブレードインプラントを撤去してルートフォームインプラントにて欠損部のみの補綴処置を行うことも考えられた．しかし，ブレードインプラントに動揺がほとんどなかったことと，患者年齢が77歳という高齢であることから，ブレードインプラント撤去に伴うさらなる合併症が生じる危険性を考慮して，残存するブレードインプラントを利用したリカバリー方法を選択した．

設計としては，3|部に埋入したインプラントをブレードインプラントと連結することには問題がないと考えられたが，ブレードインプラントは骨内のプレート部分が近遠心的に大きく広がっているために1歯に対してインプラント1本での対応ができない．したがって，3|部インプラントと 5|部にヘッドが位置したブレードインプラントとの連結で適切な歯列を与えようとすると，遠心の 6|部が遊離端のカンチレバーとなり，力学的に予知性の低い補綴処置となってしまう．そこで，5|部ブレードインプラントと7|天然歯にコーヌスタイプの維持装置を設計し，異なる被圧沈下量を考慮したインプラントと天然歯が混在する 7－3|の連結上部構造の装着を計画した．

3|部インプラントの埋入手術から約6カ月の待機期間を経て，7|と 5|部ブレードインプラントヘッド部にコーヌス内冠を装着し，3|部はスクリュー固定とした（図6～10）．

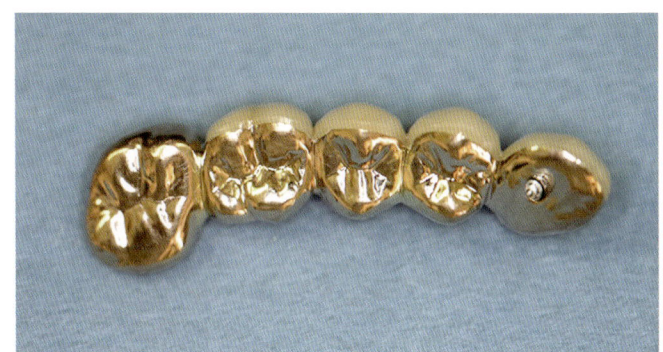

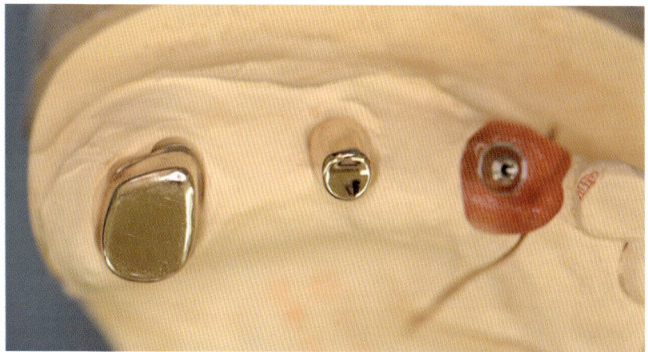

図6 製作した上部構造（左）とコーヌスタイプの維持装置内冠を示した作業用模型（右）．7|と 5|部は内冠，3|部はスクリュー固定を選択した．

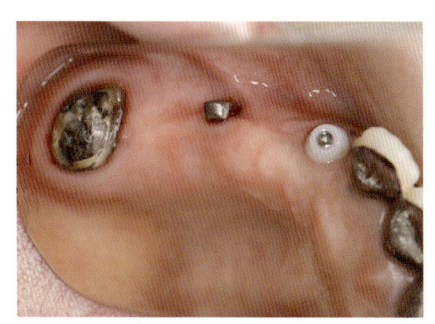

図7 7|と 5|部への内冠装着前の口腔内． 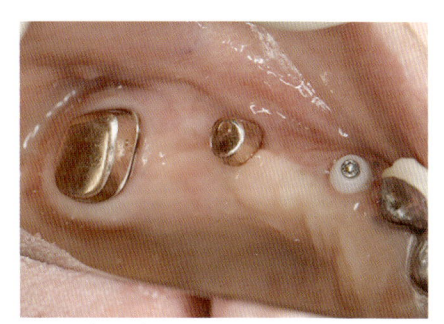　図8 7|と 5|部への内冠装着後の口腔内． 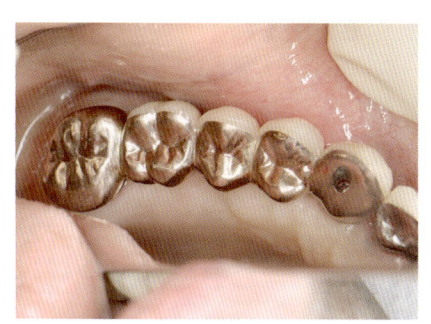　図9 上部構造装着後の口腔内．

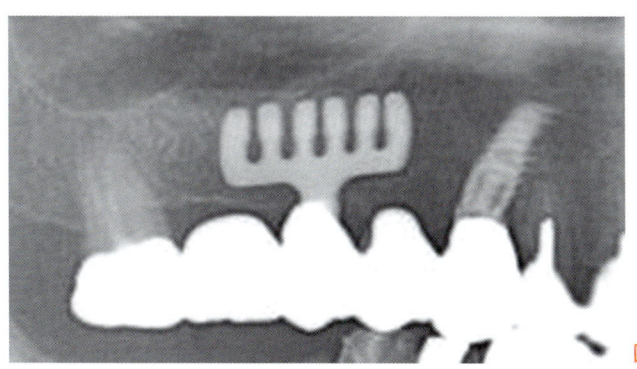

図10 上部構造装着後のエックス線像．

こんなときどうする？　予後のトラブル編

CASE 経口BP製剤服用患者のインプラントを撤去しても疼痛が軽減しない

SOLUTION 薬剤関連上下顎骨骨髄炎および骨壊死と診断，全身麻酔下で右側上下顎骨部分切除術を施行した

簗瀬 武史

問題と考察

患者は77歳，女性．2011年5月に右下顎部の自発痛を主訴として来院した．

患者は2004年7月から骨粗鬆症にて，アレンドロン酸ナトリウム水和物（ボナロンとフォサマック）を内服していた．

2006年1月に某歯科にて654｜にインプラントを埋入し，つづいて2006年6月に｜654と｜46にインプラントの埋入を行った．2009年5月に｜6部にインプラント周囲炎を生じ，同歯科にて掻爬術を受けた．しかし，その後も症状が改善しないため，当院へ来院した．

顔貌は左右対称で，右オトガイ部と下唇に知覚鈍麻を認め，｜6部歯肉には発赤腫脹，排膿および軽度の自発痛を認めた（図1）．

パノラマエックス線像では，｜6部インプラント周囲に著明な骨吸収を認めた（図2）．

CBCT像では，同部周囲下顎骨骨髄がhigh densityを示した（図3）．

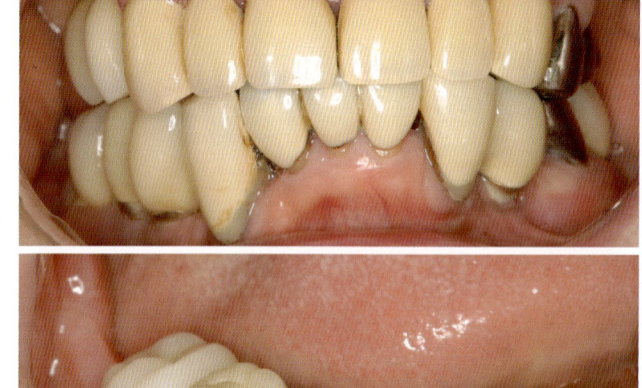

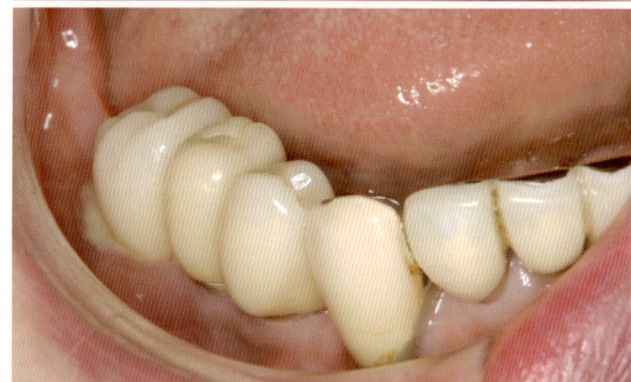

図1　来院時の口腔内所見．

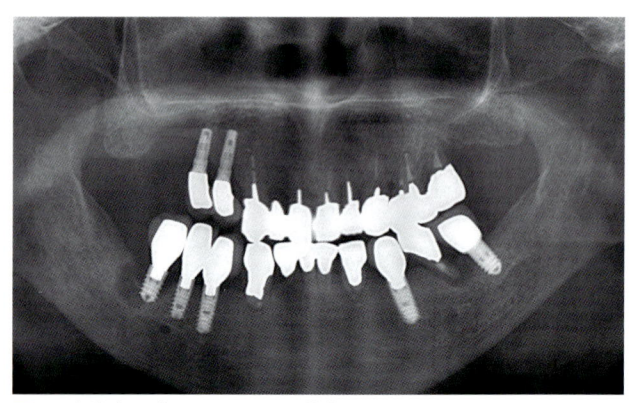

図2　来院時のパノラマエックス線像．

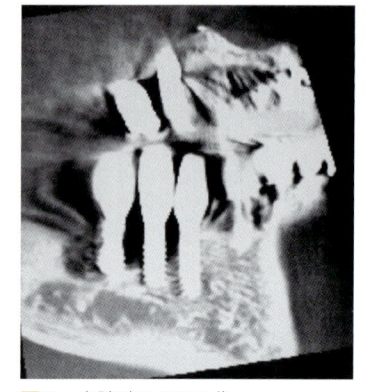

図3　来院時のCBCT像．

対処した方法

｜6欠損相当部は，重度インプラント周囲炎．
初診後，｜6部インプラントの撤去を行った（図4）．
しかし，その後も痛みが続くため，2011年6月に某医

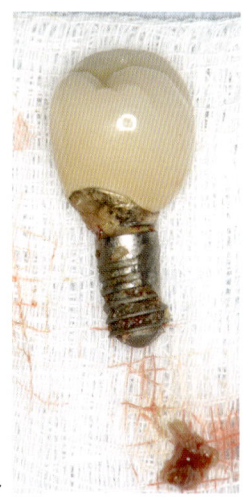

図4　撤去したインプラント体．

科大学歯科口腔外科を紹介した．骨シンチグラム検査では，右上下顎骨に強度の集積を認めた（図5）．

薬剤関連上下顎骨骨髄炎および骨壊死の診断にて，2012年1月，全身麻酔下にて右側上下顎骨部分切除術（インプラント撤去を含む）を施行した（図6〜9）．

術後の骨シンチグラム検査では異常集積を認めなかった（図10）．

術後約8カ月を経過した現在，自発痛も消失し経過良好である（図11〜13）．

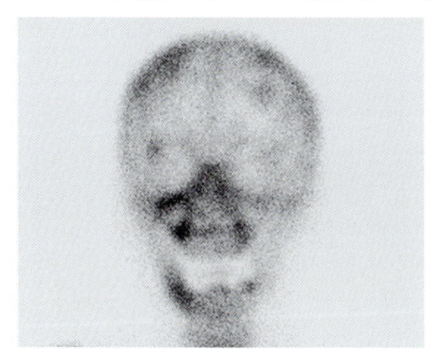

図5　術前の骨シンチグラム像．

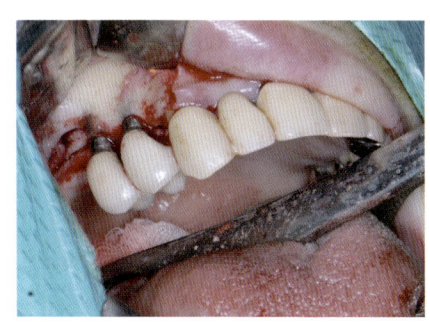

図6　全身麻酔下にてまず右側上顎骨部分切除術（インプラント撤去を含む）を施行した．

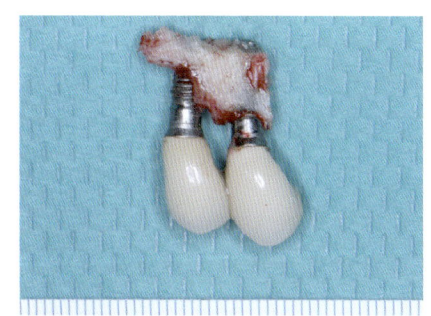

図7　切除された右側上顎骨部分（インプラント撤去を含む）．

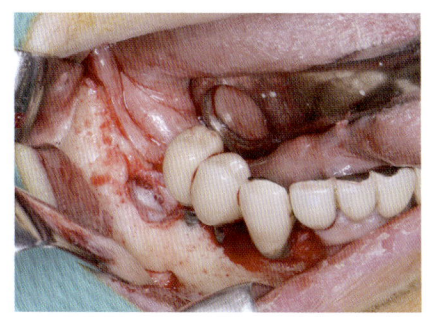

図8　同様に全身麻酔下にて右側下顎骨部分切除術（インプラント撤去を含む）を施行した．

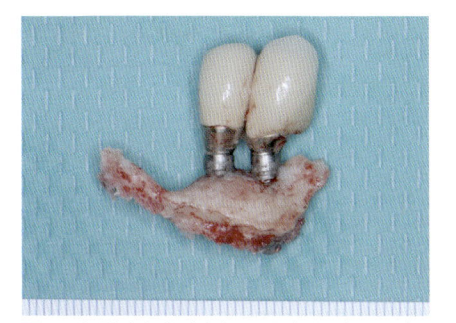

図9　切除された右側下顎骨部分（インプラント撤去を含む）．

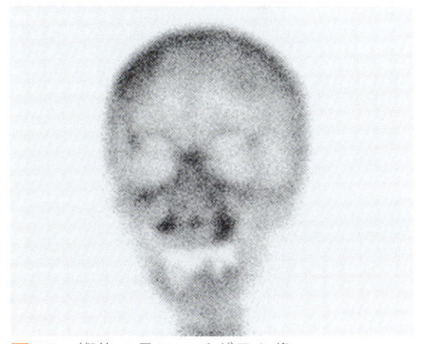

図10　術後の骨シンチグラム像．

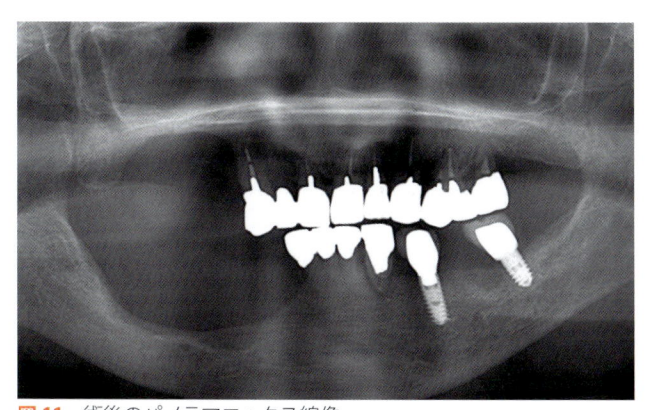

図11　術後のパノラマエックス線像．

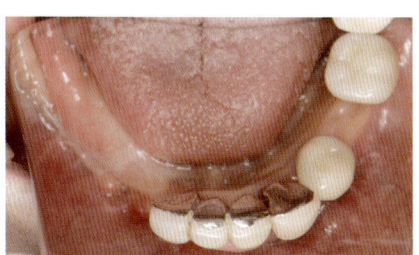

図12　術後の口腔内所見．

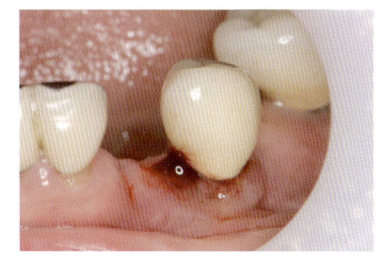

図13　下顎左側のインプラントもインプラント周囲炎を起こしており，処置が必要な状態である．

経口BP製剤のビスフォスホネート系薬剤関連顎骨壊死（Bisphosphonate-related osteonecrosis of the jaw；BRONJ）

発現リスクは注射用製剤に比べて非常に低いものの，内服期間が3年を超えると上昇するとされる．自験例では，2年間の内服でBRONJを発症しており，内服期間が3年未満であってもインプラントの埋入は慎重を期すべきであると考えられた．また，近年経口BP製剤内服下でのインプラント埋入例が増加し，1〜2年の短期経過観察で予後良好とする報告が多いが，自験例では埋入後3年でBRONJを発症しており，長期での予後報告およびその蓄積が望まれる．また，壊死前段階であるビスフォスホネート系薬剤関連骨髄炎の診断は難渋するため，インプラントの撤去を行った後も疼痛が軽減しない場合は自院での投薬等の治療に固執せず，早期に口腔外科専門医療機関に紹介すべきである．

こんなときどうする？　予後のトラブル編

CASE　術後数カ月で異常に腫れてきた

SOLUTION　ビスフォスホネート関連顎骨壊死（BRONJ）発症防止のため内服薬だけでなく癌の既往や注射剤の問診も欠かさず行う

竹島 明道

問題と考察

2008年1月，某歯科にて上顎インプラント治療を受け合計7本のインプラントを埋入し，同年6月で治療終了となった．

同年12月より上顎右側の違和感，鼻漏，疼痛を訴えたため，腫瘍が疑われ大学病院へ紹介となった．

スリーピングの|5 部を除くすべてのインプラント体はスクリュー固定式フルアーチの上部構造で連結されていた．2|部口蓋側の粘膜は大きく腫脹し，一部には排膿を伴う瘻孔を認めた（図1，2）．

図1　大学病院受診時の口腔内写真．2|部口蓋側の粘膜は大きく腫脹し，一部には排膿を伴う瘻孔を認めた．

対処した方法

患者に，既往歴の問診を行ったところ，以下の既往歴が判明した．

2000年頃，某病院にて左乳癌手術．2003年頃，頸椎・肩に骨転移したため2004年8月から2005年6月までボナロン投与，同月からアレディア（パミドロン酸静注）に変更，のちゾメタ（ゾレドロン酸静注）に変更し2007年9月，ゾメタ終了．

インプラント治療前に既往歴の問診がなかったこと，治療開始時にはもうすでに内服薬や注射剤の使用が終了していたことから，インプラント治療を行った歯科医師に申告していなかったとのことであった．インプラント治療に際して術前の診査診断を行う場合は，骨粗鬆症の既往ばかりではなく，癌などの既往も問診することが重要であることを思い知らされる症例であった．

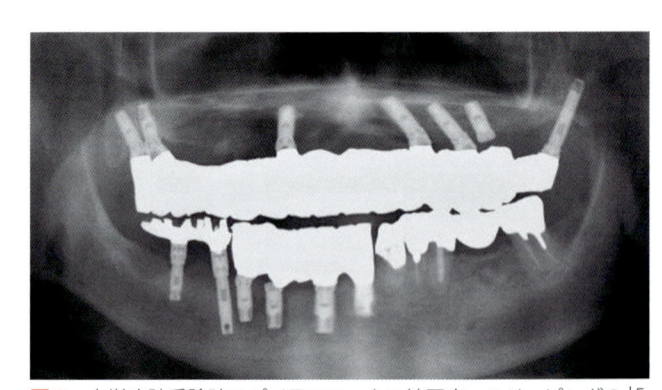

図2　大学病院受診時のパノラマエックス線写真．スリーピングの|5 部を除くすべてのインプラント体はスクリュー固定式フルアーチの上部構造で連結されていた．

臨床症状

初診翌週，スクリュー固定式の上部構造を非破壊で外したところ，すでに 2|部のインプラント体が脱落しており，周囲には茶褐色に変色した腐骨の分離を認めた．

既往歴と臨床症状・所見よりビスフォスホネート関連顎骨壊死（BRONJ）と診断した（図3，4）．

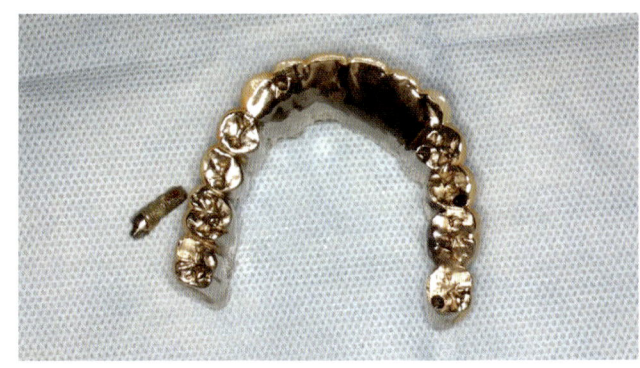

図3　スクリュー固定式の上部構造を非破壊で外したところ，すでに 2|部のインプラント体が脱落していた．

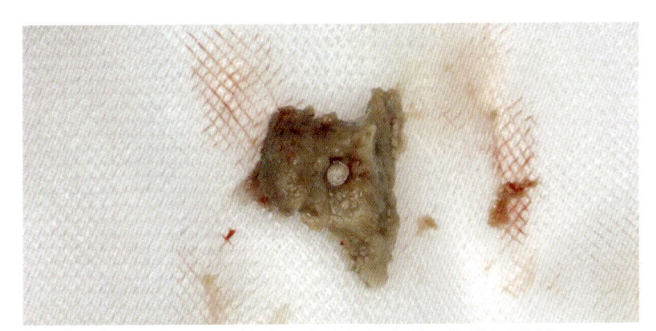

図4　2｜部の周囲には茶褐色に変色した腐骨の分離を認めた．

　すでに投薬は終了しており，その後BP製剤の使用はないものの，毎回の来院時には上部構造を外して個々のインプラント体をメインテナンスしつつ経過観察していた．

　ところが2009年6月には｜34部のインプラント体が動揺し，同年7月撤去となった（図5）．さらに2010年4月には，6｜部のインプラント体が自然脱落した．

　その後，｜5部のインプラント体も動揺し同年6月に撤去となった（図6〜8）．

　同年7月には7｜部も自然脱落．7｜部のみ残存となった．

　BRONJには現時点で明確な対処法がなく，発症後に処置対応を行うより，いかに術前の医療面接や術前検査ならびに医科主治医への対診を綿密に行い発症を未然に防ぐことが重要と思われた．

　次頁にビスフォスホネート系薬剤の一覧を掲載しているので参考にしていただきたい．

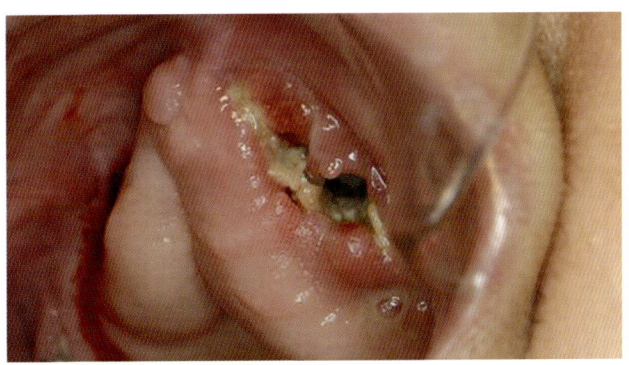

図5　大学病院受診から約7カ月後には｜34部のインプラント体が動揺し，その後1カ月で撤去となった．さらに9カ月後（2010年4月）には，6｜部のインプラント体が自然脱落した．

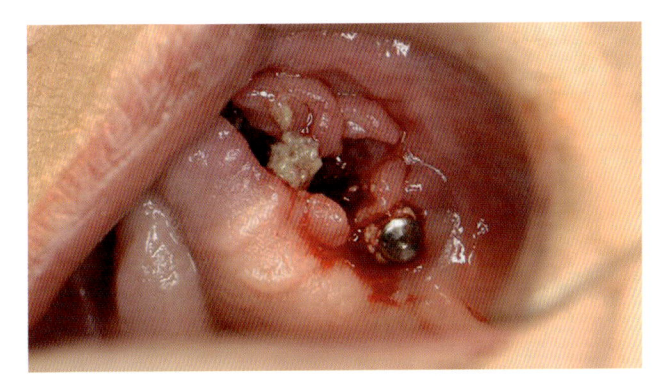

図6　その後，｜5部インプラント体にも動揺が認められた．

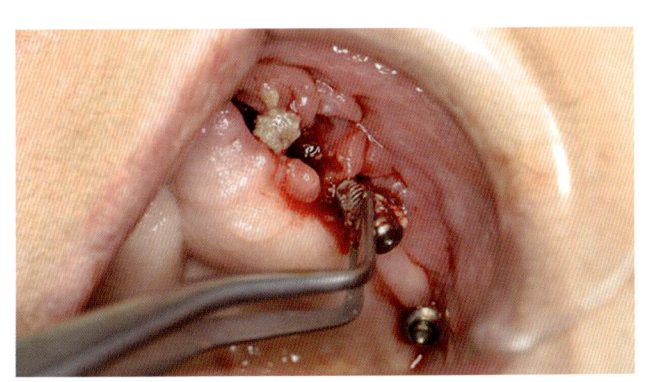

図7　6｜部インプラント体の自然脱落から1カ月後に｜5部インプラント体も撤去となった．

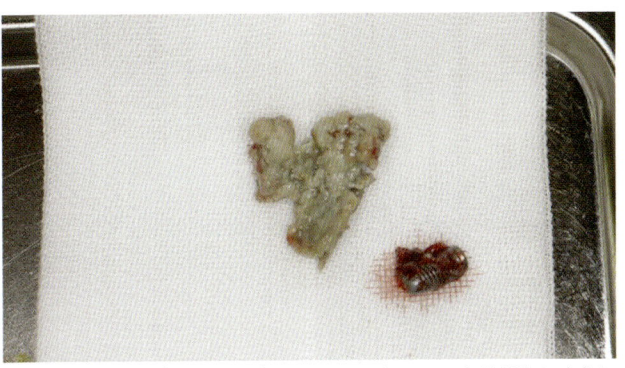

図8　撤去された｜5部インプラント体．同部周囲にも茶褐色に変色した腐骨の分離を認めた．

薬剤関連顎骨壊死などの有害事象に注意を要する薬剤

		一般名	適応症	製品名	製造＝販売会社名
ビスフォスホネート系薬剤	経口剤	アレンドロン酸ナトリウム水和物	骨粗鬆症（5mg錠，35mg錠）	アレンドロン酸錠「DK」	大興製薬＝日本ケミファ
				アレンドロン酸錠「SN」	シオノケミカル＝科研製薬
				アレンドロン酸錠「タイヨー」	テバ製薬
				アレンドロン酸錠「トーワ」	東和薬品
				アレンドロン酸錠「日医工」	日医工
				アレンドロン酸錠「マイラン」	マイラン製薬＝ファイザー（5mg錠，35mg錠） マイラン製薬＝三和化学（35mg錠）
				フォサマック錠	MSD
				ボナロン錠　ボナロン経口ゼリー	帝人ファーマ
		エチドロン酸二ナトリウム	骨粗鬆症 下記状態における初期および進行期の異所性骨化の抑制 脊髄損傷後，股関節形成術後 骨ページェット病	ダイドロネル錠200	大日本住友製薬
		ミノドロン酸水和物	骨粗鬆症（1mg錠，50mg錠）	ボノテオ錠	アステラス製薬
				リカルボン錠	小野薬品工業
		リセドロン酸ナトリウム水和物	骨粗鬆症（2.5mg錠，17.5mg錠） 骨ページェット病（17.5mg錠）	アクトネル錠	味の素製薬＝エーザイ
				ベネット錠	武田薬品工業
			骨粗鬆症（2.5mg錠）	リセドロン酸Na錠「FFP」	富士フイルムファーマ
				リセドロン酸Na錠「NP」	ニプロファーマ
				リセドロン酸Na錠「ZE」	金星薬品工業
				リセドロン酸Na錠「タカタ」	高田製薬
				リセドロン酸Na錠「トーワ」	東和薬品
				リセドロン酸Na錠「日医工」	日医工
				リセドロン酸Na錠「日新」	日新製薬
				リセドロン酸Na錠「明治」	Meijiseikaファルマ
				リセドロン酸Na錠「ユートク」	大興製薬＝祐徳薬品工業
				リセドロン酸Na錠「ケミファ」	日本薬品工業＝日本ケミファ
				リセドロン酸Na錠「マイラン」	マイラン製薬
		イバンドロン酸ナトリウム水和物	骨粗鬆症	ボンビバ錠	大正富士医薬品，中外製薬
	注射剤	イバンドロン酸ナトリウム水和物	骨粗鬆症	ボンビバ静注	大正富士医薬品，中外製薬
		アレンドロン酸ナトリウム水和物	悪性腫瘍による高カルシウム血症 骨粗鬆症	テイロック注射液 ボナロン点滴静注バッグ	帝人ファーマ
		ゾレドロン酸水和物	悪性腫瘍による高カルシウム血症 多発性骨髄腫による骨病変 固形癌骨転移による骨病変	ゾメタ点滴静注	ノバルティスファーマ
			骨粗鬆症	リクラスト点滴静注液	旭化成ファーマ
		パミドロン酸二ナトリウム水和物	悪性腫瘍による高カルシウム血症 乳癌の溶骨性骨転移	アレディア点滴静注用	ノバルティスファーマ
				パミドロン酸二Na点滴静注用「F」	富士製薬工業
				パミドロン酸二Na点滴静注用「サワイ」	沢井製薬
その他		デノスマブ	多発性骨髄腫による骨病変 固形癌骨転移による骨病変	ランマーク皮下注	第一三共株式会社
		デノスマブ（遺伝子組換え）	骨粗鬆症	プラリア皮下注	

COLUMN

嘔吐反射が強い患者

手術に際して患者の血圧が高い

術前の全身状態評価

ミダゾラムによる鎮静

インプラント時の静脈内鎮静法に求められること

インプラント手術時に備えておく救急薬品とその取り扱い

術中・術後管理の要点

術中に呼吸困難に陥った

術中に心不全が起きた

抗血栓薬

COLUMN 嘔吐反射が強い患者

今泉うの，吉田和市

嘔吐反射とは

歯科臨床においてみられる嘔吐反射（Gagging reflex）は，異常絞扼反射とも呼ばれ，軟口蓋，咽頭部，舌根部など主に口腔内後部への刺激（**図1参照**）により誘発される嘔吐様の反射で，多くは吐物を伴わない．

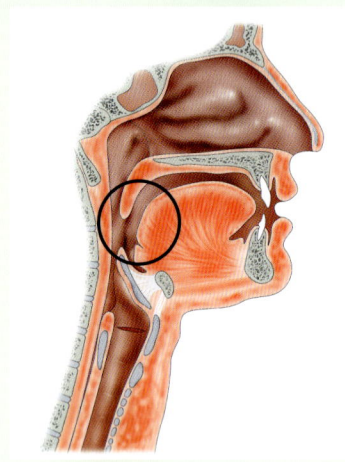

図1 嘔吐反射を誘発する部位

重症度

重症度にも個人差があり，以下のような分類がなされている．

①軽症
大臼歯部の印象採得やデンタルエックス線の撮影のみ不可能．

②中等度
前歯部の歯科治療は可能だが，大臼歯部の治療や口腔底でのミラー操作が不可能．

③重症
歯科治療が全く不可能か，日常生活での歯ブラシの使用も困難．治療器具を見ただけでも嘔吐反射が誘発される．

原因

以下のように分類でき，2つ以上の要因が関与することが多い．

1) 局所的要因
口蓋扁桃や舌扁桃の肥大，アデノイド，扁桃炎や咽頭炎など炎症性疾患，過度のアルコール摂取や喫煙による粘膜の炎症．

2) 全身的要因
①身体的要因
脳圧亢進，心疾患，糖尿病，甲状腺疾患，平衡感覚器官の機能不全など数多くの疾患がある．その他，疲労や睡眠不足，空腹も要因となる．

②心理的要因
もっとも関与が強い要因である．
過去の歯科治療における不快な経験の記憶がトラウマとなり，緊張や恐怖感を抱くことで嘔吐反射を起こしやすくなることがある．

対　策

　詳細に問診を行い，全身状態を把握する．過量のアルコール摂取や喫煙を避けるように指示し，満腹時や過度の空腹時には治療を行わないようにする．また，患者との信頼関係を構築することも重要である．

　治療姿勢は座位または半座位で，鼻呼吸を指示するのも効果がある．そのうえで以下のような対策があげられる．

1）表面麻酔

　8％キシロカインスプレー®や2％キシロカインゼリー®を軟口蓋や舌後方部に塗布するか2％キシロカインビスカス®で含漱させる．軽症の場合は有効である．

2）前投薬

　以下のような薬剤を治療前日の就寝前と治療1時間前に内服させる．常用薬との相互作用に注意し，妊産婦，授乳婦，高齢者への投与は慎重に行う．

①ジアゼパム（セルシン®，ホリゾン®など）

　1回2〜5mg経口投与．使用頻度の高いベンゾジアゼピン系マイナートランキライザーであり鎮静作用，筋弛緩作用，抗痙攣作用が強い．作用時間が長いため，運動機能，精神機能の回復に十分注意して帰宅させる．急性狭隅角緑内障，重症筋無力症の患者への投与は禁忌である．

②塩酸ヒドロキシジン（アタラックス-P®など）

　1回50〜75mg経口投与．抗アレルギー性緩和精神安定剤で，中枢抑制作用，抗嘔吐作用がある．作用発現時間は約30分，作用持続時間は8〜12時間である．

3）笑気吸入鎮静法

　30％以下の笑気（亜酸化窒素，N_2O）と酸素の混合ガスを吸入させ，患者の不快感や緊張を和らげることを目的とする．手順は以下のとおりである．

①患者に説明し，同意を得る．

②血圧計，酸素飽和度モニターを装着する．

③鼻マスクまたは鼻カテーテルを装着し，鼻マスクでは酸素6〜8L/min，鼻カテーテルでは3L/minを流す．数分後，脱窒素ができたら，笑気を10〜20％程度にして吸入させる．

④鎮静状態になったら治療を行う．

⑤治療終了後，笑気の投与を中止し100％酸素を投与して笑気が消失するまで休息させる．基本的には，笑気の投与を中止してから30分程度で帰宅可能である．ほとんどすべての患者に適応となるが，表1に示すような患者には禁忌である．

表1　笑気吸入鎮静法の主な禁忌症
①医師と患者の間で意思疎通が図れず，協力が得られない患者
②中耳炎の患者
③妊娠初期の患者
④鼻閉のある患者
⑤気胸，ブラ，イレウスなど体内に閉鎖腔がある患者
⑥全身疾患の治療を優先すべき患者
⑦網膜・硝子体手術で眼内気体注入後3カ月以内の患者

4）静脈内鎮静法

　ベンゾジアゼピン系薬剤のミダゾラムとプロポフォールを併用して行う方法が一般的である．ミダゾラムは抗不安作用が強く，プロポフォールは制吐作用を有する．歯科麻酔学会認定医，専門医の管理のもとに行うのが望ましい．

5）全身麻酔法

　重症例では全身麻酔下でないと治療が不可能な場合も多い．

6）鍼治療，星状神経節ブロック，漢方薬

　鍼によるツボ刺激で嘔吐中枢を抑制したり，星状神経節ブロックで自律神経機能を調整することや五苓散等の漢方薬が嘔吐反射に有効であったとする報告もある．

COLUMN

7）脱感作療法，自律訓練，催眠暗示などがある

参考文献
1) 染矢源治：嘔吐反射の強い患者の歯科治療はどうするか．デンタルダイヤモンド増刊号：32-33，1982．
2) 松尾敏明：異常絞扼反射と前投薬．デンタルダイヤモンド，16（4）：70-73，1991．
3) 富岡重正ほか：嘔吐反射患者に対するプロポフォール静脈鎮静法の有用性．四国歯誌，20（2）：259-260，2008．
4) 佐藤恭道ほか：異常絞扼反射（嘔吐反射）に対する星状神経節ブロック療法．日歯麻誌，22（3）：507-510，1994．
5) 市村　葉ほか：嘔吐反射の強い患者への新頭針療法（YNSA）の試み．日本歯科東洋医学会誌，21（1～2）：70-73，2002．
6) 清水央雄：すぐに役立つ東洋医学．道歯会誌，53：149-151，1998．
7) 今泉うのほか：歯科における笑気吸入鎮静法．神奈川歯学，45（2）：121-124．

COLUMN

手術に際して患者の血圧が高い

野村智義

わが国において高血圧症と診断されているのは約4,000万人にのぼる．高血圧により心疾患，脳血管障害，慢性腎臓病などの罹患率，死亡率が高い[1]．未治療者の割合は高く，自覚症状がないことが多いため，術前の診査は重要となる．

高血圧緊急症と切迫症

高血圧緊急症

単に血圧が異常に高いだけの状態ではなく，血圧の高度の上昇により脳，心，腎，大血管などの標的臓器に急性の障害を生じ進行している状態．高血圧脳症，急性大動脈解離を合併した高血圧，肺水腫を伴う高血圧性左心不全，高度の高血圧を伴う急性冠症候群（急性心筋梗塞，不安定性狭心症），褐色細胞腫クリーゼ，子癇などがあげられる．

高血圧切迫症

高度の高血圧であるが，臓器障害の急速な進行がない場合．緊急症であるかは血圧値だけでは判断ができないが，急性あるいは進行性の臓器障害がなければ緊急降圧対象ではない．子癇や急性糸球体腎炎による高血圧脳症や大動脈解離などでは，血圧が異常高値でなくても緊急降圧の対象となる．

歯科治療中の急激な血圧上昇は切迫症の頻度が高い．緊急症は高血圧症患者の約1％が生涯に経験する程度と頻度は低いが，強い頭痛，嘔気，胸痛，めまい，神経学的欠損を伴う場合は高血圧緊急症として救急対応が必要である．

インプラント手術時の異常な血圧上昇への対応

術前診査

外科予定患者は術前診査により全身的な評価を行い，未治療高血圧者においては二次性高血圧かどうか判断する必要がある．専門医に依頼し，安定した血圧管理下にて手術を行う．日本高血圧学会の分類を示す（**表1**）．Ⅰ度およびⅡ度の高血圧は周術期の心血管合併症の独立した危険因子とはならないが，待機的手術で血圧が180/110mmHg以上であれば血圧のコントロールを優先すべきである．降圧剤は手術直前まで内服を指示するのが原則である．治療当日も全身状態を評価し，内服薬の確認も行う．術前診査にて病歴聴取とともに，高血圧の病歴がない場合でも血圧測定を行う．安定した値を示した2回の平均値を血圧値とする．≧180/110mmHgであればコントロール不良の高血圧症を疑い担当医師に再評価を依頼する．コントロールが不良の場合は高血圧専門医への紹介を検討する．

高血圧のリスク評価

血圧のみで低・中リスクを有するものでも，血圧以外の危険因子や高血圧の罹患期間により，脳・心血管疾患の危険度が高くなる．喫煙，糖尿病，脂質異常症，肥満，慢性腎不全，高齢，心血管病などの有無を加味してリスク評価を行う（**表2**）．

術中の高血圧を防ぐには
①疼痛の管理
疼痛による交感神経緊張により，血圧の上昇を引き起

表1 成人における血圧値の分類（mmHg）（JSH, 2014[1]）

	分類	収縮期血圧		拡張期血圧
正常域血圧	至適血圧	< 120	かつ	< 80
	正常血圧	120～129	かつ/または	80～84
	正常高値血圧	130～139	かつ/または	85～89
高血圧	Ⅰ度高血圧	140～159	かつ/または	90～99
	Ⅱ度高血圧	160～179	かつ/または	100～109
	Ⅲ度高血圧	≧180	かつ/または	≧110
	（孤立性）収縮期高血圧	≧140	かつ	< 90

表2 （診療室）血圧に基づいた脳血管リスク層別化（JSH, 2014より改変[1]）

リスク層 （血圧以外の予後影響因子）	Ⅰ度高血圧 140〜159／90〜99 mmHg	Ⅱ度高血圧 160〜179／100〜109 mmHg	Ⅲ度高血圧 ≧180／≧110 mmHg
リスク第一層 （予後影響因子がない）	低リスク	中等リスク	高リスク
リスク第二層 （糖尿病以外の1〜2個の危険因子，3項目を満たすMetSのいずれかがある）	中等リスク	高リスク	高リスク
リスク第三層 （糖尿病，CKD，臓器障害／心血管病，4項目を満たすMetS，3個以上の危険因子のいずれかがある）	高リスク	高リスク	高リスク

こす．疼痛管理につながる局所麻酔を十分に行うことで，内因性カテコールアミンの分泌を抑えることができる．エピネフリン添加局所麻酔は，血管収縮薬であるエピネフリンがα，β受容体を刺激する．循環器への影響は投与量により異なる[2]．低用量では，心拍数は軽度上昇するが，平均動脈圧は有意に変化を認めないとする報告が多い．$β_1$非選択性β遮断薬を服用している場合，エピネフリン添加局所麻酔を使用する際，エピネフリンの$α_1$効果が増強し血圧上昇を起こす可能性があるため注意が必要である．

②不安の除去

医療環境下にて測定した血圧は家庭血圧よりも高圧なことが多い．手術の強い不安を訴える患者には，鎮静薬の処方や，静脈内鎮静法が有効である．

術中に高血圧になったら

①疼痛を疑う

手術時間が長くなると局所麻酔作用は減弱する．痛みがあるようならば，適宜薬剤の追加を行う．

②尿 意

前立腺肥大を合併している場合や緊張により頻尿となるため，長時間にわたる手術の際は注意したい．この際は手術を中断する必要がある．静脈内鎮静下においても同様である．

③周術期の降圧剤の使用について

脳血管障害，頸動脈狭窄，左室肥大，冠血流予備能低下，虚血性心疾患，腎機能障害などの周術期の血圧低下により虚血性合併症が生じやすい場合は注意が必要である．ニフェジピンカプセル内容物の舌下投与は以前行われていたが，降圧の程度，速度を調整できないため使用してはいけない．歯科医院内での降圧剤の投与は，十分にトレーニングを受けていない者が使用することは控える．

④手術を中断するか，中止するか．

血圧値が≧180/110mmHgを持続する場合は手術を中断する（図1）．疼痛があれば局所麻酔の追加により対処する．深呼吸を繰り返すことで副交感神経を刺激し降圧を試みる．高血圧緊急症と判断した場合は救急対応する．高血圧切迫症と判断した場合は，経過を観察し，≧180/110mmHgが持続するようならば，医療機関に連絡し指示に従う．一過性の高血圧であれば治療を続行することも可能であるが，脳血管リスクに従い総合的な判断が必要である（図1）[3]．

文 献
1) 日本高血圧学会高血圧治療ガイドライン作成委員会：高血圧治療ガイドライン2014.
2) Neal JM : Effects of epinephrine in local anesthetics on the

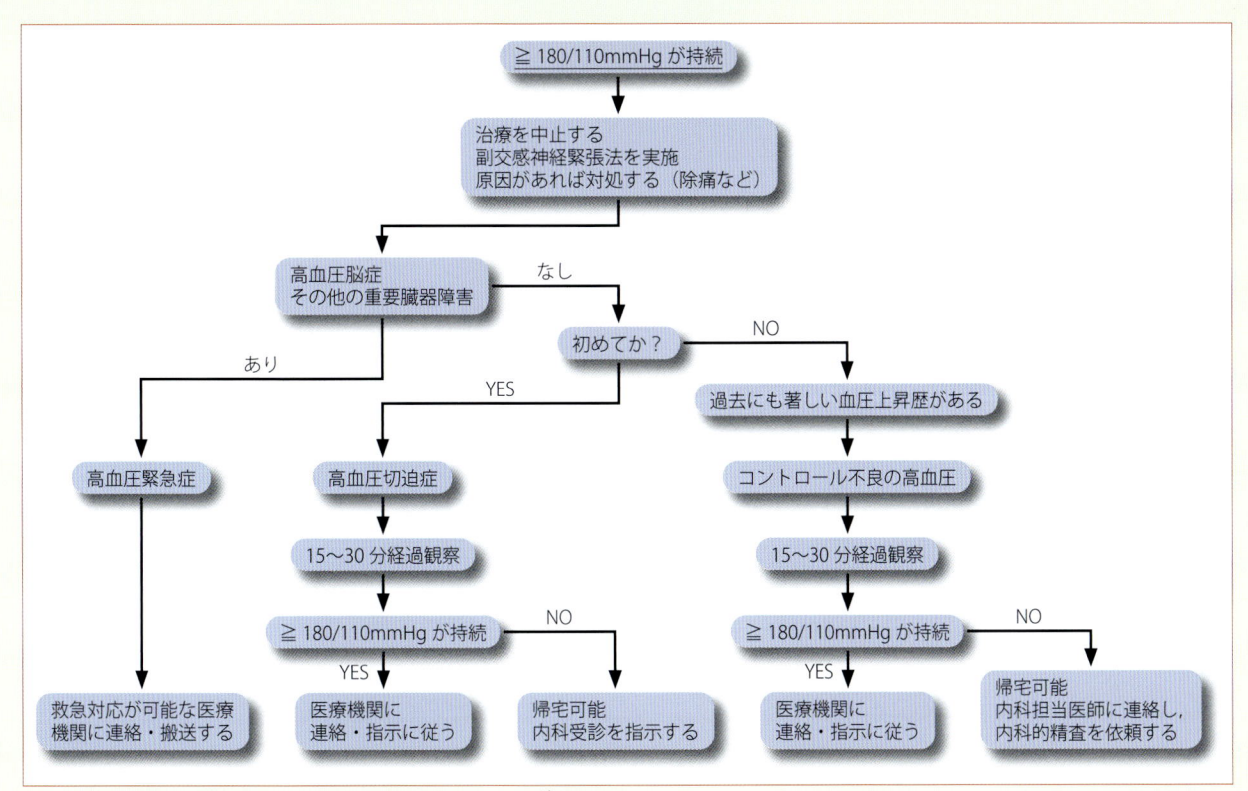

図1 歯科治療中の異常な血圧上昇への対応（大渡，2012[3]）を改変）

central and peripheral nervous systems: Neurotoxicity and neural blood flow. Regional anesthesia and pain medicine, 28 (2): 124-134, 2003.

3）大渡凡人：全身的偶発症とリスクマネジメント：高齢者歯科診療のストラテジー．医歯薬出版，2012，81．

術前の全身状態評価

吉田和市

術前の注意は？
- 十分な手術計画の検討（特に手術時間）
- **内服中の薬剤は継続**させる
- 手術開始4時間前までは禁食
- 手術開始2時間以降は禁飲水（嘔吐物による誤嚥の予防）
- 術直前の排尿
- 血圧，脈拍数，動脈血酸素飽和度，体温などのチェック

バイタルサインのチェック
（麻酔チャートに記録）
- 脈　拍（緊急時のために必ず触診でも測定）
- 血　圧
- 呼吸回数
- 経皮的動脈血酸素飽和度（パルスオキシメーター）
- 既往歴，家族歴
- 合併疾患の把握（現在のバイタルサイン，処方内容，コントロール状態を問い合わせる）
- 猪首，小下顎，肥満，睡眠時無呼吸（困難な気道確保）
- 不安の程度

バイタルサインの確認は？
必　須
- 自動血圧計
- パルスオキシメーター
- 聴診器
- 体温計

測定項目
- 血　圧
- 脈拍数
- 呼　吸（音；気道閉塞の有無，回数，リズム，量；胸郭の動き）
- 酸素飽和度
- 体　温

パルスオキシメーターによる空気呼吸下の動脈血酸素飽和度（SpO$_2$）正常値は？
- 95〜99％：正常．肥満者，高齢者では低め
- 90〜95％：低い
- 90％以下：酸素化不全

点滴の準備

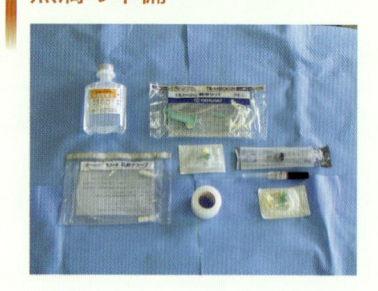

鎮静薬ミダゾラム（ドルミカム®）の準備

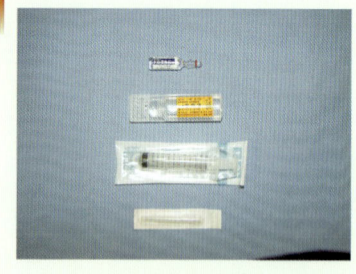

- ドルミカム®の拮抗薬であるフルマゼニル（アネキセート®）も準備しておく．

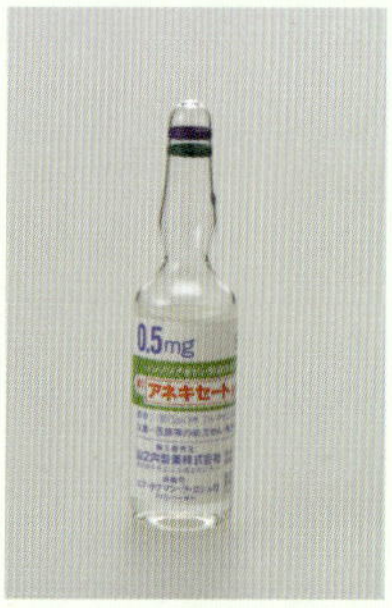

- ドルミカム®と注射用蒸留水

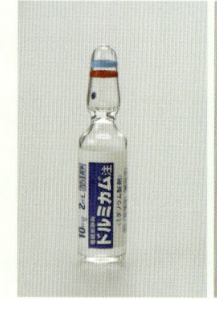

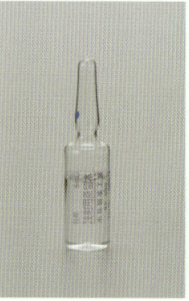

●鎮静薬（プロポフォール）の準備

1%プロポフォール注®

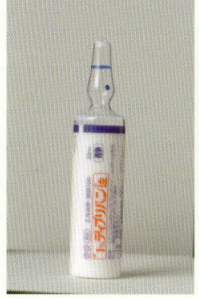

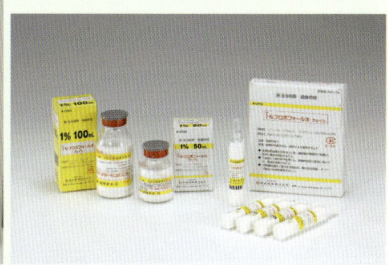

酸素投与を予防的に行う場合もあります
予防的酸素投与

経鼻カニューレから1〜3L/分の酸素投与を行います．
笑気吸入鎮静器が使える場合，笑気を最大30%程度まで混合することもあります．笑気には鎮痛効果も期待できます．

ミダゾラムによる鎮静

吉田和市

ミダゾラムによる鎮静はどのようにやるの？

ミダゾラム（**ドルミカム®**）1アンプル（10mg/2mL）を10mLの注射器に吸引し，その後に注射用生理食塩水を8mL吸引し，計10mLに希釈する（1mg/mLに希釈される）．その溶液を0.5mL（0.5mg）/15～30秒かけて望む**鎮静状態が得られるまで**（最大0.075mg/kg）投与します．

ほとんどの症例で2mL（2mg）程度で良好な鎮静状態が得られます（0.1mg/kg以上の投与では意識や呼吸が消失するので危険です）．

注意事項

しかし，個体差があり，高齢者のように少量でも意識が消失する場合や自閉症患者に多くみられるようにドルミカム®が思いのほか効かない場合もあるのでそのさじ加減が大切です．

・患者およびバイタルサインに注意しながら投与します．特に**呼吸抑制（呼吸停止）**には注意が必要です．

投与速度（初期の血中濃度の上昇）に依存して発生するのでゆっくり投与することも大切です．

至適鎮静度の評価

呼名応答反応	やや遅れる
血　　圧	やや低下（緊張がとれたため）
脈　　拍	やや減少（緊張がとれたため）
呼　　吸	変化なし．場合によりやや減少

患者への説明のポイント

- 局所麻酔と鎮静を併用すれば，ほとんど**ボーッと**している状態で治療が可能です．
- 入院の必要はなく，手術終了後，**30分～1時間程度で帰宅**できるまでに回復します．
- 手術中には，専門の知識をもった歯科麻酔科医が全身状態を絶えずチェックしています．
- 鎮静薬の作用により，「健忘効果」（鎮静薬投与後，起こったことを断片的にしか思い出せない，または全く覚えていない）があります．
- 手術後は徒歩での帰宅が可能ですが，付き添い人がいらっしゃったほうが安全です．
- 車や自転車では帰宅できません．
- 異常があればすぐ連絡できるようにしてください．

どのステージをターゲットにするか

- 呼びかけには応答．
- 治療には無関心．
- 嚥下反射，咽頭反射は残す．
- 呼吸抑制，循環抑制がないレベル．

Ramsay Sedation Scale

レベル1	不安が強い，興奮している，またはそわそわして落ち着きがない．
レベル2	目覚めており，診療に協力的，オリエンテーション良好，落ち着きがある．自分のおかれている時間的，空間的，人間関係的状況の理解
レベル3	一応目覚めているが，指示に対してのみ応答する程度である．
レベル4	眠っているが，大声での呼びかけに，すばやく反応する．
レベル5	眠っており，大声での呼びかけに，ゆっくりと反応する．
レベル6	患者は眠っており，大声での呼びかけに反応しない．

インプラント時の静脈内鎮静法に求められること

吉田和市

静脈内鎮静法って？

インプラント治療に対して多くの患者さんは恐怖感や不安感をもっています．その軽減を目的として行われているのが静脈内鎮静法です．この方法は身体的刺激や呼びかけに対し適切に反応し，自力で呼吸できる状態を維持したまま患者の精神的緊張を和らげる患者管理法で，インプラント治療の質と安全性を高めてくれます．

歯科麻酔医が必要

歯科では術野が気道と重なるため薬剤投与により容易に誤嚥や舌根沈下による呼吸抑制が生じることがあります．

静脈内鎮静法は，薬剤の使用法や全身管理に精通した歯科麻酔医が行います．

歯科麻酔医の仕事は

患者さんの恐怖感や不安感を鎮静法を用いて軽減させるのが仕事ですが，もっと重要なことはインプラント治療周術期の呼吸管理や循環管理です．

痛みで交感神経は緊張し，合併症の原因になりますから痛みの管理も大切な仕事です．

患者さんのインプラント治療の安全性と快適性を提供してくれます．

鎮静と鎮痛の基本的な考え方は？

鎮痛が十分であれば鎮静剤は少量ですみます．
鎮痛が不十分だと，鎮静剤を増量しても患者さんの満足感は得られません．

鎮静と鎮痛を別々に考えることが大切です．治療がうまくいかないときは鎮痛が十分でない場合がほとんどです．

インプラント診療中のストレッサーと対策は？

周術期の痛みは局所麻酔薬や鎮痛薬で対処します．十分な鎮痛が最も重要です．

手術操作，姿勢および開口，尿意などの不快感や，時間の感覚は，ある程度は鎮静剤で意識レベルを低下させることで解決できます．

鎮静下でのインプラント治療は何時間可能？

- 尿意を我慢できる時間
- 局所麻酔薬が効いている時間
- 同じ姿勢で耐えられる時間

以上を考慮すると2～3時間が限度でしょう．特に高齢者では短くなります．

COLUMN

全身麻酔と精神鎮静の大きな違いは？

	全身麻酔法	精神鎮静
痛み	○	確実な局麻で○
不快感	○	△
尿意	○	×
呼吸管理	調節呼吸 補助呼吸	自発呼吸

どんな薬剤が使用されるの？

使用頻度の高い薬剤はベンゾジアゼピン系誘導体であるミダゾラムと非バルビツレート系静脈麻酔薬であるプロポフォールです．

静脈内鎮静に用いられる薬剤の特徴

投与量および投与速度を調節することにより，鎮静（有意識）から意識の消失（無意識）まで意識状態を調節できます．

しかしインプラント時の鎮静は気道確保が確実でないため意識を消失させることは避けます．

ミダゾラムの性質は

水溶性のベンゾジアゼピン系誘導体の薬剤で早い作用発現と短い効果時間が特徴です．

短時間の処置の静脈内鎮静法のための薬剤として，用いられています．鎮静状態は，おおむね45分程度で回復し，約60分程度で標準の会話ができるようになります．さらに帰宅許可までは2時間程度かかります．

- ドルミカム®（ミダゾラム）
- アネキセート®（フルマゼニル）
  この薬剤はドルミカム®の拮抗に用いられます．

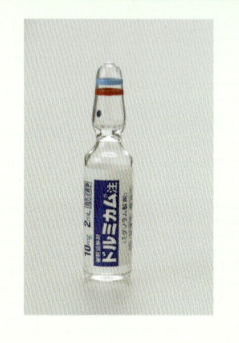

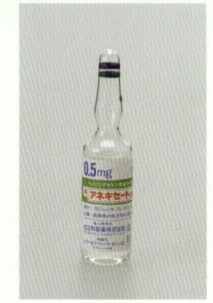

プロポフォールって？

迅速な導入と覚醒，蓄積作用がほとんどないことが特徴です．静脈内鎮静法では，2.5mg/kg/h 程度の持続投与を行います．持続投与を中止し，十数分後には会話が可能となり，おおむね60分程度で帰宅可能になります．

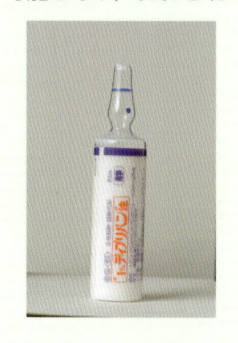

鎮静剤の一般的な副作用は？

- **血圧低下，心拍数減少**
- 反射の抑制による嘔吐物や注水による誤嚥
- 呼吸抑制：特に猪首，小下顎，肥満では気道確保が困難

以上を常に考えておかなくてはなりません．

インプラント手術時に備えておく救急薬品とその取り扱い

吉田和市

1) 酸素

低酸素（特に動脈血酸素飽和度が90%以下に低下し，呼吸抑制がある場合），ショック時，意識消失時に適応．3L～5Lの流量の酸素をマスクか鼻カニューレで吸入．自発呼吸がないか呼吸抑制が強い場合には人工呼吸．

2) 副交感神経遮断薬

| 硫酸アトロピン
（0.5mg/1cc） | 徐脈（40回／分以下）に適応 |

★ 0.01mg/kg（約50kgの人で1A）静注
　投与後：心拍数↑，気道分泌↓

3) 昇圧剤

| エホチール
（10mg/1cc） | 収縮期血圧が80mmHg以下に適応 |

★ 1Aを筋注または10ccに希釈（1mg/1cc）して1～2ccずつ静注

4) 降圧剤

| アダラート
（10mg/1カプセル） | 高血圧脳症などで頭痛などの症状を伴う異常高血圧や緊急高血圧 |

★ 1カプセルに25ゲージの注射針で穴を開け，コップに4滴（3mgに相当）を滴下して30mLの水に溶かし内服させる．舌下投与はしてはならない．

5) 冠拡張薬剤

| ニトロール
5mg | 狭心症発作（胸痛） |

狭心症発作時に1T～2T 舌下投与

6) 抗痙攣剤

| ホリゾン／セルシン
（5mg/1cc，10mg/2cc） | 痙攣発作時や精神興奮時 |

★ 5～20mg 静注
【注】急速に投与すると一過性の呼吸停止や舌根沈下による呼吸抑制がある．

7) 鎮静剤

| ドルミカム
（10mg/2cc） | 精神的興奮 |

★ 麻酔前投薬：0.08～0.10mg/kg　筋注または
　　　　　　　0.07mg/kg　静注
【注】1分以上かけてゆっくり投与する．
　　舌根沈下に注意
・水溶性でホリゾンより半減期が短い．（外来に適している）
・ドルミカムもホリゾンもベンゾジアゼピン系のマイナートランキライザーで抗痙攣作用，鎮静作用がある．どちらも特異的ベンゾジアゼピン拮抗薬（アネキセート）で作用が拮抗される．

7') ベンゾジアゼピン系薬の拮抗薬

| アネキセート
（0.5mg/5cc） | ベンゾジアゼピン受容体拮抗薬 |

ホリゾンやドルミカムなどベンゾジアゼピン系薬による鎮静の解除，呼吸抑制の改善
　初回量：0.2mg，追加：0.1mg

8) ステロイド剤

| ソルコーテフ
（500mg/1バイアル） | 蕁麻疹，浮腫，喘息発作などのアレルギー症状やショック時 |

★ 2～5mg/kg 静注
★ 20～100mg/kgを静注あるいは点滴静注（アナフィラキシーや喘息発作時）

| クロールトリメトン
（10mg/1cc） | 蕁麻疹，浮腫，喘息発作などのアレルギー症状 |

5mg～10mgを静注か筋注

9) 喘息治療薬

| ネオフィリン
（250mg/10cc） | 喘息発作 |

★ 5～6mg/kgを30分かけて静注
　1mg/kg/時で点滴静注　Img118．TIF
【注】・投与速度が速いと，低血圧や不整脈を起こす．

- 急速投与は，低酸素状態の時は致命的になるので注意.
- 気管支拡張，強心作用，中枢神経興奮作用がある.

10）救急薬剤

ボスミン（1mg/1cc）	エピネフリン

★ 10〜20倍に希釈して1ccずつ静注または気管内投与
原液 0.3cc　筋注
適　応：心停止，アナフィラキシー，喘息発作

注射用キシロカイン（100mg/5cc）	心室性期外収縮（多源性や多発性）

★ 1mg/kg 静注
★その後 1〜4mg/kg/時で点滴静注（維持）．
【注】注入速度が速すぎると血圧低下，局麻中毒

11）輸液剤

細胞外液喪失時（出血・嘔吐・下痢）

ヴィーンF	酢酸加リンゲル液

［組成］Na 130 ／ K 4 ／ Ca 3 ／ Cl 109 ／ acetete 28 （mEq/L）
浸透圧比　約1

20％ブドウ糖注射液	大塚糖液20％

低血糖時　経口投与または静注

薬剤以外の救急セット用品

1. 酸素吸入マスク
2. シリンジ　10mL
3. シリンジ　2.5mL
4. 針（18G，23G）
5. エラスター
6. 駆血帯，注射用腕枕，アルコール綿花
7. 体温計，聴診器
8. サージカルテープ
9. 輸液剤
10. 点滴セット，三方活栓，延長チューブ，翼状針
11. エアウェイ（経鼻用，経口用）
12. 人工呼吸用バッグ，マスク（アンビューバッグ）
13. モニター（血圧計，動脈血酸素飽和度計，心電計），心電図用電極
14. 全身記録表，筆記用具

● モニター

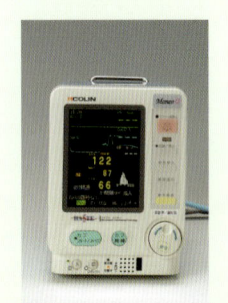

● 人工呼吸用バッグとマスク（アンビューバッグ）

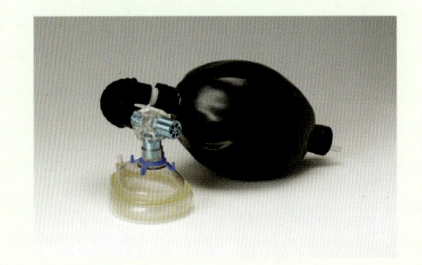

術中・術後管理の要点

吉田和市

術中の管理の要点は？

パルスオキシメーターの音
- 回数（徐脈，頻脈）
- リズム（不整脈）
- トーン（無呼吸，窒息の有無）

可能な限り患者の脈
- 実際の脈拍がパルスオキシメーターと連動していることを確認
- 血圧の変化の類推
- 体温の変化
* 注水下の作業はもとより，血液，唾液が咽頭付近に流れ込まないように**頻回の吸引を要請します**．必要があれば心電計を装着します．

手術部位と気道の状態

- 手術部位が**上顎の場合**，頸部を軽く後屈することがあります．これは気道の開通には有利ですが，鎮静中は各種反射の抑制により唾液，血液および水が流れ込む危険性があります．**頻回の吸引が大切**となります．
- 手術部位が**下顎の場合**，頸部が前屈されることがあり，気道閉塞の原因となります．**手術助手もしくは歯科麻酔科医による下顎の挙上で対処します．**
- 緊急のためにアンビューバッグを必ず備えておきます．

局所麻酔は？

至適鎮静状態が得られたら，**塗布部位を十分に乾燥させ表面麻酔（ジェルタイプ）を行います．**

その後効果発現まで3分間以上待てば効果的な表面麻酔効果が得られます．

効果的な表面麻酔の併用により，局所麻酔針刺入時の痛みがブロックされれば，**患者は局所麻酔された自覚もありません．**

鎮痛は十分な局所麻酔薬で

カートリッジ1本 1.8mL の内容
リドカイン　36mg（2％）
エピネフリン　22.5μg（1/8万）

リドカインの1回許容量　500mg（13.8ct）
エピネフリンの1回許容量　200μg（8.9ct）
したがって多くても1回に8本くらいまで

終了時

鎮静薬投与の終了

手術終了の10分程度前（残り2〜3針の縫合を目安）に術者に申告してもらい，プロポフォールの投与を中止する．

帰宅判定のポイントは？

- 意識が回復し，ふらつきがなければ帰宅可能です．
- 基本的には，術後30分〜1時間程休憩させてから付き添いと一緒に帰宅させるのが安全です．
- 付き添いがいない場合は，薬剤投与後2時間ほど管理する必要がある場合もあります．
- 治療日には自動車や自転車の運転は厳禁です．
- 帰宅後に眠気が現れることもあるので患者さんには告げておくのがよいでしょう．

COLUMN 術後管理の要点

▍帰宅判定
- 呼吸，循環に異常が認められない．
- 発熱がない．
- 意識が回復し，術前の歩行状態に戻っている．
- 自尿がある．
- 嘔気，嘔吐がない．
- 痛みがない．
- 付き添いがいる．
- 異常時にすぐ連絡可能．

▍自動体外式除細動器（AED：Automated External Defibrillator）も備えておきましょう

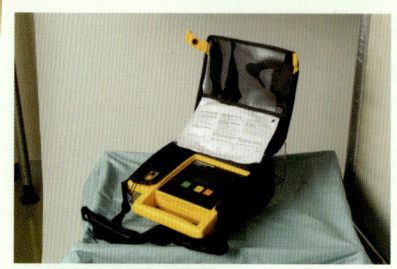

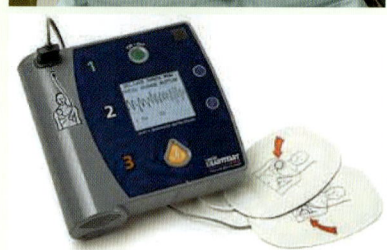

文献
1) 吉田和市：目で見る最新歯科全身管理ガイド．砂書房，東京，2005．
2) 海野雅浩監修，深山治久編著：歯科麻酔の正しい理解，全身状態評価．口腔保健協会，東京，2008．
3) 吉田和市，簗瀬武史ほか：インプラントにおける静脈内鎮静法の実際．日歯先技研会誌，14（4）：191-199, 2008．
4) 吉田和市：最新歯科 救急救命処置ビジュアルガイド．砂書房，東京，2012．

COLUMN

術中に呼吸困難に陥った

野村智義

インプラント手術のみならず，歯科治療は治療域である口腔が気道と隣接しているという特異性から，常に呼吸管理に注意しなければならない．また歯科治療は，口腔癌など特殊な例を除き，直接に生命の危険を及ぼす疾患は少ないことから，術中，術後の重篤な事故は社会通念上許されることではない．しかし，インプラントの普及により，技術的問題、また，高齢者や有病者への手術により事故が増加傾向にあるのが現状である．われわれ歯科医師は，患者の生命を守るという医学の原点を忘れてはいけない．

鎮静下でのインプラント手術

鎮静薬により喉咽頭反射が抑制される．局所麻酔のみで行った場合に比べて異物による気道閉塞の危険性が高まる．また，鎮静下の過度の開口操作は上気道虚脱を引き起こし，気道の閉塞を引き起こしたり，下顎骨の後下方偏位により気道径を小さくするという報告があるため注意が必要である[1]．異物や手術に使用する生理食塩水等はただちに吸引しなくてはならない．

気道を確保するためには下顎挙上を行うが，治療部位によっては手術体位として適さない場合がある．顎を引いた状態では気道が閉塞しやすい．また，呼吸がしやすいということは，誤嚥も起こしやすい．

近年，歯科麻酔医の協力のもとにインプラント手術を行う開業医が増えている．しかし，非常勤で歯科麻酔医に来てもらえれば安心と考えてはならない．歯科麻酔医の技量，患者の状態，普段働いている設備，環境とは異なることから，同じ難症例でも程度が変わってくることに留意したい．

口腔内異物による気道閉塞

対処方法

吸引できず，呼吸苦を訴えている場合はただちに座位にして自発的な咳嗽を促す．それでも改善しない場合は，立位にて腹部突き上げ法（Heimlich法）を行い窒息解除を試みる．窒息解除できず換気不能の場合は，救急対応システムに連絡し，ただちにCPRを開始する．

口腔内血腫による気道閉塞

舌下動脈やオトガイ下動脈からの出血が原因の血腫による気道閉塞は多数報告がある．本邦におけるインプラント術後の死亡事故は記憶に新しい．術中の出血や，術後数時間経過してから問題を起こす場合もある．出血による失血のリスクよりも口底部の血腫による気道閉塞が問題である．

対処方法

止血と同時に，救急対応システムに連絡．呼吸苦を訴えている場合，エアウェイの確保に務めること．オーラルエアウェイ，ネーザルエアウェイ等を使用し酸素投与を行う．換気不能の場合はただちにCPRを開始するが，緊急外科的気道管理法（気管切開，輪状甲状膜切開，輪状甲状膜穿刺）を考慮する．

文 献
1) Sugioka S, Kotani J, Momota Y, et al：Acute morphological changes in the upper airway after osteotomy for skeletal mandibular prognathism. Dent Jpn, 34：116-119, 1998.

術中に心不全が起きた

野村智義

心不全とは

"心臓のポンプ機能が低下し，末梢主要臓器の酸素需要量に見合うだけの血液量を拍出できない状態であり，肺，体循環系または両系にうっ血をきたし日常生活に障害を生じた病態"をいう．

心不全の病因

心不全の分類には急性心不全と慢性心不全，左心不全と右心不全，収縮不全と拡張不全がある．心不全の原因疾患を示す（表1）[1]．なかでも高血圧症，虚血性心疾患，心臓弁膜症が3大疾患である．心筋梗塞のように心筋が直接障害を受けて心不全を発症する場合，高血圧のように慢性的な負荷から心筋組織が障害を受けて心不全を発症する場合，不整脈のように，リズム異常から血行動態の悪化を起こす場合がある．

臨床所見

左房圧上昇，心拍出量の低下に基づく左心不全は，肺うっ血による呼吸困難を認める．労作時の息切れ，進行すると安静時呼吸困難，夜間の発作性呼吸困難，泡沫状の血痰，起座呼吸が出現する．

心機能評価

心臓の収縮機能評価は簡便性よりLVEF（左室駆出率，Left Ventricular Ejection Fraction）が用いられる．検査方法として，経胸壁心エコー・ドプラー法が最も広く用いられている．正常値は55～70%である．心機能分類としてNYHA心機能分類を示す（表2）．

術中に心不全が起きたら

心不全の患者の場合，一般歯科治療においてはNYHA

表1 心不全の原因疾患（慢性心不全ガイドライン，2010）

- 虚血性心疾患
- 高血圧
- 心筋症
- 弁膜症
- 先天性心疾患：心房中隔欠損，心室中隔欠損等
- 不整脈：心房細動，心房頻拍，心室頻拍等頻拍誘発性，完全房室ブロック等除脈誘発性
- 心膜疾患：収縮性心膜炎，心タンポナーデ等
- 肺動脈性肺高血圧症

表2 NYHA心機能分類（New York Heart Association，1994）

機能分類	
Class I	心疾患を有するが，身体活動に制限はなく，通常の身体活動では疲労，動悸，呼吸困難，狭心症を生じない．
Class II	心疾患のために，身体活動に軽度の制限があるが，安静にすると楽に生活できる．通常の身体活動で疲労，動悸，呼吸困難，狭心痛を生じる．
Class III	身体活動に強い制限があるが，安静にすると楽に生活できる．通常以下の身体活動で，疲労，動悸，呼吸困難，狭心痛を生ずる．
Class IV	心疾患を有し，いかなる身体活動をするときにも苦痛を伴う．心不全，狭心症の徴候が安静時にも認められることがある．いかなる身体活動によっても苦痛が増強する．

Class I～IIまでは治療の適応である．Class III以上は専門医療機関に依頼が必要である．しかし，インプラント手術のように，外科的侵襲がある場合は十分に検討が必要である．心不全のコントロールの状態を把握し，心臓弁膜症，高血圧，虚血性心疾患などの基礎疾患への対処を考慮した治療計画を立案する．長時間の手術は避け，ストレスがかからないようにするべきである．術中は心電図のモニタリングをし，心不全の増悪に注意する．術後の体位変換は緩徐に行い，来院時と同じように歩行し，帰宅ができるまで観察する．

心停止による呼吸停止

心停止による呼吸停止

急な呼吸停止はなく，診療室内では患者の苦悶状況や生体監視モニターを総合的に判断することが可能である．心臓の異常が疑われる場合，聴診，心電図モニターにより重篤な心疾患かどうかを判断する．脈拍の確認は

5秒以上，10秒以内に行う．また，判断ができない場合においても，質の高い対応が重要になってくる．アメリカ心臓学会（AHA）の「AHA心肺蘇生と救急心血管治療のためのガイドライン2015」を参考に掲載した（**図1**）．ガイドラインは現在のところ5年ごとに改訂されている[2]．旧版と大きく改正されることがあることから，EBMに基づいた最新の情報を習得する必要がある．

日常の準備の重要性

緊急事態となった場合，術者以外の歯科医院スタッフの働きが大変重要になる．術者は患者から離れることができない．術者の指示のもと，救急セットやAEDの用意，救急対応システムへ連絡，迅速で効率のよいCPR，記録係等のさまざまなスタッフの協力がないと成立しない．万が一の出来事であっても日頃の準備は大切である．

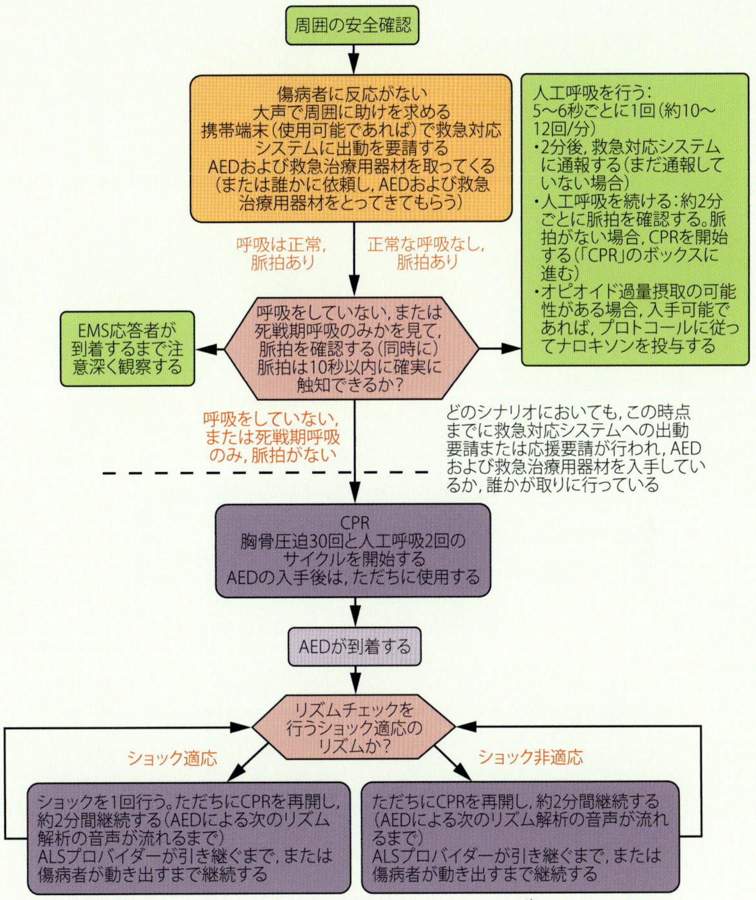

インプラント手術における心不全患者のリスク

心電図モニターをしている場合は，心室細動や無脈性心室頻拍などの重篤な不整脈を即時に判断することができる．CPR（心肺蘇生，Cardiopulmonary resuscitation）が必要と判断した場合は迅速にBLS（1次救命処置，Basic Life Support）を施行しなければならない．日頃から院内のトレーニングをして，質の高いCPRを行うことで救命率が上がることは言うまでもない．

図1 成人の心停止アルゴリズム：2015年更新（AHA2015[2]）

文献
1) 循環器病の診断と治療に関するガイドライン（2009年度合同研究班報告）．慢性心不全ガイドライン（2010年改訂版）．

2) BLSヘルスケアプロバイダマニュアル　AHAガイドライン2015準拠．2015．

抗血栓薬

竹島明道

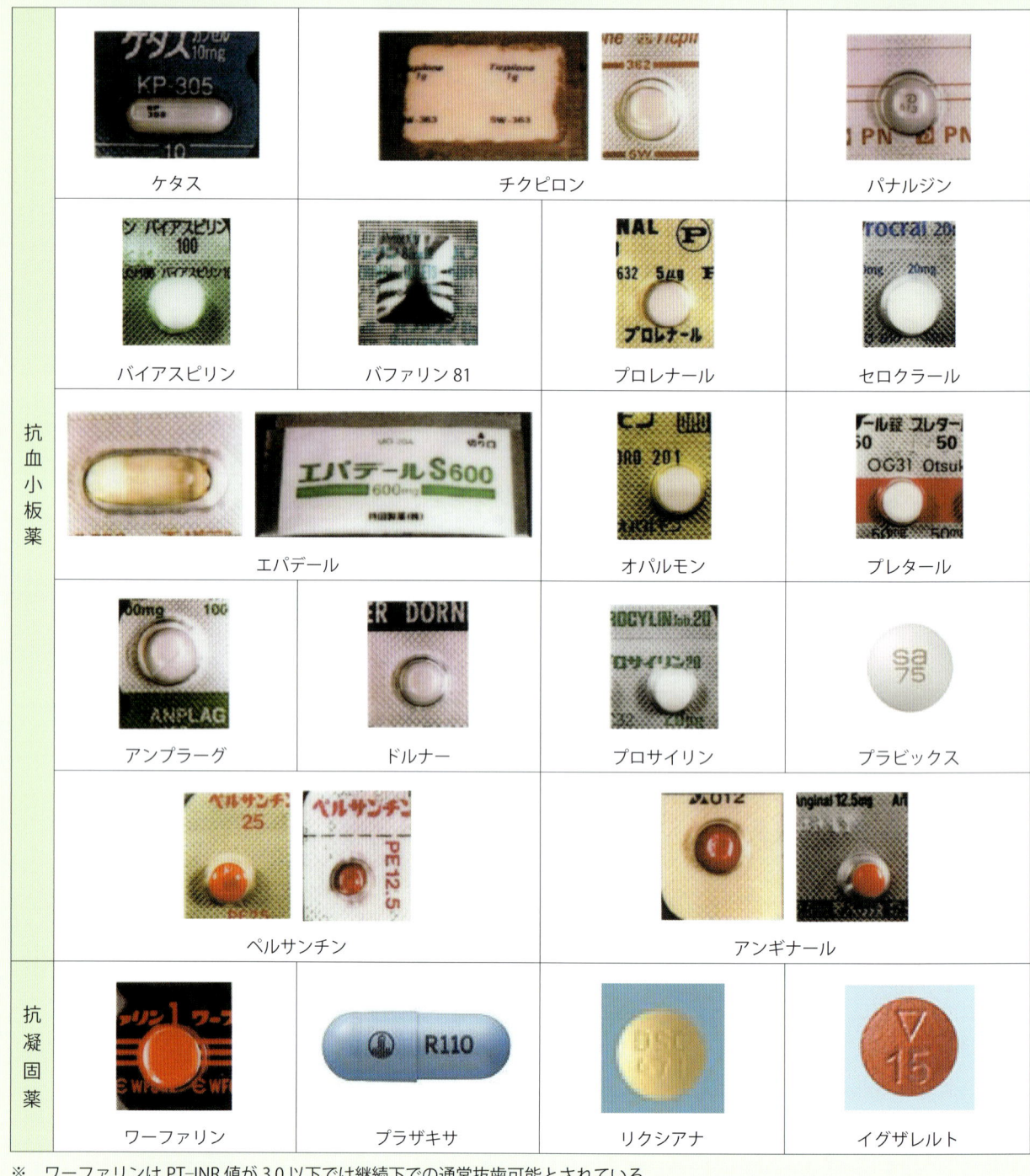

ケタス	チクピロン		パナルジン
バイアスピリン	バファリン81	プロレナール	セロクラール
エパデール		オパルモン	プレタール
アンプラーグ	ドルナー	プロサイリン	プラビックス
ペルサンチン		アンギナール	
ワーファリン	プラザキサ	リクシアナ	イグザレルト

抗血小板薬 / 抗凝固薬

※ ワーファリンはPT-INR値が3.0以下では継続下での通常抜歯可能とされている．
ワーファリン以外の抗凝固薬はPT-INR値に変化をきたさない．

あとがき

　近年，インプラント治療の普及に伴い，なにかとクローズアップされがちなのはトラブル症例の問題である．

　近年のインプラント治療は一般的に10年生存率が95％程度といわれ，非常に優秀な治療成績を誇る治療法として認知されている．しかし逆に言ってみれば，その陰には5％のロストがあるのも厳然たる事実である．

　また，生存している95％のなかにも，急増しているといわれるインプラント周囲炎などの問題を抱えているインプラントが存在するのもまた事実であろう．

　インプラント治療がその成熟期を迎えるためには，輝かしい成功をおさめたチャンピオンケースの発表に歓喜し称賛するだけではなく，その陰にある問題症例をどれだけ誠実にリカバリーしてトラブル症例に落とし込まないようにするかが，その患者さんをはじめとした社会の信頼などの面で非常に重要なのではないかと思う．

　本書は多くの臨床医の協力の下，ふと臨床で遭遇したときに対処に困ってしまう事例を提示し，それぞれに一つの解決の糸口を提示していただいた．

　本書が，読者の皆様の臨床で遭遇した問題や疑問の解決のためのヒントとなり，患者さんの安心・安全，ひいてはインプラント治療の成熟に少しでもお役にたてるよう願っている．

主な用語

アクセスホール：補綴物とインプラントをスクリューで固定する場合のスクリュー挿入（導入）孔．通常は補綴物の咬合面にこのホールが設定される．

アバットメント：インプラントに補綴物を装着するための支台装置．

アバットメントスクリュー：アバットメントをインプラントに固定するためのスクリュー．

印象用コーピング：骨内に埋入されたインプラントあるいはアバットメントに装着する印象採得用のコンポーネント．

インターナルヘックス：インプラントプラットフォーム部に凹面として形成されたアバットメント回転防止のための六角構造．

インプラント窩：インプラント床と同義語であるが，近年は既存骨量と埋入ポジションの関係で窩としての骨切削形成は困難なことが多い．インプラントを撤去した後のホールを指して使われることもある．

インプラント周囲炎：インプラント周囲組織に起きる炎症．ペリインプランタイティスともよばれる．

インプラント床：インプラント埋入に際してインプラントが位置する骨内部分．

インプラント体：骨内に埋入されるインプラント本体．インプラントボディ，フィクスチャーともよばれる．

インプラント補綴物の装着方式：クラウンブリッジに関してはセメント固定とスクリュー固定による装着方法がある．オーバーデンチャーに関しては各アタッチメントが用いられる．

エクスターナルヘックス：インプラントプラットフォーム部に凸面として形成されたアバットメント回転防止のための六角構造．

オープントレー法（ピックアップ法）：印象用コーピングを印象材内に内包した状態で印象用トレーを口腔内から取りはずす印象採得法．印象採得後に印象材内にある印象用コーピングにインプラントボディアナログを装着し，作業用模型を製作する．

オクルーザルスクリュー：補綴物咬合面にアクセスホールが設定された場合の固定用スクリューの名称．

オステル：音叉の原理を利用して，骨内に埋入されたインプラントの共振周波数を分析し，ISQ値（インプラント安定指数）を測定することで，インプラントの骨内安定度やインテグレーションのレベルを診査する装置（製品名）．

オッセオインテグレーション：チタンインプラントと骨の結合様式．骨統合，骨結合とも称される．

カスタムアバットメント：個々の患者に合わせて製作されたアバットメント．既製ではないアバットメント．

カバースクリュー：アバットメントとの接合部であるインプラントプラットフォーム部に装着するカバー．

クレスタルアプローチ：インプラント埋入床あるいは歯槽頂から上顎洞にアプローチして行う上顎洞底挙上術．ソケットリフトともいう．

外科用ステント：インプラント埋入手術時に，インプラントの埋入ポジション，方向をガイドするため口腔内に装着するプレート．サージカルテンプレートと同じ．

上顎洞側壁アプローチ（lateral window technique）：上顎骨側壁に骨窓を形成して，そこから上顎洞にアプローチして行う上顎洞底挙上術．

上顎洞底挙上術：サイナスリフトともよばれる．骨吸収が著しい上顎臼歯部へのインプラント治療に際し，上顎洞底部の骨を造成して，インプラントが埋入できるだけの骨を確保する方法．

診断用ワックスアップ：参考模型上で理想的な補綴物の位置に歯冠部のワックスアップを行ったインプラント術前診断用模型．

スクリュー固定：スクリューを用いた補綴物の装着．術者による着脱が可能．

セメント固定：セメントを用いた補綴物の装着．基本的に着脱はできないが，近年は仮着セメントを用いることで，必要に応じて術者による着脱が可能であるように工夫がなされているケースも多い．

即時荷重：インプラント埋入と同時に補綴物を装着し，機能を与える方法．イミディエート・ローディングともよばれる．

バイオインテグレーション：HAがコーティングされたインプラント（HAインプラント）におけるHAと骨の結合様式．

バイオタイプ：Weisgoldが分類した歯肉のタイプで，thick-flat（厚い歯肉）とthin-scallop（薄い歯肉）の2つに分類される．

抜歯即時埋入インプラント：immediate implantationと同じ．抜歯即時インプラントともいう．

ヒーリングアバットメント：インプラント周囲粘膜の治癒

を目的としてインプラントに装着される粘膜貫通コンポーネント．

フィクスチャー：骨内に埋入されるインプラント本体．インプラント体ともよばれる．

プラットフォーム：アバットメントやコンポーネント，補綴物を連結するフィクスチャー上部の連結面．

プロビジョナルレストレーション：最終補綴物の良好な形態や機能性の情報を得るために，前段階で試験的かつ移行的に装着する補綴物．

HDD（horizontal defect depth）：歯槽骨裂開部の唇（頰）舌的幅径．

HDW（horizontal defect width）：歯槽骨裂開部の近遠心的な幅径．

索引 INDEX

あ
アクセスホール……44
　　──の付与……77
圧迫止血……13
アバットメントスクリューの破折……84, 86, 92
アバットメントスクリューの緩み……65, 68
アバットメントスクリューホール……66
アバットメントの緩み……66
アプローチ孔……68

い
印象コーピングの干渉……45
印象採得……45
インプラント時の静脈内鎮静法……117
インプラント周囲炎……102
インプラント周囲支持骨……33
インプラント周囲歯肉の腫脹……42
インプラント周囲粘膜の腫脹……58
インプラント周囲粘膜溝……60
インプラント手術時に備えておく救急薬品とその取扱い……119
インプラント上部構造……78
インプラント体の唇側骨……21
インプラント体の撤去……23, 75, 94
インプラント体の動揺……65
インプラント体の内部構造……86
インプラント体の破損……92
インプラントの埋入深度……27

え
エレベーター……90

お
嘔吐反射が強い患者……108
オトガイ下動脈……12, 28

か
外傷性の骨吸収像……63
開窓……36
回転防止溝……70
　　──の形成……77
下顎管内の血腫……27
下顎管に接したブレードインプラント……99
顎動脈……12
角度付きアバットメント……44
下歯槽神経の損傷……27

カスタムアバットメントのアクセスホール……67
角化粘膜……48
下部鼓形空隙の閉鎖……74
顔面動脈……12, 28

き
既往歴の問診……104
近心根の縦破断……16
近接したインプラント……45
近接による干渉……44

け
経口BP製剤……103
経口剤……106
頸部骨吸収像の進行……62
血圧上昇への対応……111
減張切開の位置……36

こ
抗菌的光線力学療法……59
高血圧のリスク評価……108
口腔内異物による気道閉塞……123
口腔内血腫による気道閉塞……123
硬組織の再建……75
口底部の脈管……28
コーヌスタイプの維持装置……101
骨火傷……41
骨吸収像……62
骨硬化像……62
骨質……42
骨シンチグラム検査……103
骨粗鬆症……102
骨の増生……27
骨片の圧入……27
骨補塡材……21
骨面からの著しい出血……13
骨面の露出……31
骨量……74
骨裂開部……92
コラーゲン製材……21

さ
最終トルク……35
再埋入……33

し
歯根の上顎洞内迷入……37
歯根破折……22, 74, 98, 100
歯根片の迷入……37
歯性上顎洞炎……8

歯肉退縮……74
　　──のリカバリー処置……74
歯肉のbiotype……74
歯肉の不足……20
歯肉の裂開……30
歯肉弁……30
歯肉ライン……74
歯磨剤の顆粒……60
締め付けトルク……85
重合収縮……39
手術に際して患者の血圧が高い……111
出血時の止血処置……13
術前検査……105
術前の医療面接……105
術前の全身状態評価……114
術中・術後管理の要点……121
術中に呼吸困難に陥った……123
術中に心不全が起きた……124
上顎洞洗浄療法……8
上顎洞底挙上術……9, 37
上顎洞底粘膜穿孔……18
上顎洞内迷入……36
上顎洞粘膜の肥厚……4
上顎洞の新生……8
上顎洞肥厚粘膜の除去手術……6
上歯槽動脈……12
上部構造の脱離……82
上部構造の動揺……64
上部構造の破折……70
静脈内鎮静法……117
初期固定……16
ショルダー部の破損……90
新生骨内……42
唇舌的な埋入ポジション……93
唇側骨の吸収……74
唇側骨板の再形成……92
唇側に傾斜しての埋入……92

す
スクリュー固定……51
スクリューの一部残存……88
スクリューホールごとの形成……86
ストローマンサービスセット……88
スレッド痕……92
スレッド再形成……89
垂直的骨吸収……72

せ
切開線のデザイン……36
舌下動脈……12, 28

さ
切削の目的……86
舌動脈……12, 28
セメント合着……77
セメント固定……51, 68
全身麻酔と精神鎮静……118
前上歯槽動脈……13
全部被覆冠……71

そ
創面の洗浄……31
創面の裂開……31
即時荷重の上部構造……38
ソリッドアバットメント……84

た
大口蓋動脈……12
待時埋入……74
タップガイド……89
タップの再形成……86

ち
知覚異常の原因……27
注射剤……106
中鼻道自然口ルート……4
超音波スケーラー……82
鎮静剤の副作用……118

つ
ツイストドリル……89

て
撤去窩への骨形成……99
撤去ツールの嵌合……86

と
洞内洗浄……8
動揺モーメントの支点の位置……65
ドリリング時の注水……41
ドリリング時に達するドリルの深度……27
ドリルガイド……89

ドリルストップ……89
トルク……34
トレフィンバーを使用する方法……91

な
軟組織の再建……75

ね
粘膜からの著しい出血……13
粘膜骨膜弁の剥離……37

は
バイオタイプ……87
バイタルサイン……114
ハイブリッドレジン……78
　——を使用してのリペアー……79
破折スクリュー除去……82
抜歯即時埋入インプラント……20
抜歯即時埋入の原則……16

ひ
ヒーリングアバットメント……44
ヒーリングキャップの露出……30
ピエゾエレクトリックデバイス……15
ピエゾ式超音波機器……92
ピエゾチップ……92
ビスフォスホネート関連顎骨壊死……104
ビスフォスホネート系薬剤……106
ビスフォスホネート系薬剤関連顎骨壊死……103

ふ
フォレストワン社 Neo Fixture Remover Kit……94
ブレードインプラントの沈下……96
ブレードインプラントの撤去……97

へ
ヘルプキット……94
片側性副鼻腔炎……10

ほ
ポーセレンを使用してのリペアー……80

ま
埋入窩底部のみを再形成……15
埋入深度……14

み
ミダゾラムによる鎮静……116
ミダゾラムの性質……118

や
薬剤関連顎骨壊死などの有害事象に注意を要する薬剤一覧表……106

よ
余剰セメントの残留……50
余剰セメントの除去……53
予防的酸素投与……115

り
リトリーバルツール……95
隣在歯歯根との接触……22

れ
レジンの重合収縮……39

ろ
瘻孔……104

欧文
a-PDT……59
BRONJ……103, 104
Er：YAG レーザー……58
gingival form……87
ISQ 値……34
Ostiomeatal Complex……4
thick-flat……87
thin-scallop……87

インプラント治療・こんなときどうする？	ISBN978-4-263-44397-2

2013年9月1日　第1版第1刷発行
2017年2月20日　第1版第2刷発行

編集　簗瀬 武史
　　　江黒　徹
　　　竹島 明道
　　　村上　弘
発行者　白石 泰夫
発行所　医歯薬出版株式会社
〒113-8612 東京都文京区本駒込 1-7-10
TEL. (03)5395-7638(編集)・7630(販売)
FAX. (03)5395-7639(編集)・7633(販売)
http://www.ishiyaku.co.jp/
郵便振替番号　00190-5-13816

乱丁，落丁の際はお取り替えいたします　　印刷・三報社印刷／製本・皆川製本所
© Ishiyaku Publishers, Inc., 2013. Printed in Japan

本書の複製権・翻訳権・翻案権・上映権・譲渡権・貸与権・公衆送信権（送信可能化権を含む）・口述権は，医歯薬出版(株)が保有します．
本書を無断で複製する行為（コピー，スキャン，デジタルデータ化など）は，「私的使用のための複製」などの著作権法上の限られた例外を除き禁じられています．また私的使用に該当する場合であっても，請負業者等の第三者に依頼し上記の行為を行うことは違法となります．

[JCOPY] < (社)出版者著作権管理機構　委託出版物 >
本書をコピーやスキャン等により複製される場合は，そのつど事前に(社)出版者著作権管理機構（電話03-3513-6969, FAX 03-3513-6979, e-mail:info@jcopy.or.jp）の許諾を得てください．

国内で使用されてきたインプラントシステムの形態・形状からエックス線像までの特徴を掲載したインプラントのエックス線鑑別診断書.

類似したシステムは比較エックス線像を用いてその違いを解説することで，インプラントシステムの特定をサポートしています．

来院した患者さんが他医院で既にインプラント治療を受けているケースや，他医院で受けたインプラント治療にトラブルが生じて来院したケースなど，口腔内に埋入されているインプラントシステムの特定が難しい場合に役立つ歯科医院必携の一冊です．

来院されてからの診査・診断，リカバリー，再治療などについても簡潔に解説しています．

●編著
築瀬武史　(公社) 日本歯科先端技術研究所／(医) 泰峰会 ヤナセ歯科医院
村上　弘　愛知学院大学歯学部 高齢者歯科学講座 口腔インプラント科
江黒　徹　(公社) 日本歯科先端技術研究所／江黒歯科クリニック
竹島明道　(公社) 日本歯科先端技術研究所／竹島歯科医院
野村智義　(公社) 日本歯科先端技術研究所／(医) 健湧会 尾澤歯科医院
溝口　尚　(公社) 日本歯科先端技術研究所／(医) 溝口デンタルオフィス

目次

インプラント治療を受けたあるいは受けている患者が来院したら

インプラント治療におけるリカバリー処置

インプラントの形態分類
（109種類のインプラントシステムの形態・形状，X線像の特徴を提示）
・Parallel walled（32種類）
・Tapered anatomic（25種類）
・Cylinder screw（15種類）
・Cylinder（9種類）
・Others（9種類）
・One-piece（19種類）

このインプラントなに？
他医院で治療されたインプラントへの対応ガイド

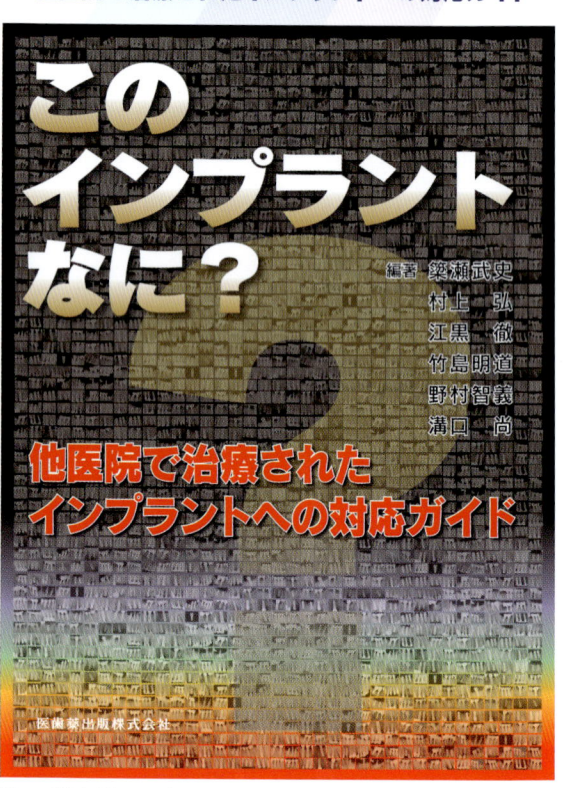

編著：築瀬武史／村上　弘／江黒　徹／竹島明道／野村智義／溝口　尚

■A4判変型・244頁・オールカラー
■定価：（本体 10,000円＋税）
ISBN978-4-263-44340-8

医歯薬出版株式会社
〒113-8612　東京都文京区本駒込1-7-10　TEL.03-5395-7630　FAX.03-5395-7633　http://www.ishiyaku.co.jp